新世纪全国高等中医药优秀教材

新世纪全国高等中医药院校创新教材

医学免疫学与微生物学

（供中药类专业用）

主　编　顾立刚　（北京中医药大学）

中国中医药出版社
·北　京·

图书在版编目（CIP）数据

医学免疫学与微生物学/顾立刚主编 .—北京：中国中医药出版社，2004.8（2018.9重印）

新世纪全国高等中医药院校创新教材

ISBN 978-7-80156-545-7

Ⅰ．医…　Ⅱ．顾…　Ⅲ．①医药学：免疫学—中医学院—教材②医药学：微生物学—中医学院—教材　Ⅳ．①R392②R37

中国版本图书馆 CIP 数据核字（2003）第096745号

中国中医药出版社出版

发行者：中国中医药出版社
　　　　（北京市朝阳区北三环东路28号易亨大厦　电话：64405750　邮编：100013）
　　　　（邮购联系电话：84042153　64065413）
印刷者：廊坊市三友印务装订有限公司
经销者：新华书店总店北京发行所
开　本：850×1168毫米　16开
字　数：506千字
印　张：21.625
版　次：2004年8月第1版
印　次：2018年9月第14次印刷
书　号：ISBN 978-7-80156-545-7
定　价：63.00元
如有质量问题，请与出版社发行部调换（010 64405510）
HTTP://WWW.CPTCM.COM

新世纪全国高等中医药院校创新教材
《医学免疫学与微生物学》编委会

编 写 说 明

　　《医学免疫学与微生物学》教材包含两门医学专业基础课内容，即医学免疫学和医学微生物学。医学免疫学原是医学微生物学的一个分支，但发展至今，其研究范围已超出了抗感染免疫的范畴，成为生命科学及医学领域中的前沿学科。它与细胞生物学、遗传学、生物化学、分子生物学、药理学、病理学等相互渗透、互相推动，在生物医学领域中起着极其重要的作用。医学微生物学是研究病原微生物的生物学性状、致病性、免疫性、微生物学检查以及特异性诊断和防治的一门学科。医学免疫学与微生物学不仅是医学专业学生的必修课，而且也是中药类专业学生的必修课。

　　本教材在1986年第一版供中药专业使用的《微生物学》教材基础上进行编写，其目的是站在新世纪的高度，培养适应新世纪社会进步和人类健康发展需要的卫生技术人才。根据教材的主要使用对象是中医药院校中药类专业学生，教材的编写力求体现三基（基础理论、基本知识、基本技能）、三特（特定对象、特定要求、特定限制）和五性（思想性、科学性、启发性、先进性、适应性），在原有基础上进一步扩展了医学免疫学和微生物学的内容，同时在中药与微生物的关系以及中草药制剂与微生物学检查等方面进行了补充完善。教材不仅突出了免疫学和微生物学的新理论、新进展，而且在内容的系统性和完整性方面进行了完善，并能从初学者的认知能力出发，在内容上深入浅出，尽量让学生理解，尤其是复杂的免疫系统活动规律，以及微生物的生物学性状、致病性与免疫性、微生物学检查和中草药制剂与微生物学检查等。这种要求构成了编写本教材的基础。

　　本教材共分三篇，24章。第一篇为医学免疫学，13章；第二篇为医学微生物学，9章；第三篇为医学免疫学与微生物学实验指导，2章。具体体现如下：

　　1. 医学免疫学篇在内容上力求少而精、文字简练，依照由浅入深、前后贯通的原则，首先介绍免疫学的基本概念和功能，以及免疫应答的类型和作用等基本内容，让学生充分了解免疫学全貌，在此基础上分别介绍免疫分子、免疫细胞、抗原和抗原提呈、特异性免疫应答、免疫病理、免疫学诊断和免疫防治，由易至难。每章一个重点，从免疫生理、病理和应用等角度全面介绍免疫系统的功能和作用。

　　2. 医学微生物学篇在原《微生物学》教材基础上进行了调整，增添了大量新的内容，并分别介绍细菌、其他原核细胞型微生物、病毒、真菌，以及中草药制剂的微生物学检查等。同时，我们将2002年底发生的传染性非典型肺炎的病原体——一种新型冠状病毒（SARS *Coronavirus*，SARS–CoV）编写在呼吸道病毒章节中，由于SARS–CoV与其他人类冠状病毒不同，在编写上根据SARS–CoV的生物学性状、致病性与免疫性以及SRAS的诊断和防治进行了整理，增加了一节内容供学生学习。

3. 本教材与医学专业使用的教材相比，增加了微生物在中药学中的应用和中药制剂的抗菌、抗病毒实验方法章节。教材内容不仅在知识更新方面，而且在免疫学与微生物学实验指导方面也作了较大幅度的扩展，学生通过课堂上所学到的知识，不仅可以验证实验内容，还可培养学生的动手能力、科研思路及创新精神。

本教材不仅适用于高等中医药院校中药各专业学生使用，也可供中药专业七年制、针灸推拿专业、医学管理等专业学生使用。鉴于各院校《医学免疫学与微生物学》的教学时数不同，各院校可视实际情况对教学内容和学时安排作适当调整，合理取舍。

为适应教学与教改的需要，我们在本教材的编写过程中作了很大的努力，但由于编写时间仓促，未能广泛征求意见，且限于水平，内容或形式上存在缺点和错误在所难免，恳请广大师生提出宝贵意见，以便今后修订提高。

《医学免疫学与微生物学》编委会

2003 年 9 月

目 录

第一篇 医学免疫学

第二篇　医学微生物学

第三篇　医学免疫学与微生物学实验指导

附　　录

第一篇

医 学 免 疫 学

第一章 | 免疫学发展简介和基本内容

免疫是指机体的免疫系统对"自我"和"非己"抗原的识别及产生免疫应答、排除抗原性异物的过程。在正常情况下免疫是维持机体内环境稳定的一种生理性防御功能,但在一定条件下也可引起免疫性病理损伤。

医学免疫学是研究人体免疫系统的组织结构及其生理功能的一门基础学科。早期免疫学是在与传染病的斗争中发展起来的,因此,在相当长的时间内,形成了免疫就是抵抗病原微生物的侵袭,保护机体免受感染的传统认识,使人们认为免疫学仅指机体的抗感染免疫,而且与微生物有密切关系。自 20 世纪 60 年代以来,免疫学的研究已经超出了抗感染免疫的范畴,进入现代免疫学时期,开展了免疫生物学、免疫化学、分子免疫学、免疫遗传学和临床免疫学的广泛研究,同时也涉及多种非感染性问题。许多与免疫相关的疾病,如组织或器官移植排斥、自身免疫病、超敏反应、生殖免疫及肿瘤的发生与发展等,都可以用免疫学的理论来解释。另外,免疫也涉及中医药范畴。中药具有药源丰富、品种多、毒性低、副作用少等特点,许多中药具有扶正固本、活血化瘀和清热解毒等作用,对机体免疫功能具有调节作用。

第一节 免疫学发展简介

免疫学是人类在与传染病斗争过程中逐渐发展起来的,最初作为微生物学的一部分,从应用于传染病的诊断与防治实践到成为一门学科,经历了漫长的历史。

最初对免疫学的认识开始于公元 11 世纪我国宋朝时期,当时人们已经发现人体抗感染免疫现象,如在天花流行时期采用人痘痂皮粉鼻内吸入法可预防天花流行。至 17 世纪,我国以人痘苗预防天花的方法很快传入其他国家,如朝鲜、日本、俄国、土耳其和英国等。18世纪英国乡村医生 Jenner 发现一位挤牛奶女工得过牛痘以后就不再患天花的事实,为证实牛痘苗可以预防天花，他将牛痘苗接种于人体手臂，只引起局部反应，未引起全身天花，从而进一步发明了可人工免疫预防天花发生的牛痘疫苗。

19世纪，法国科学家 Pasteur 和德国细菌学家 Koch 发明了细菌分离培养技术。1850年，首先在感染得病羊的血液中分离到了炭疽杆菌，证明实验室培养的炭疽杆菌能使动物感染致病，该特殊病原菌能被分离培养得到纯种。进而通过理化和生物学方法制备了灭活及减毒疫苗，如炭疽杆菌死菌苗、狂犬病毒减毒活疫苗及鸡霍乱减毒疫苗，不但预防了牲畜间的严重传播，而且也预防了人的多种传染病，使疫苗得到了广泛的发展和使用。19世纪80年代后期，在研究病原菌的过程中，Behring 和 Kitasato 将白喉外毒素减毒成类毒素免疫动物，在动物血清中发现有一种能中和白喉外毒素的物质，称为抗毒素。白喉抗毒素可用于临床治疗白喉。很多人从免疫动物或传染病患者血清中发现多种能与病原体或其产物发生结合反应的物质，统称为抗体，并将能引起抗体产生的物质称为抗原。继抗毒素之后，Pfeiffer 发现了存在于人体血液和其他体液中的补体成分，具有溶菌、溶细胞、调理吞噬作用。1900年前后，由于抗原（Ag）和抗体（Ab）的发现，建立了传染病的血清学诊断方法。随着免疫学研究的进展，19世纪末对于人体免疫机制的认识出现了两种不同的学术观点。一种是体液免疫学说，以 Ehrlich 为代表，提出血清中的抗体是抗感染免疫的重要因素，并提出了抗体生成的侧链学说，认为抗毒素分子存在于细胞表面，外毒素与之结合后，可刺激细胞产生更多的抗毒素抗体，并从细胞表面脱落，随后成为抗体；随后 Haurowitz 和 Pauling 又先后提出了直接模板学说与间接模板学说，该学说强调了抗原对机体的免疫反应，忽视了免疫细胞的识别功能。另一种是细胞免疫学说，以 Metchnikoff 为代表，认为机体的免疫防御是由体内的吞噬细胞所决定。这两种学说在当时曾有着不同程度的争论，直到1930年，Wright 和 Douglas 从人体血清中发现了调理素抗体，即抗体促进吞噬细胞吞噬、杀伤、降解细菌等抗原作用。调理素的发现最终统一了两个学派间的争论，使人们对免疫机制的认识有了进一步的了解。

1957年后，随着细胞免疫学的兴起，以 Burnet 为代表，提出了克隆选择学说（clonal selection theory）。其主要观点是：①认为机体内存在识别多种抗原的免疫细胞克隆；②抗原进入机体后可选择性与相应受体的免疫细胞结合，使之活化、增殖和分化，最后成为抗体产生细胞及免疫记忆细胞；③胚胎期某一克隆如接触相应抗原则可被破坏或抑制，机体对这些抗原产生了自身免疫耐受，称为禁忌克隆；④禁忌克隆在体内可发生突变，产生针对自身抗原起反应的克隆，形成自身免疫反应。克隆选择学说的建立对免疫学中自我识别抗原、免疫记忆、免疫耐受性、自身免疫性等现象有了适当的解释，极大地推动了免疫学的进一步发展。自20世纪60年代以来，免疫学的研究已经超出了抗感染免疫的范畴，进入现代免疫学时期，开展了免疫生物学、免疫化学、分子免疫学、分子遗传学的研究。60年代，Miller 和 Good 证实了胸腺和鸡的法氏囊分别是 T 淋巴细胞和 B 淋巴细胞分化成熟的场所，并提出了 T、B 淋巴细胞亚群的概念，奠定了细胞免疫与体液免疫的细胞学基础。70年代，Jerne 提出了免疫网络学说，其观点是当抗原进入机体后，可诱导产生针对该抗原的特异性抗体，但当抗体达到一定量后，将引起针对该抗体的抗抗体出现，导致抗抗体对抗体的抑制。免疫网络学说的产生对于调节淋巴细胞克隆产生的水平，以及维持自身免疫系统的稳定具有重要的意义。随后 Zinkernagel 和 Doherty 发现了组织相容性抗原（MHC）的限制性，即在免疫应答过程中，巨噬细胞与 T 细胞或 T 细胞与 B 细胞间的相互协同作用受到 MHC 的限制，提示 T 细胞抗原识别受体必须同时识别外来抗原和自身 MHC 分子时才能被活化。1975 年，Kohler 和 Milstem 建立了产生单克隆抗体的杂交瘤技术，推动了分子免疫学的研究。

进入 20 世纪 80 年代以来，由于分子生物学技术的发展，T 淋巴细胞克隆技术、细胞及分子杂交技术的应用，免疫学研究从基因、分子、细胞和整体的不同层次上，揭示了免疫系统的种系发生，免疫细胞的起源、分化、特征和功能，以及免疫细胞活化、信号转导、细胞凋亡等生物活性调节分子与效应机制，使免疫学的发展达到了一个新的高度。

面对国际免疫学的快速发展，我国免疫学研究在吸取先进思想与内容的同时，不摒弃传统，其中尤其在以下几个方面取得了显著的成绩：①免疫细胞分化、成熟的条件与调控机制的形成；②免疫细胞对基因蛋白分子的识别、活化以及信号转导机制；③新的免疫分子的发现及其结构与功能；④免疫系统自身的分子与分子之间，细胞与细胞之间，免疫系统与机体各系统之间的联系和调节等方面。另外，在 DNA 疫苗的研制和应用、抗体 cDNA 表达文库、噬菌体显示文库及蛋白组学的开发应用等方面，可望进一步鉴定、开发新的免疫原及免疫分子，获得新的高亲和力的抗体，用于诊断、治疗和药物开发。同时在中医药与免疫的研究方面，有望开发出新的免疫调节性药物。

第二节　免疫的基本概念和功能

一、免疫的概念

免疫（Immune）是由拉丁文（Immunis）衍化而来，是指机体有免除感染、不患疫病或传染病的能力。机体的免疫系统是由免疫器官、免疫细胞和免疫分子组成，它的生理功能主要是识别和区分"自己"与"非己"成分，并能杀伤和排斥"非己"成分，维持机体的自身免疫稳定。

二、免疫的功能

免疫系统是机体的一个重要的功能系统，其功能主要有以下三个方面：①免疫防御功能（Immunologic defence function）：是指机体抵御病原微生物及其毒性产物的侵袭。这种功能过低或缺陷则可发生反复感染或免疫缺陷病，反应过强可发生超敏反应。②免疫稳定功能（Immunologic homeostasis）：正常情况下机体有些细胞不断地衰老、损伤和死亡，机体要不断地将它们清除，以维持机体生理功能的平衡与稳定。如果这种功能失调，则可发生自身免疫病。③免疫监视功能（Immunologic surveillance）：正常情况下机体免疫系统能把少量突变细胞加以消灭清除，防止癌变的发生。如果监视功能降低或失调，有可能发生肿瘤和持续性感染。（见表 1 - 1）

表1-1   免疫功能的分类及其表现

功　能	正　常　表　现	异　常　表　现
免疫防御	防御病原微生物及其毒性产物的侵袭	超敏反应、免疫缺陷
免疫稳定	清除损伤、衰老、变性或死亡的细胞	自身免疫性疾病
免疫监视	防止肿瘤发生或持续感染	肿瘤或持续感染

第三节　免疫应答的类型及作用

　　人体抵抗病原微生物侵袭所表现的免疫应答类型可分为先天性免疫和后天获得性免疫两大类型。先天性免疫并非专门针对某一种病原微生物，故又称为非特异性免疫。然而，人体在生活过程中因感染病原微生物或预防接种疫苗后获得的免疫仅针对所感染的病原微生物或该疫苗所能预防的疾病，故又称为特异性免疫。（见表1-2）

表1-2   非特异性免疫与特异性免疫的比较

	非特异性免疫	特异性免疫
特性	①遗传获得，个体出生时就具备 ②作用对象广泛，无特异性，无免疫记忆性 ③作用时间短，即刻至96小时内	①后天获得，如出生后接触病原微生物而产生，有个体特性 ②有特异性，有记忆性 ③作用时效慢而强，维持时间长
主要机制	①皮肤黏膜/血脑/胎盘的屏障作用 ②吞噬细胞的吞噬作用 ③正常体液中的效应分子（补体、溶菌酶、细胞因子）的生物学作用	①抗原特异性T淋巴细胞和B淋巴细胞活化、增殖、分化为效应细胞，发挥细胞免疫或体液免疫作用 ②合成和分泌淋巴因子

一、非特异性免疫

　　非特异性免疫又称先天性免疫，是机体在长期种系发育和进化过程中逐渐形成的一系列天然防御功能。这种功能没有特异的针对性，由遗传获得，在个体出生时就具备，作用广泛，可对外来病原体迅速应答，产生非特异性抗感染免疫作用。非特异性免疫是特异性免疫的基础，其组成是由生理屏障、吞噬细胞及体液中的抗微生物物质等组成。

（一）生理屏障作用

　　1. 皮肤和黏膜屏障　皮肤、黏膜具有机械阻挡微生物侵入的作用，当皮肤损伤或烧伤时，容易发生感染，表明完整皮肤具有抗感染能力。此外，皮肤、黏膜和各种腺体分泌的化学物质也有抑制微生物生长的作用，如皮肤汗腺分泌的乳酸、皮脂腺分泌的脂肪酸、胃液中的胃酸，唾液、泪、乳汁和呼吸道与消化道分泌物中的溶菌酶、抗菌肽和乳铁蛋白，都有杀伤微生物的作用。另外，皮肤黏膜上及与外界相通的腔道中寄生的正常菌群对入侵的病原菌也有抑制作用。

2．血脑屏障 血脑屏障主要由软脑膜和脉络丛的脑毛细血管壁内皮细胞基膜及壁外的星状神经胶质细胞形成的胶质膜组成，具有阻挡病原微生物及其代谢产物从血流进入脑组织或脑脊液的作用。婴幼儿血脑屏障尚未发育完善，容易发生中枢神经系统感染。

3．胎盘屏障 胎盘屏障是由子宫内膜的基蜕膜和胎儿绒毛膜滋养层细胞组成，具有阻挡母体感染的病原微生物进入胎儿体内，保护胎儿免受感染的作用。胎盘屏障在妊娠的前 3 个月内发育尚不完善，有些病毒例如风疹病毒、巨细胞病毒和柯萨奇病毒可以进入胎儿体内，引起胎儿发育畸形甚至死亡。

（二）吞噬细胞的吞噬作用

吞噬细胞分为中性粒细胞和单核 - 吞噬细胞两大类。

1．中性粒细胞 中性粒细胞是存在于血循环中的小吞噬细胞。中性粒细胞呈圆形，因其核呈多叶性而常被称为多形核细胞，在人体血液中大约每毫升血含 8×10^6 个可游走的多形核细胞，细胞表面可表达黏附分子，以及抗体 Fc 受体和补体 C3b 受体，在巡查血流、寻找侵入的微生物中发挥重要的作用。中性粒细胞半衰期仅几天，在血流中以细胞凋亡而死亡。胞质内含有嗜天青颗粒和中性颗粒，在这些颗粒中含有溶菌酶、弹性蛋白酶、磷酸酶、酯酶、髓过氧化物酶、过氧化氢酶及阳离子蛋白如吞噬素和白细胞素等，它们在杀菌、溶菌和消除病原微生物的过程中起重要作用。

2．单核 - 吞噬细胞 单核 - 吞噬细胞可因所处部位不同而有不同的名称，如在淋巴结、脾、肺泡、胸腔和腹腔称巨噬细胞，在中枢神经组织称小胶质细胞，在肝脏称库普弗细胞，在骨内称破骨细胞。巨噬细胞其形体较大，呈多形性，胞浆内富含溶酶体和其他细胞器。巨噬细胞可表达 MHC - Ⅰ/Ⅱ类分子和多种黏附分子，同时具有 IgGFc 受体、C3b 受体和多种细胞因子受体。它们对玻璃和塑料表面有很强的黏附力，因此又称黏附细胞。巨噬细胞可主动吞噬、杀伤和消化病原微生物等抗原性物质，是机体非特异性免疫的重要组成部分，同时在特异性免疫应答的各个阶段中起重要作用。单核 - 吞噬细胞在体内的吞噬过程，一般包括以下几个连续步骤：①吞噬细胞黏附于炎症部位血管的内壁；②穿过内皮细胞间隙进入组织，趋向病原微生物入侵的部位；③识别和吞噬病原微生物，吞噬细胞内形成吞噬小体和吞噬溶酶体，细胞发生脱颗粒；④杀灭和消化微生物。

由于机体免疫功能状态和被吞噬微生物种类不同，吞噬作用的后果亦不同。有些微生物如化脓性球菌被吞噬后 5 ~ 10 分钟内死亡，30 ~ 60 分钟被消化裂解。其降解或消化作用主要由吞噬细胞溶酶体内各种水解酶，如蛋白酶、核酸酶、酯酶和磷酸酶等完成，此过程称完全吞噬某些胞内寄生菌，如结核分枝杆菌、布氏杆菌和伤寒杆菌等。在机体免疫功能低下的情况下，虽被吞噬却不被杀灭，反而得到庇护而在胞内增殖，甚至随吞噬细胞扩散到机体其他部位致病，此过程称为不完全吞噬。另外，未活化的巨噬细胞与中性粒细胞相比，其吞噬杀菌作用相对较弱。当巨噬细胞被细菌脂多糖和 IFN - γ 等细胞因子激活后，可对胞内寄生菌产生强大杀灭作用，同时产生大量细胞因子和其他炎症介质，介导炎症反应和免疫调节作用。

非特异性免疫中 NK 细胞、γδT 淋巴细胞和补体及其作用详见有关章节。

二、特异性免疫

特异性免疫是指机体接触病原体或其他外源性异物（称为抗原）后获得的一种免疫类型。这种功能是由后天生成，不能遗传给后代，但有免疫记忆性，当机体再遇相同抗原时即可产生抗该种抗原的免疫应答反应，故又称获得性免疫或特异性免疫。

1．特异性免疫应答　是指 T、B 淋巴细胞从识别抗原到产生抗体或致敏 T 淋巴细胞，并对抗原物质产生免疫效应的过程。其应答过程分为 3 个阶段：①免疫细胞对抗原的识别阶段：这个阶段包括抗原提呈细胞对抗原的摄取、处理加工和提呈，以及 T、B 淋巴细胞对抗原的识别。②免疫活性细胞的活化、增殖和分化阶段：这个阶段包括 T、B 淋巴细胞特异性抗原识别受体与其相应抗原结合，膜信号的产生与传递，细胞增殖与分化，以及生物活性介质的合成与释放。③免疫应答的效应阶段：B 淋巴细胞增殖和分化成浆细胞，合成并分泌免疫球蛋白，发挥体液免疫；T 淋巴细胞增殖和分化成效应 T 淋巴细胞，发挥细胞免疫，它们能引起迟发型超敏性炎症，或杀伤靶细胞清除抗原。

2．免疫记忆（Immunological memory）　是指机体接触抗原产生免疫应答过程中被活化的 T 细胞和 B 细胞除分化为效应细胞外，其中少数可分化为记忆细胞长期在体内循环。例如，儿童感染麻疹病毒病愈后或接种麻疹疫苗后，一般不会再次感染麻疹病毒而发生疾病。这种现象称为免疫记忆。它是由体内记忆性 T 细胞和 B 细胞所介导，能识别相同抗原并迅速被激活、增殖分化为新的效应细胞和记忆细胞。免疫记忆细胞在预防和控制传染性疾病的发生方面起着重要作用。

3．免疫病理　免疫系统主要针对病原体或其他外源性异物作出免疫应答，免疫系统在清除外来抗原过程中常伴有局部组织的炎症，但如果这种免疫应答过强，就有可能导致局部组织免疫病理损伤，即为超敏反应。另外，如果免疫系统对自身抗原发生免疫应答，损伤自身组织和器官，就有可能发生自身免疫病。

第二章

免疫器官和组织

免疫器官是淋巴细胞和其他免疫细胞发生、分化、成熟、定居、增殖和产生免疫应答的场所。按其功能不同，主要分为中枢免疫器官（central immune organ）和外周免疫器官（peripheral immune organ）两大类。

第一节 中枢免疫器官

中枢免疫器官是淋巴细胞发生、分化和成熟的场所，包括骨髓（禽类为腔上囊）和胸腺。哺乳类动物的 B 细胞在骨髓中发育成熟，T 细胞在胸腺中发育成熟。

一、骨髓

骨髓（bone marrow）是人和其他哺乳动物的造血器官，也是各种免疫细胞的发源地。骨髓虽非淋巴组织，但含有具强大分化潜力的多能干细胞（pluripotent stem cell or multipotential stem cell），它们可在某些因素作用下分化为形态和功能不同的髓样干细胞和淋巴干细胞。前者发育为红细胞系、粒细胞系、单核/巨噬细胞系和巨核细胞系等。后者发育成淋巴细胞系，其中一部分经血液循环到达胸腺，分化为 T 淋巴细胞；另一部分则在骨髓中继续分化为 B 淋巴细胞。哺乳动物和人的骨髓是 B 淋巴细胞分化成熟的场所。（图 2 - 1）

（一）骨髓微环境

骨髓微环境是指造血器官实质细胞周边的支架细胞和组织。它包括微血管系统、末梢神经、网状细胞、基质细胞（stromal cells）以及它们分泌的细胞因子，

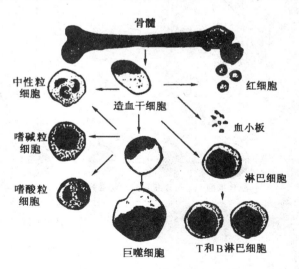

图 2 - 1 骨髓

如 IL - 3、干细胞因子和 GM - CSF 等。B 淋巴细胞在骨髓中的发育受骨髓造血微环境的调节。

（二）骨髓的功能

1．B 淋巴细胞分化发育的场所　B 淋巴细胞在骨髓中分化发育经历了骨髓干细胞（B stem）、前 B 细胞（pre B cell）、未成熟 B 细胞（immature B cell）和成熟 B 细胞（mature B cell）等几个阶段。B 细胞分化成熟过程中也需要基质细胞和细胞因子参与，并伴随表面标志的变化而发育成熟。如前 B 细胞的特点是不能合成完整的 IgM 免疫球蛋白分子；未成熟 B 细胞表面只表达膜表面 IgM（mIgM），接受抗原刺激后可发生免疫耐受；而成熟 B 淋巴细胞表面表达 mIgM 和 mIgD，在接受抗原刺激后一般发生免疫应答，使 B 淋巴细胞活化、增殖，进一步分化为浆细胞产生抗体，部分活化 B 淋巴细胞停止增殖，成为记忆 B 淋巴细胞，在再次免疫应答中发挥作用。

2．B 淋巴细胞分化成熟过程中的阴性选择与阳性选择　B 淋巴细胞与 T 淋巴细胞不同的是：B 淋巴细胞先在中枢免疫器官骨髓中进行阴性选择，成熟后在外周免疫器官中进行阳性选择。前 B 淋巴细胞在骨髓中分化为未成熟 B 淋巴细胞后，其抗原受体与骨髓中出现的自身抗原发生结合，则细胞克隆将因凋亡而遭清除，从而建立 B 细胞对自身抗原的耐受。阳性选择在外周免疫器官进行，成熟 B 细胞经抗原刺激后，免疫球蛋白基因可发生高频体细胞突变，各突变克隆经抗原选择后，保留高亲和性克隆，即为阳性选择，并产生针对该抗原的特异性抗体。（图 2-2）

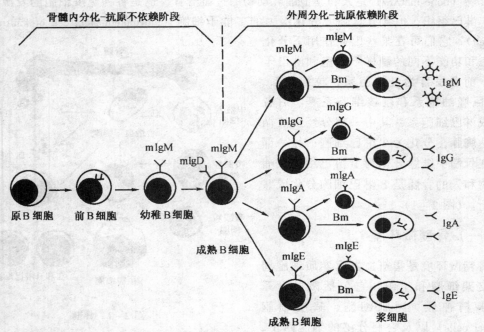

图 2-2　B 淋巴细胞分化与表面 BCR 表达示意图

3．再次免疫应答产生抗体的场所　当抗原再次进入机体后，体内具有免疫记忆性 B 淋巴细胞经淋巴液或血循环迁移至骨髓，分化增殖为浆细胞，并缓慢、持久地产生抗体，这是血清抗体的来源之一。

二、胸腺

（一）胸腺的结构

人胸腺位于胸骨后，分为左右两叶。胸腺表面有结缔组织形成的被膜，伸入胸腺实质形成许多小梁，将胸腺实质分隔成若干小叶。每个小叶的外层为皮质区（outer cortex），可分为浅、深两层。深部为髓质区（inter medulla），相邻小叶的髓质彼此相通。（图2-3）

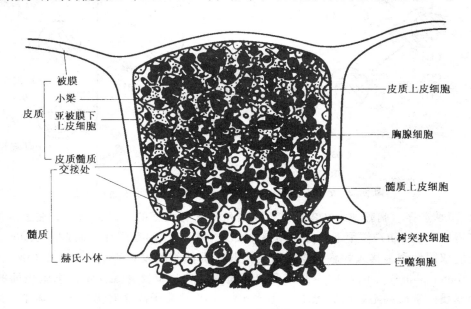

图2-3 胸腺的结构

胸腺的大小随年龄增长而发生变化。出生时重量约10~15g，以后随年龄增长而逐渐增大，青春期达30~40g。青春期后胸腺开始缓慢退化，老年期胸腺组织大部分被脂肪组织所取代，但仍保留一定功能。胸腺随年龄增长而萎缩的现象，被称为生理性胸腺萎缩，造成免疫力下降，故容易发生肿瘤。

（二）胸腺的微环境

胸腺是T淋巴细胞分化发育的场所，胸腺微环境主要是由胸腺基质细胞（thymic stromal cells，TSC）如胸腺上皮细胞、巨噬细胞及胸腺树突状细胞及其所分泌的细胞因子和细胞外基质等组成。

（三）T淋巴细胞在胸腺内的发育过程

骨髓淋巴干细胞经血液到达胸腺皮质称为胸腺细胞，在胸腺微环境的影响下，移行到髓质发育成熟为T淋巴细胞（简称T细胞），并表达不同的分化抗原和T细胞抗原识别受体。T

细胞在胸腺内的发育过程需经历阳性选择和阴性选择。(图2-4)

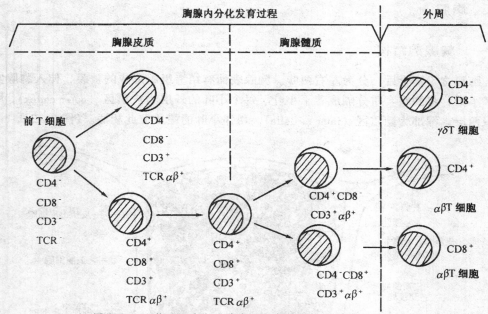

图2-4 T淋巴细胞在胸腺内的发育与表面分子表达示意图

1. 阳性选择 胸腺细胞在皮质区迅速增殖分化为大型的淋巴细胞，又在上皮细胞中的抚育细胞（nurse cell）作用下，分裂增殖为 CD4$^-$ 和 CD8$^-$ 的双阴性（double negative，SP）细胞，随后双阴性细胞移入胸腺深皮质层内生长，促使细胞发育表达 CD4$^+$ 及 CD8$^+$ 的双阳性细胞（double positive cell，DP），并移至胸腺髓质内进一步发育。双阳性细胞表面的 TCR 能与胸腺皮质的基质细胞表面的 MHC-Ⅰ或 MHC-Ⅱ类分子高亲和力结合，则 T 细胞克隆被选择，如与 MHC-Ⅰ类分子结合者其 CD8$^+$ 表达上调，CD4$^+$ 表达下调，最终分化为 CD8$^+$ 细胞；反之，与 MHC-Ⅱ类分子结合则最终分化为 CD4$^+$ 细胞，可被选择而继续发育，否则即发生凋亡，即为单阳性选择。

2. 阴性选择 发生在皮质深层和髓质的交界处。这些部位的树突状细胞和巨噬细胞表达的 MHC-Ⅰ和 MHC-Ⅱ分子与自身抗原肽结合成复合物，具有对 MHC-自身抗原复合物呈高亲合力 TCR 受体的胸腺细胞结合而被阴性选择。被阴性选择的胸腺细胞可发生凋亡而被清除，没有发生细胞凋亡及不能识别自身抗原的 T 细胞克隆则发育成熟为 T 细胞。阴性选择的意义在于清除了自身反应性 T 细胞克隆，使经胸腺发育成熟的 T 细胞具有了识别"自我"与"非我"的能力，然后这些 T 细胞经血流迁移到外周免疫器官中。

第二节　外周免疫器官

外周免疫器官是成熟 T 细胞和 B 细胞定居与增殖的场所，也是 T、B 细胞接受抗原刺激后产生免疫应答的场所。外周免疫器官包括淋巴结、脾脏、扁桃体和黏膜相关淋巴组织。进入外周的成熟淋巴细胞被称为免疫活性细胞。

一、淋巴结

(一) 淋巴结在体内的分布

淋巴结（lymph node）形状为球形，由致密的结缔组织被膜包被。淋巴结主要分布在全身淋巴通道上，包括皮下、颈部、腋窝、腹股沟、肺门及肠系膜等处，淋巴结通过输入淋巴管及输出淋巴管构成淋巴细胞的再循环，并经集合淋巴管运至锁骨下静脉胸导管处注入血液循环分布全身。淋巴结分布处是易受微生物或其他抗原异物侵入的部位。

(二) 淋巴结的结构

淋巴结的实质分为靠近被膜的皮质区和内侧的髓质区。被膜上有输入淋巴管，直通被膜下窦。被膜结缔组织向内伸入实质形成许多小梁，将淋巴结分出许多小叶。被膜下层是浅皮质区，由淋巴滤泡及散在的淋巴细胞组成，富含滤泡树突状细胞（follicular dendritic cells，FDC），及少量巨噬细胞和 Th 细胞，此区称非胸腺依赖区（thymus independent area），为 B 细胞的居住区。内有 B 细胞聚集形成的初级淋巴滤泡，当受到抗原刺激时即增殖发展为生发中心，又称次级淋巴滤泡，由增殖分化的前 B 细胞组成，并向内转移至淋巴结中心部髓索（medullary cord）中转化为浆细胞，产生抗体。B 细胞约占淋巴结内淋巴细胞的 25%。皮质浅区与髓质之间是皮质深区，又称副皮质区（paracortical area），为 T 细胞居留区，称为胸腺依赖区（thymus dependent area），此区内 T 细胞约占淋巴结内淋巴细胞的 75%。深皮质区中的毛细血管后小静脉壁上有能识别淋巴细胞受体的配体，可与之结合，在淋巴细胞再循环中起重要作用。（图 2-5）

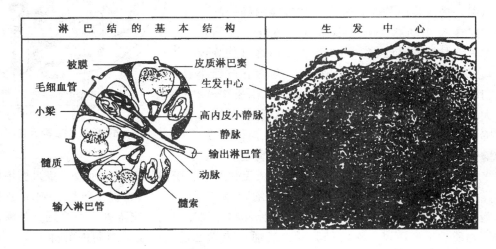

图 2-5 淋巴结的结构示意图

（三）淋巴结的功能

1. 过滤作用 淋巴结是淋巴液的有效滤器。当病原微生物、毒素或其他有害异物进入淋巴结时，可被淋巴结内的巨噬细胞和抗体清除，起到净化淋巴液和防止病原体扩散的作用。

2. 免疫应答的场所 淋巴结中含有巨噬细胞等吞噬细胞，能吞噬和处理入侵的病原微生物等抗原异物，并将抗原信息提呈给 T 细胞，使其活化、增殖分化为效应 T 细胞；B 细胞在 T 细胞的辅助下增殖分化为浆细胞，产生抗体，执行特异性免疫功能。

3. 参与淋巴细胞的再循环 淋巴细胞在血液、淋巴液和淋巴器官之间的反复循环称为淋巴细胞再循环。淋巴细胞通过淋巴结的输出淋巴管经胸导管进入血流，血流中的淋巴细胞再经皮质深区毛细血管后小静脉穿出，回到淋巴结，从而保持淋巴细胞在周身的循环。T 淋巴细胞再循环一周需 18～24 小时，B 淋巴细胞需 30 小时。淋巴细胞的再循环，使淋巴细胞能在体内各淋巴组织合理分布，增加淋巴细胞与相应抗原的接触机会，有利于发挥免疫应答作用，对维护机体免疫稳定起到重要的作用。

二、脾脏

（一）脾脏的结构

脾脏（spleen）是体内最大的免疫器官（图 2-6），也是血液的一个主要滤过器官。脾脏无输入淋巴管和淋巴窦，淋巴细胞通过血液循环直接进入脾脏。脾脏外有结缔组织被膜，被膜向下伸展成若干小梁。脾脏内分白髓和红髓两部分，红髓量多分布广，包围白髓。进入脾内的动脉分支，在贯穿白髓的脾小梁中形成中央小动脉。中央小动脉周围被 T 细胞包围，称为动脉周围淋巴鞘，为 T 细胞聚居区（胸腺依赖区），约占脾脏中淋巴细胞的 40%。鞘内有淋巴小结及初级淋巴滤泡，受到抗原刺激后形成生发中心，内含大量 B 细胞，为 B 细胞聚居区（非胸腺依赖区），约占脾脏中淋巴细胞的 60%。红髓分布在白髓周围，分为髓索和髓窦。髓索主要是 B 细胞的居留区，该区

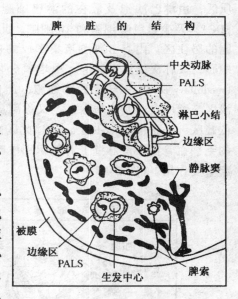

图 2-6 脾脏的结构示意图

有许多树突状细胞和巨噬细胞等。髓索围成无数髓窦，窦内为循环的血液，侵入血中的病原体等异物可被髓索内的巨噬细胞和树突状细胞捕捉、吞噬、加工提呈抗原，刺激 T 及 B 淋巴细胞增殖分化，产生免疫应答，清除抗原异物。红髓与白髓交界处为边缘区，是淋巴细胞和抗原物质进出的通道。淋巴细胞随血流通过边缘区进入白髓，白髓内的淋巴细胞又可逸出，穿过边缘区进入血窦，参与淋巴细胞再循环。

（二）脾脏的功能

1. 滤血功能　红髓中的巨噬细胞可清除混入血液循环中的病原体等有害物质以及衰老死亡的自身细胞。

2. 产生免疫应答的场所　脾脏与淋巴结都是各类免疫细胞定居、增殖分化和产生免疫应答的重要场所。脾脏与淋巴结产生免疫应答的差别在于脾脏是对血源性抗原产生应答的场所，而淋巴结还可对淋巴液中的抗原产生应答。

3. 合成免疫活性物质的场所　脾脏还能合成抗体、干扰素、补体和细胞因子等生物活性物质。

三、黏膜相关淋巴组织

人体中50%以上的淋巴组织位于黏膜，人体与外界相通的腔道如呼吸道、消化道、泌尿生殖道的黏膜上皮细胞表面是病原微生物侵入机体的主要部位，也是执行局部特异性免疫的主要场所，因此，统称为黏膜相关淋巴组织（mucosa - associated lymphoid tissue，MALT）。如肠道相关淋巴组织（gut - associated lymphoid tissue，GALT）和支气管相关淋巴组织（bronchus - associated lymphoid tissue，BALT），以及泌尿生殖道等黏膜相关淋巴组织。

黏膜相关淋巴组织主要包括派氏集合淋巴结（peyer's patches）、淋巴滤泡和黏膜固有层的弥散淋巴组织。派氏集合淋巴结的特点是仅有输出淋巴管相连，没有输入淋巴管（图2-7）。在派氏集合淋巴结中除B细胞外，还包括巨噬细胞、树突状细胞、NK细胞和T细胞等。位于派氏集合淋巴结上方的M细胞从腔道内吞饮外来抗原并运输抗原至派氏集合淋巴结内，

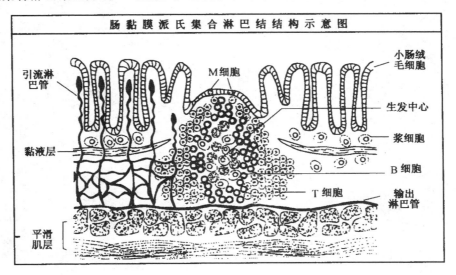

图2-7　派氏集合淋巴结（peyer's patches）

注：派氏集合淋巴结位于小肠黏膜下层与输出淋巴管相连，但没有输入淋巴管，而是通过M细胞摄取外来抗原。

并由抗原提呈细胞如巨噬细胞或树突状细胞将抗原信息提呈给 Th 细胞，辅助 B 细胞活化、增殖分化成浆细胞并分泌 IgA 抗体，在黏膜表面以分泌型 IgA 的形式发挥黏膜免疫防卫功能。同时，存在于黏膜固有层的弥散淋巴组织中的活化的 B 细胞、浆细胞、T 细胞、NK 细胞等在执行黏膜免疫功能方面也起着重要的作用。另外，在 MALT 中接触过抗原的黏膜淋巴细胞有特异的归巢分子，能与黏膜部位的内皮毛细血管后微静脉上的相应受体结合，迁移到黏膜免疫系统的其他部位（如唾液腺、乳腺、泪腺）的固有层中，防御相同病原微生物的再次侵入。

第三章

免 疫 球 蛋 白

免疫球蛋白（immunoglobulin，Ig）也称为抗体，是 B 细胞识别抗原后增殖分化为浆细胞所产生的一种能特异识别、结合和清除抗原的免疫分子，是体液免疫应答的主要效应分子。抗体主要存在于血清、外分泌液等体液中。抗体具有生物学功能的概念，而免疫球蛋白是化学结构上的概念。所有的抗体都是免疫球蛋白，而无抗体活性的免疫球蛋白并非全为抗体。

第一节 免疫球蛋白的结构

一、免疫球蛋白的基本结构

抗体分子的基本单位是由两条相同的重链（heavy chain，H 链）和两条相同的轻链（light chain，L 链）组成的四肽链结构。两条重链和两条轻链间以及重链和轻链间分别借共价二硫键和非共价键连接，构成一个结构单位或免疫球蛋白单体。每条轻链和重链每隔 90 个氨基酸残基都有链内二硫键所组成的多肽环（功能区）。这些区被称为 V_L、C_L、V_H、C_H1、C_H2、C_H3。（图 3 – 1）

（一）重链

重链的分子量约为 50 ~ 75kD，由 450 ~ 550 个氨基酸残基组成。不同的 H 链由于氨基酸的排列顺序、二硫键的数目、位置和抗原性不同分为五种不同种类的重链，称为 μ 链、γ 链、α 链、δ 链、ε 链，它们决定抗体的种类，即 IgM、IgG、IgA、IgD、IgE。在 γ 链、α 链、δ 链上有 4 个多肽环，μ 链和 ε 链有 5 个多肽环。

（二）轻链

轻链的分子量约 25kD，由 214 个氨基酸残基组成。根据其结构和抗原性的差异分为 κ 和 λ 两型。正常人血清免疫球蛋白 κ:λ 约为 2:1，小鼠为 20:1。每条轻链由链内二硫键连接成两个多肽环结构，分为轻链的可变区（V_L）和轻链的恒定区（C_L）。所有轻链 κ 型 C_L 的结构基本相同，

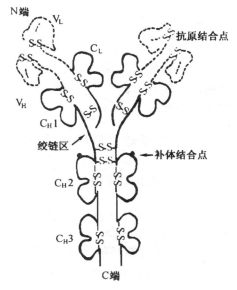

图 3 – 1 免疫球蛋白的基本结构示意图

而轻链 λ 型 C_L 的结构有少量差异，因此，λ 型有亚型。

二、免疫球蛋白的功能区

(一) 可变区 (variable region，简称 V 区)

重链和轻链的 V 区分别称为 V_H 和 V_L。V_L 占轻链的 1/2 (约含 108 ~ 111 个氨基酸)，V_H 占重链的 1/4 (约含 107 ~ 130 个氨基酸)。V 区氨基酸组成和排列顺序随抗体结合抗原的特异性不同而发生变化。在 V 区内，有 3 个区域的氨基酸残基的组成和排列顺序特别容易发生变化，如轻链第 24 ~ 34、50 ~ 60、89 ~ 97 位和重链第 30 ~ 35、50 ~ 63、95 ~ 102 位，这些区域称为高变区 (hypervariable region，HVR)。V 区的 3 个高变区共同组成免疫球蛋白的抗原结合部位，由于这些高变区序列与抗原表位互补，故又被称为互补决定区 (complementarity - determining region，CDR)。

(二) 恒定区 (constant region，简称 C 区)

恒定区在重链和轻链的 C 端，占轻链的 1/2，重链的 3/4，其氨基酸的组成和排列顺序比较恒定。该区具有许多重要的生物学活性。如 C_H1 是 Ig 遗传标志所在段；C_H2 是补体结合部位，同时也是 IgG 通过胎盘的相关功能区；C_H3 可与细胞表面的 Fc 受体结合；IgE 的 C_H4 可与肥大细胞结合并与 I 型超敏反应有关。

(三) 铰链区

铰链区不是一个独立的功能区，但与其他功能区有关。铰链区位于 C_H1 和 C_H2 之间，含有丰富的脯氨酸，因此易发生伸展及一定程度的转动，当抗体可变区与抗原结合时此区可发生扭曲，使抗体更好地与抗原结合。另外，铰链区对木瓜蛋白酶、胃蛋白酶敏感，容易在此区发生裂解。

三、免疫球蛋白的水解片断

(一) 木瓜蛋白酶水解片断

木瓜蛋白酶 (papain) 水解 IgG 的部位是在铰链区二硫键连接的 2 条重链的近 N 端，裂解后可得到 3 个片断，两个相同的、能与抗原结合的片断称为 Fab 段 (frangment antigen binding)，另一个片断为被二硫键连接的两条 H 链部分称为 Fc 段 (fragment crystallizable)，即可结晶片段。各类 Ig 在异种间免疫所具有的抗原性主要存在于抗体的 F_C 段。(图 3 - 2)

(二) 胃蛋白酶水解片断

胃蛋白酶 (pepsin) 在铰链区连接重链的二硫键近 C 端水解 IgG，获得一个 F (ab')$_2$ 片段，由于抗体分子的两个臂仍由二硫键连接，因此 F (ab')$_2$ 片段为双价，它仍保留与抗原结合的特性，可发生凝集反应和沉淀反应。Fc 段被胃蛋白酶裂解成小分子多肽碎片，称为

pFc′，无任何生物学活性。胃蛋白酶水解 IgG 后，保留了抗体与相应抗原结合的生物学活性，避免了 Fc 段抗原性可能引起的不良反应，可作为生物制品用于疾病的防治。（图 3 – 2）

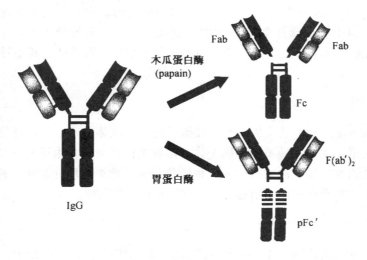

图 3 – 2　免疫球蛋白水解片段

四、J 链和分泌片

（一）J 链

J 链（joining chain）是一条多肽链，富含半胱氨酸，由浆细胞合成。两个单体 IgA 由 J 链连接形成二聚体，即分泌型 IgA。五个单体 IgM 由二硫键相互连接，并通过二硫键与 J 链连接形成五聚体，故 J 链起到稳定多聚体的作用。

（二）分泌片

分泌片（secretory piece，SP）是分泌型 IgA 分子上的一个辅助成分，由上皮细胞合成和分泌，以非共价形式结合到 Ig 分子上。分泌片的功能是保护 IgA，使之不受环境中蛋白水解酶的破坏，介导 IgA 二聚体从黏膜下层通过黏膜上皮细胞到达黏膜表面。

第二节　免疫球蛋白的抗原性

免疫球蛋白具有抗体活性，但其分子结构属大分子糖蛋白，具有抗原性。根据免疫球蛋白抗原存在部位及其诱导产生的免疫应答差异，可将免疫球蛋白分子的抗原性分为同种型、同种异型和独特型三种。

一、同种型

同种型（isotype）是由免疫球蛋白分子 C 区的一级结构决定，其抗原决定簇为同一种属所有个体 Ig 分子所共有，表现在全部 Ig 的类、亚类、型、亚型的分子上。如用人 IgM 免疫兔得到的兔抗人 IgM 抗体，可与任何人的所有 IgM 分子结合，而不能与其他种类的 Ig 或其他种属动物的 IgM 结合。

二、同种异型

同种异型（allotype）是指子代抗体产生细胞所分泌的抗体分子，C 区可发生一个或数个氨基酸突变，因其出现在同一种属的不同个体，故称为同种异型。由于同一种属不同个体有不同的同种异型抗原决定簇，故它可作为一种遗传标志。此类抗原并非同一种属所有个体共有，而是仅存在于某些个体中。目前已知 IgG 和 IgA 有同种异型。

三、独特型

独特型（idiotype）是指同一个体不同克隆的 B 细胞所产生的抗体分子，其特异性由 Ig 超变区的氨基酸序列和构型决定，有独特的抗原决定簇，称为独特型，对应的抗体称为抗独特型抗体。独特型不仅在种间、种内不同，而且个体间也有抗原性，也能刺激自身诱导产生抗独特型抗体，构成体内独特型 – 抗独特型网络。

第三节 免疫球蛋白的生物学功能

抗体是 B 细胞识别抗原后，活化、增殖分化为浆细胞所产生的，是体液免疫应答中发挥主要作用的免疫球蛋白。其功能由免疫球蛋白分子的 V 区和 C 区分别完成。

一、V 区的功能

免疫球蛋白最重要的功能是识别并特异性结合抗原，这种特性由 Ig 分子 V 区，特别是由 HVR（CDR）的空间构型决定。抗体的 Fab 段与毒素或病毒抗原特异性结合后，可防止毒素或病毒通过与相应靶细胞表面受体结合进入细胞。另外，黏膜分泌型 IgA 能与细菌抗原特异性结合，抑制细菌对黏膜上皮细胞的黏附，防止细菌在局部黏膜区生长繁殖。

二、C 区的功能

（一）激活补体

抗体抗感染的保护能力可通过经典途径激活补体系统产生效应。如当 IgG 或 IgM 类的抗体与抗原发生特异性结合后，补体的经典途径被激活，通过补体介导，与抗体结合的病原微生物被溶解（详见补体章节）。

（二）结合细胞表面的 Fc 受体

不同类别的免疫球蛋白通过其 Fc 段与多种细胞表面的 Fc 受体结合，可产生不同的效应功能。

1. 调理作用 抗体的调理作用是指 IgG 抗体（特别是 IgG1 和 IgG3）的 Fc 段与中性粒细胞、巨噬细胞上的 IgGFc 受体结合，从而增强吞噬细胞的吞噬作用。（图 3 – 3）

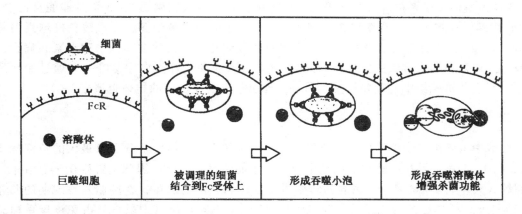

图 3 – 3 Ig 结合细胞表面 FcR 及其介导的功能示意图

2. 抗体依赖的细胞介导的细胞毒作用 抗体依赖的细胞介导的细胞毒作用（antibody – dependent cell – mediated cytotoxicity，ADCC）是指表达 IgGFc 受体的 NK 细胞，通过与已结合在病毒感染细胞和肿瘤细胞等靶细胞表面的 IgG 抗体的 Fc 段结合，从而直接杀伤靶细胞（图 3 – 4）。

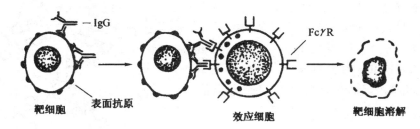

图 3 – 4 Ig 结合细胞表面 FcR 及其介导的功能示意图

3. 介导Ⅰ型超敏反应 IgE 的 Fc 段可与肥大细胞和嗜碱粒细胞表面的 IgEFc 受体结合，促使这些细胞合成和释放生物活性物质，引起Ⅰ型超敏反应。

（三）穿过胎盘和黏膜

人类 IgG 是唯一能通过胎盘转移到胎儿体内的免疫球蛋白。胎儿及新生儿的抗感染免疫主要依赖由母体转移来的 IgG。IgG 穿过胎盘的作用是一种重要的自然被动免疫机制，对于新生儿抗感染具有重要意义。

第四节　五类免疫球蛋白的生物学活性

一、IgG

IgG 为单体，主要由脾脏和淋巴结中的浆细胞合成，人出生后 2～3 个月即能自己合成，5 岁时达到成人水平，半衰期约 20～23 天。IgG 在血清中含量最多，占血清免疫球蛋白总量的 75%。IgG 主要分布在血液和细胞外液中，能激活补体，调理吞噬，中和毒素和病毒，是抗菌、抗毒素和抗病毒的主要抗体。同时，IgG 在五类免疫球蛋白中是唯一能通过胎盘的抗体，在新生儿抗感染中起重要作用。另外，能引起自身免疫病的抗体也属于 IgG。

二、IgM

血清中 IgM 由 5 个单体通过 J 链和二硫键连接形成五聚体，是分子量最大的免疫球蛋白（图 3－5）。IgM 主要在脾脏和淋巴结中合成，不能通过血管壁，因此主要存在于血液中，半衰期约 5 天左右。IgM 是个体发育过程中最早合成和分泌的抗体，在胚胎发育晚期的胎儿即能产生 IgM，机体在接触抗原后一般 IgM 最早产生。IgM 在血清中虽然只占免疫球蛋白总量的 6%，但作用强大。IgM 在免疫应答早期产生，在补体的参与下其杀菌、溶菌、促吞噬作用比 IgG 强。IgM 不能通过胎盘，如胎儿血内出现针对某种病原微生物的 IgM，提示胚胎期有相应病原微生物如风疹病毒、巨细胞病毒等宫内感染。体内天然血型抗体为 IgM，血型不符的输血易发生输血反应。与类风湿关节炎发生有关的类风湿因子亦属 IgM。另外，膜表面 IgM（mIgM）是 B 细胞抗原受体（BCR）的主要成分，未成熟的 B 细胞只表达 mIgM，记忆性 B 细胞的 mIgM 逐渐消失。

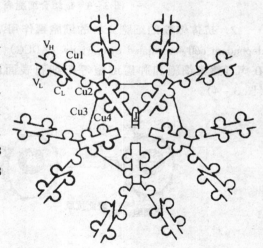

图 3－5　IgM 结构示意图

三、IgA

IgA 有血清型和分泌型两型。血清型 IgA 主要以单体形式存在，分泌型 IgA 由 J 链连接的二聚体和分泌片组成。分泌型 IgA 由呼吸道、消化道、泌尿生殖道等处的黏膜固有层中的浆细胞产生，因此，分泌型 IgA 主要分布于初乳、唾液、泪液及与外界相通的呼吸道、消化道等各种外分泌液中，是黏膜局部免疫的主要抗体。分泌型 IgA 通过与相应病原微生物（如流行性感冒病毒）结合，可阻止病毒黏附到易感细胞上；分泌型 IgA 还具有中和毒素等作用。IgA 于出生后 4～6 个月才开始产生，新生儿可从母亲的初乳中获得分泌型 IgA。新生儿易患呼吸道、胃肠道感染，可能与 IgA 合成不足

有关。慢性支气管炎发作与分泌型 IgA 的减
少也有一定关系。（图 3-6）

图 3-6　分泌型 IgA 示意图

四、IgD

IgD 为单体，主要由扁桃体、脾脏等处的
浆细胞产生，在正常人血清中含量很低，平均
约为 0.03mg/ml，半衰期仅为 3 天，易被血清
中溶纤维蛋白酶降解，其确切功能仍不清楚。成熟 B 细胞表面可同时表达 SmIgM 和 SmIgD，接
受抗原刺激后可诱导 B 细胞增殖分化成浆细胞，产生体液免疫应答。未成熟 B 细胞仅表达
mIgM，抗原刺激后表现为免疫耐受。成熟 B 细胞活化后或变成记忆 B 细胞时，SmIgD 逐渐消
失。

五、IgE

IgE 为单体，由呼吸道和消化道黏膜固有层的浆细胞产生，是正常人血清中含量最少的
Ig，约占血清免疫球蛋白总量的 0.002%。IgE 为亲细胞抗体，对肥大细胞和嗜碱粒细胞有特
殊的亲和性，是引发 I 型超敏反应的主要抗体。寄生虫感染或 I 型超敏反应发作时，在血清
中 IgE 抗体水平可明显升高。

第五节　免疫球蛋白的产生及其调节

一、免疫球蛋白的合成过程及特点

免疫球蛋白分子由多基因支配，人和小鼠编码免疫球蛋白多肽链的基因由位于 B 细胞
内不同染色体上的三组不连接的 H 链基因库、κ 链基因库和 λ 链基因库控制。其中一组编码
κ 轻链，一组编码 λ 轻链，另一组编码重链，每组在一个不同的染色体上（见表 3-1）。每
一组轻链基因库都有许多不同的 V 基因节段和 J 基因节段的拷贝。其中编码 V 区肽链的基因
称 V 基因，编码 C 区肽链的基因称 C 基因。在 V 基因和 C 基因之间还有连接基因，称 J 基
因。在重链基因库中也有许多不同的 V、D 和 J 基因节段的拷贝。这些基因被插入序列分
隔，不能作为独立的单位表达，需经基因重排后才具有转录功能。即首先形成 DNA 模板，
在 B 细胞内转录成 mRNA，进入胞浆后经过剪接，翻译成蛋白质，组装好的 Ig 从粗面内质网
进入高尔基体，分泌产生抗体。抗体的多样性产生机制主要表现在以下几个方面：①组合造
成的多样性。在人免疫球蛋白基因的重排中，轻重链之间组合发生重排时，每种片段只能取
1 个，因而在重排过程中就可以有多种组合，并产生不同的特异性抗体。②连接造成的多样
性。即在重链可变区基因 V、D 和 J 基因片段之间插入核苷酸，增加抗体的多样性。③体细
胞高频突变造成的多样性。它只发生在抗原刺激以后，例如机体在抗原刺激下，有着相应抗
原受体的 B 细胞与之结合，发生应答。在初次与抗原相遇时，B 细胞产生的抗体立即与抗原

结合。再次与抗原相遇时，只有那些表达高亲和力抗原受体的 B 细胞，才能有效地结合抗原，并在抗原特异的 Th 细胞辅助下增殖，产生高亲和力的抗体。

表 3 - 1   Ig 基因定位

编码	基因符号	基因染色体定位	
多肽链		人	小鼠
κ 轻链	Igκ	2	6
λ 轻链	Igλ	22	16
重链	IgH	14	12

二、免疫球蛋白的类别转换

Ig 类别转换（class switch）是指 B 细胞接受抗原刺激后，首先合成 IgM，在多种因素影响下可转变为合成 IgG、IgA 或 IgE 等其他类别或亚类的 Ig，这种现象称为 Ig 类别转换。这是因为在分化过程中，B 细胞的 C_H 基因节段发生重排，故类别转换仅与重链 C 区有关，不影响抗体的特异性。在 Ig 类别转换中各类 C_H 基因均有机会表达，如产生 IgM 的 B 细胞，其 Ig 重链基因第一次重组后，表现为编码重链 μ 的基因，当转变为合成 IgG 的 B 细胞时，编码重链基因经第二次重排后，表现为编码重链 γ 的基因。Ig 经重排后，基因产物 V 区不变，只是重链 C 区即 $C_μ$ 转变为 $C_γ$。Ig 类别转换可能是通过缺失模式或 RNA 剪接而完成。通过类别转换，一个 B 细胞克隆可产生 V 区相同、C 区不同的多种类别的 Ig，这些不同类别 Ig 具有完全相同的抗原结合特异性，可识别并特异性结合同一种抗原决定簇。免疫球蛋白的类别转换过程除在抗原诱导下发生外，还受 Th 细胞分泌的细胞因子的调节，如由 Th1 细胞产

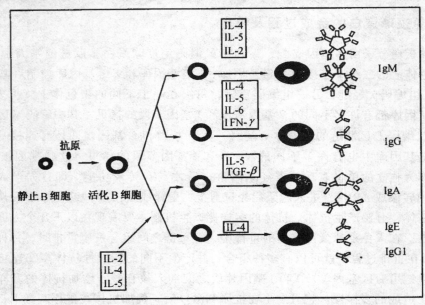

图 3 - 7   在抗原和细胞因子作用下产生 Ig 类别转换

生的 IFN – γ 可诱导类别转换成 IgG1；由 Th2 细胞产生的 IL – 4 可诱导 B 细胞类别转换成 IgE；由 Th2 细胞产生的 IL – 5 可诱导 B 细胞类别转换成 IgA。（图 3 – 7）

第六节　单克隆抗体

　　单克隆抗体（monoclonal antibody，mAb）是指由一种抗原决定簇特异地激活一个克隆的 B 细胞，使其产生相应的抗体，并能与同一种抗原决定簇反应的抗体。单克隆抗体具有结构高度均一、特异性强、亲合性高等特点，可作为诊断试剂用于许多血清学检测。近年来，在生物和医学领域中，单克隆抗体应用日益广泛，如用于抑制同种异体移植排斥反应，治疗自身免疫病，以及应用核素、毒素、化学药物联成导向药物治疗肿瘤等方面。

　　单克隆抗体制备方法是先用抗原免疫小鼠，经过一定时间后取出脾脏分离淋巴细胞，然后将致敏的 B 细胞与小鼠骨髓瘤细胞在聚乙二醇作用下融合成杂交瘤细胞，经过筛选和株化获得单一克隆的杂交瘤细胞，该杂交瘤细胞在体外培养过程中可大量分泌具有免疫活性的单克隆抗体，将融合成的单克隆细胞株接种于小鼠腹腔内，就可从腹水中获得单克隆抗体。

第四章

补 体 系 统

补体系统（complement system）由血清和其他体液中大量的互相依赖的蛋白质组成，可辅助特异性抗体介导的溶菌作用。由于这些具有酶活性的蛋白质是抗体发挥溶细胞作用的必要补充条件，故称为补体。在正常情况下，补体蛋白以非活性的蛋白前体存在于血清中。补体活化过程中，其链式激活将有序地活化相邻下一成分的前体蛋白，从而激活整个补体系统。补体系统在抗感染作用机制中起着重要的作用。

第一节　补体系统的组成和理化性质

一、补体系统的组成和命名

补体系统由 30 多种可溶性糖蛋白组成，肝细胞和巨噬细胞是补体的主要产生细胞。补体系统按其生物学功能可分为三类：①补体系统的固有成分：包括经典激活途径的 C1（C1q、C1r、C1s）、C2、C3、C4、C5、C6、C7、C8、C9 共 9 种成分、11 种蛋白质分子组成；由甘露聚糖结合凝聚素（mannan - binding lectin，MBL）结合至细菌启动激活途径的丝氨酸蛋白酶；由补体旁路激活途径的 C3、B 因子、D 因子和 P 因子。②调节补体活化、抑制的蛋白：如备解素（P 因子）、C1 抑制物、I 因子、C4 结合蛋白、H 因子、S 蛋白、Sp40/40、促衰变因子、膜辅助因子蛋白等。③介导补体活性片断或调节补体蛋白生物学效应的受体：如补体受体（CR），包括 CR1 ~ CR5、C3aR、C2aR、C4aR 等。

世界卫生组织（WHO）补体命名委员会根据不同的成分对补体系统进行了统一命名。补体以 C 表示。补体分子以 C1（C1q、C1r、C1s）、C2……C9 表示。补体系统的其他成分以英文大写字母表示，如 B 因子、D 因子、P 因子等。补体调节蛋白多以功能命名，如 C1 抑制物、C4 结合蛋白等。补体活化后的裂解片断以该成分后面附加小写英文字母表示，如 C3a、C5a 等。具有酶活性的成分或复合物在其符号上划一横线表示，如 $\overline{C1}$、$\overline{C3bBb}$。灭活的补体片断在其符号前加英文字母 i 表示，如 iC3b。

二、补体的理化性质

补体的理化性质不稳定，许多理化因素，如机械震荡、紫外线照射、盐酸、乙醇等均能破坏补体活性。56℃ 30 分钟可使补体成分丧失活性，即灭活。冷冻干燥后能长期保存。4℃冰箱保存，其活性只能保持 3 ~ 4 天。

第二节　补体的激活

补体系统各成分在正常情况下多以无活性的酶前体形式存在，被激活物质激活后，补体各成分才依次被激活。被激活的补体成分即具备裂解下一组分的活性，由此形成一个扩大的连锁反应，最终导致细胞膜溶解并死亡。同时，活化过程中经水解作用生成分子量不等的补体片断，发挥不同的生物学效应，参与炎症反应和免疫调节。补体系统的激活可分为三条途径：①由抗原－抗体复合物结合 C1q 启动激活的途径为经典途径（classical pathway）；②补体活化的甘露聚糖结合凝聚素（MBL）途径；③由病原微生物等提供接触表面，从 C3 开始激活的旁路途径。对同一机体而言，在发挥抗感染的过程中旁路途径和 MBL 途径最早发挥作用，随着相应抗体的出现才能启动经典途径。

一、补体经典激活途径

激活经典途径的物质主要是抗原－抗体复合物，参与活化补体的成分包括 C1～C9。按其在激活过程中的作用，可将补体成分分成三组，即识别单位（C1q、C1r、C1s）、活化单位（C4、C2、C3）和膜攻击单位（C5～C9），分别在激活的识别阶段、活化阶段和膜攻击阶段发挥作用。

（一）识别阶段

C1 与抗原－抗体复合物中免疫球蛋白的补体结合位点相结合，形成 C1 酯酶（$C\overline{1}$）的阶段。C1 是由一个 C1q 分子以钙离子依赖方式与两个 C1r 和两个 C1s 分子组成的多聚体复合物（图 4－1）。C1q 为六聚体，形成有 6 个球形头部，并能直接结合于 IgM 或 IgG 的 Fc 段。随后 C1q 6 个亚单位的构象即发生改变，导致 C1r 被裂解，所形成的片断即为激活的 C1r，它可裂解 C1s，形成具有酯酶活性的 $C\overline{1s}$，这个过程称为补体激活的识别阶段，并进入活化阶段。

（二）活化阶段

活化的 C1 依次酶解 C4、C2，形成具有酶活性的 C3 转化酶，酶解 C3 并形成 C5 转化酶。这一过程称为活化阶段。

$C\overline{1}$作用于 C4，产生的小片断 C4a 为激肽样作用物质释放入液相，其中大片断的 C4b 附着于与抗体结合的细胞表面，在 Mg^{2+} 存在的情况下，C2 可与附

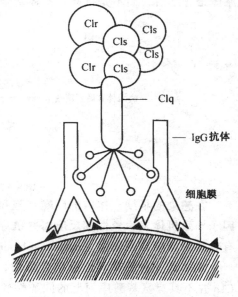

图 4－1　C1q 与抗体结合的示意图

着有 C4b 的细胞表面结合，继而被 C$\overline{1s}$ 裂解为小分子的 C2a 和大分子的 C2b。C2a 释放入液相，是具有过敏毒性的激肽成分。C2b 则结合在 C4b 上，形成 C3 转化酶 C$\overline{4b2b}$，从而导致 C3 的酶解。所产生的小片断 C3a 释放入液相，C3a 也是具有过敏毒性的激肽成分。只有 10% 左右的 C3b 分子可形成 C5 转化酶 C$\overline{4b2b3b}$。

（三）膜攻击阶段

C5 转化酶裂解 C5 后，继而作用于后续的其他补体成分，最终导致细胞膜破裂的阶段。

C5 转化酶裂解 C5 为 C5a 和 C5b，C5a 释放入液相，C5b 依次与 C6、C7 结合，所形成的 C5b67 复合物插入细胞膜脂质双层中，进而与 C8 呈高亲和力结合，形成 C5b678，促进 C9 的结合，最终形成一个由 C5b6789 组成的膜攻击复合物，完成对细胞的溶解作用。经典激活途径的全过程见图 4-2。

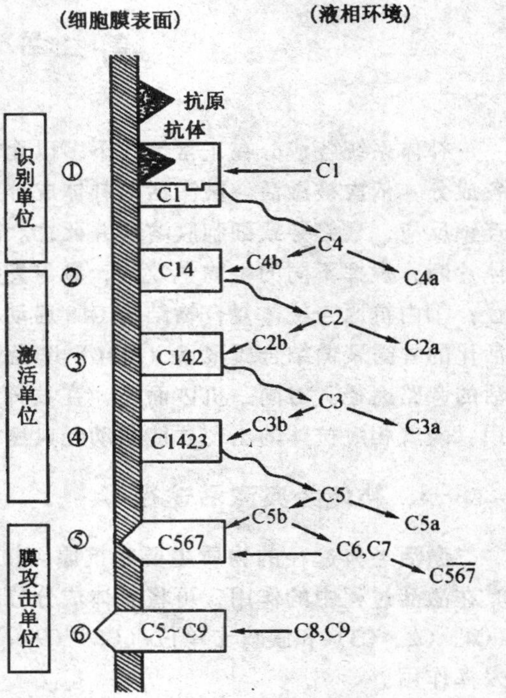

图 4-2 经典激活途径

二、补体活化的 MBL 途径

补体活化的 MBL 途径与经典途径过程基本类似，其激活起始于炎症期产生的蛋白与病原体结合之后，而不是抗原－抗体复合物形成之后。（图 4-3）

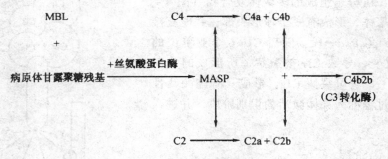

图 4-3 补体激活的 MBL 途径

在感染的早期，体内的巨噬细胞和中性粒细胞产生 TNF-α、IL-1 和 IL-6，这些细胞因子导致机体发生急性期反应，并诱导肝细胞合成与分泌急性期蛋白，其中参与补体激活的有甘露聚糖结合凝聚素（mannan-binding lectin, MBL）和 C 反应蛋白。

MBL 是一种钙依赖性糖结合蛋白，属于凝集素家族，可与甘露聚糖残基结合。MBL 与 C1q 并不具有氨基酸序列上的同源性，但 MBL 在结构上与 C1q 类似。MBL 首先与细菌的甘露聚糖残基结合，然后与丝氨酸蛋白酶结合，形成 MBL 相关的丝氨酸蛋白酶（MBL-associated serine protease，MASP）。MASP 具有与活化 C1q 相同的生物学活性，可水解 C4 和 C2 分子，形成 C3 转化酶。其后的反应过程与经典途径相同，依次激活补体的其他成分。这种补体激活途径被称为 MBL 途径。

三、补体活化的旁路途径

旁路激活途径激活时，不经 C1、C4、C2，而是直接激活 C3、B 因子、D 因子及 P 因子参与的激活过程称为补体活化的旁路途径。旁路途径的激活在于激活物质，如革兰阴性菌的内毒素、酵母多糖、病毒感染细胞、葡聚糖、凝聚的 IgA 和 IgG4 等的出现。其活化首先是由与菌体结合的 C3b 开始，C3b 在 Mg^{2+} 存在下，可与 B 因子结合形成 C3bB，并被 D 因子裂解形成 C3a 和 C $\overline{3bBb}$，即组成了旁路途径中的 C3 转化酶。但其极不稳定，可被迅速降解，与备解素（properdin，P 因子）结合可形成稳定的复合物。该转化酶能裂解 C3 产生更多的 C3b，从而有效地放大了补体系统的

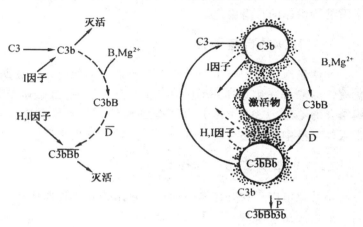

图 4 – 4 补体激活的旁路途径

作用。C5 转化酶 C $\overline{3bnBb}$ 形成，$\overline{3bBb}$ 裂解 C3 产生 C3a 和 C3b 分子。多个 C3b 分子与激活物表面的 C $\overline{3bBb}$ 结合形成 C $\overline{3bnBb}$，即为 C5 转化酶，使 C5 裂解成 C5a 和 C5b 后，依次激活补体的其他成分，发挥溶菌、溶细胞作用。（图 4 – 4）

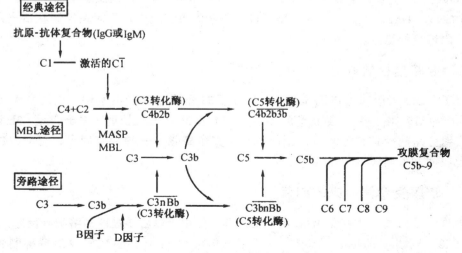

图 4 – 5 补体三条激活途径全过程示意图

以上三条激活途径及它们的共同末端效应全过程见图 4 – 5。

第三节 补体活化的调控

补体激活后最终结果是产生一系列炎症介质和细胞膜的破裂。在正常情况下，补体系统的活化并不是无限地放大，而是处于调控之下，包括补体自身调控和补体调节因子的作用，从而维持机体的自身稳定。

一、补体的自身调控

补体激活过程中产生的某些中间产物极不稳定，半衰期很短，如三条激活途径的 C3 转化酶，即 $\overline{C4b2b}$ 和 $\overline{C3bBb}$ 均极易衰变，从而限制 C3 裂解及其后的酶促反应。另外，与细胞膜结合的 C4b、C3b、C5b 片断不与细胞结合，也易衰变，可阻断补体级连反应。因此在正常人体血液中一般不会发生过强的自身性补体激活反应。

二、补体调节因子的作用

正常血清中存在补体调控因子，可阻止补体过度活化而导致的自身组织损害。补体调节因子的作用主要表现在以下几个方面：

（一）经典途径的调节

C1 抑制分子（C1 inhibitor，C1 INH）可与活化的 C1r 和 C1s 结合形成稳定的复合物，使 C1r 和 C1s 失去酶解正常底物的能力。抑制 C3 转化酶形成和促进 C3 转化酶裂解的因素主要有 C4 结合蛋白（C4 binding protein，C4bp）、补体受体 1（complement receptor 1，CR1）、I 因子（C3b/C4b 灭活物）、膜辅蛋白（membrane cofactor protein，MCP）以及衰变加速因子（decayac-celerating factor，DAF）等，使补体的激活过程不能无限制地进行，而是控制在适当水平，以维持机体内环境的稳定。

（二）旁路途径的调节

H 因子（C3b 灭活剂加速因子）与 I 因子通过介导 C3b 蛋白水解，使之成为无活性的 iC3b，从而抑制旁路途径 C3 转化酶的形成。CR1 和 MCP 也可辅助 I 因子介导 C3b 裂解。体内还存在对旁路途径具有正调节作用的成分，如备解素是一种稳定因子，与 $\overline{C3bBb}$ 结合后发生构象改变，可延缓衰变。

（三）攻膜复合体形成的调节

体内许多蛋白成分还可在 MAC 水平发挥调节作用，以防止过度的溶细胞反应。如 C8 结合蛋白（C8 – binding protein，C8bp），可干扰 C9 与 C8 结合；膜反应性溶解抑制物（membrane inhibitor of reactive lysis，MIRL），可阻碍 C7、C8 与 C5b6 复合物结合，抑制 MAC 形成；

S蛋白可与C5b67复合物结合，防止C5b67插入细胞膜造成损伤。

第四节 补体的生物学作用

补体系统的生物学作用是多方面的，它不仅参与非特异性免疫防御作用，而且也参与特异性免疫反应。补体成分及其裂解产物的生物活性主要有以下几个方面：

一、溶菌、杀菌及细胞毒作用

补体能协助抗体杀灭或溶解某些革兰阴性菌，如霍乱弧菌、沙门杆菌等。除细菌外，补体还能溶解血细胞，如红细胞、白细胞及血小板等。补体系统的膜攻击单位 C5 ~ C9 均可结合到细胞膜上，嵌入细胞膜的磷脂双层结构中，使细胞膜穿孔，导致细胞溶解。

二、调理作用

补体系统激活过程中产生的 C3b 是有效的调理素，可与中性粒细胞或巨噬细胞表面相应受体结合，促进吞噬细胞的吞噬杀伤作用。C3 被裂解产生的 C3b，其分子的一端能与免疫复合物结合；另一端能与细胞表面有 C3b 受体的细胞结合，在免疫复合物与吞噬细胞之间起到桥梁作用，从而促进吞噬作用。

三、免疫黏附作用

免疫复合物激活补体之后，可通过 C3b 而黏附到表面有 C3b 受体的红细胞、血小板或某些淋巴细胞上，形成较大的聚合物，容易被吞噬细胞吞噬。

四、中和及溶解病毒作用

当病毒与相应抗体形成免疫复合物后结合补体，能明显增强抗体对病毒的中和作用，阻止病毒对易感细胞的吸附和穿入。

五、炎症介质作用

补体系统激活过程中可产生多种具有炎症作用的活性片断，如 C2a 能增加血管通透性，引起炎症性充血，具有激肽样作用；C3a、C4a 及 C5a 又称过敏毒素，它们作为配体能与肥大细胞和嗜碱粒细胞表面的相应受体结合，激发细胞脱颗粒，释放组胺和白三烯等血管活性介质，引起毛细血管通透性增加，平滑肌收缩，从而出现过敏症状；C3a、C5a、C567 具有趋化炎性细胞的作用，是炎症反应中的重要趋化物。

第五章

细 胞 因 子

第一节　细胞因子的概述

细胞因子（cytokine，CK）是指由活化的免疫细胞或间质细胞（包括血管内皮细胞、表皮细胞、成纤维细胞等）所合成和分泌的，具有调节细胞生长、分化、成熟，调节免疫应答，参与炎症反应等功能的多肽类活性分子。

一、细胞因子的分类和命名

细胞因子种类繁多，功能复杂，至今尚无统一的分类方法，目前主要是根据其功能分类。细胞因子可分为白细胞介素、干扰素、集落刺激因子、肿瘤坏死因子、转化生长因子β、趋化性细胞因子和其他生长因子共7类。

（一）白细胞介素（interleukin，IL）

由白细胞分泌并介导白细胞之间相互作用、传递免疫信息的一类细胞因子统称为白细胞介素。从1979年第二届淋巴因子国际会议正式命名白细胞介素到现在，已经报道有23种，见表5-1。

表5-1　　　　　　　　　　　　　　白细胞介素的主要特性

白介素	主要来源	主要功能
IL-1	巨噬细胞及其他基质细胞	刺激T、B细胞增殖分化，参与炎症反应
IL-2	活化T细胞和NK细胞	促进T、B细胞的增殖分化，促进NK与CTL活化
IL-3	T细胞	刺激多能造血干细胞增殖
IL-4	Th2和肥大细胞	诱导B细胞增殖，IgE生成，嗜酸粒细胞和肥大细胞增殖
IL-5	Th2和肥大细胞	刺激B细胞增殖，IgA生成，嗜酸粒细胞增殖与分化
IL-6	Th2细胞、巨噬细胞及基质细胞	促进B细胞分化，肝细胞产生急性期蛋白，刺激骨髓瘤细胞、造血细胞，参与炎症
IL-7	胸腺和骨髓基质细胞	辅助T、B细胞发育，血小板生成
IL-8	巨噬细胞和基质细胞	趋化中性粒细胞和T细胞，促进血管生成，参与炎症
IL-9	T细胞	刺激造血干细胞再生

续表

白介素	主要来源	主要功能
IL－10	Th2、B 细胞和巨噬细胞	抑制 Th1 和 NK 细胞产生细胞因子，促进 B 细胞增殖
IL－11	骨髓基质细胞	刺激造血细胞，促进血小板生成
IL－12	B 细胞和巨噬细胞	促进 NK 和 Tc 增殖，诱导 IFN－γ 生成
IL－13	Th2 细胞	与 IL－4 功能类似
IL－14	T 细胞和 B 细胞	刺激 B 细胞增殖
IL－15	单核细胞、上皮细胞等	与 IL－2 类似
IL－16	T 细胞	CD4$^+$ T 细胞趋化因子
IL－17	T 辅助细胞	诱导纤维母细胞产生 IL－6、IL－8
IL－18	巨噬细胞	促进 Th1 细胞和 NK 细胞活化
IL－19	单核－巨噬细胞	促进抗原提呈细胞增殖
IL－20	小肠	趋化中性粒细胞
IL－21	T 细胞	刺激 T、B 细胞和 NK 细胞增殖
IL－22	T 细胞	诱导多种细胞活化增殖
IL－23	树突状细胞	诱导 T 细胞增殖，产生 IFN－γ

（二）干扰素 （interferon，IFN）

干扰素是一类能干扰病毒在宿主细胞内复制的蛋白质。根据其结构和来源，分为 IFN－α、IFN－β、IFN－γ。IFN－α/β 称为 Ⅰ 型干扰素，IFN－γ 称为 Ⅱ 型干扰素。两者特性与功能见表 5－2。

表 5－2　　　　　　　　　　　　　人类 IFN 理化与生物学性能比较

	Ⅰ 型干扰素 （IFN－α/β）	Ⅱ 型干扰素 （IFN－γ）
产生细胞	单核－巨噬细胞、成纤维细胞	T 细胞、NK 细胞
主要诱生剂	病毒	抗原、促分裂原
热稳定性 （56℃，30 分钟）	稳定	不稳定
酸碱稳定性 （pH2～10）	稳定	不稳定
分子量	1.9 万～2.3 万	2.0 万～2.5 万
生物学作用	干扰病毒的复制、组装和扩增作用强，诱导机体抗感染和抗肿瘤活性	干扰病毒复制扩增作用比 Ⅰ 型干扰素弱；主要发挥免疫调节作用，诱导抗感染和抗肿瘤活性

（三）肿瘤坏死因子（tumor necrosis factor，TNF）

肿瘤坏死因子分为 TNF-α 和 TNF-β 两种。TNF-α 主要由活化的单核-巨噬细胞产生；TNF-β 主要由活化的 T 细胞产生，又称淋巴毒素（lymphotoxin，LT）。TNF-α 和 TNF-β 使用相同的细胞受体，因此两种因子的生物学作用相似。①抗肿瘤作用：TNF 可直接杀伤某些肿瘤细胞或使肿瘤细胞生长受抑制。②致热作用：TNF 是一种内源性致热原，可直接作用于下丘脑体温调节中枢引起发热，作用于肝脏诱导急性期蛋白的合成，介导内毒素休克。③促炎症反应：诱导血管内皮细胞表达各种黏附分子，促进中性粒细胞和单核-巨噬细胞与血管内皮细胞黏附，穿过血管，到达感染发生部位。同时促进单核-巨噬细胞释放多种胞外酶、前列腺素、IL-1 等炎性因子，促进局部炎症反应发生。

（四）集落刺激因子（colony stimulating factor，CSF）

集落刺激因子是一类可选择性刺激多能造血干细胞增殖分化成某一谱系细胞的细胞因子，主要作用是调节机体的造血功能（表 5-3）。

表 5-3　　　　　　　　　　　　　　　集落刺激因子的特性

细 胞 因 子	产 生 细 胞	功　　能
干细胞刺激因子（SCF）	纤维母细胞、肝细胞、内皮细胞和基质细胞	刺激所有类型的造血干细胞
粒细胞-巨噬细胞集落刺激因子（GM-CSF）	T细胞、单核细胞、纤维母细胞等	刺激粒细胞、巨噬细胞集落形成，刺激中性粒细胞功能
巨噬细胞集落刺激因子（M-CSF）	单核细胞、淋巴细胞、纤维母细胞	刺激单核细胞前体细胞分化成熟
粒细胞集落刺激因子（G-CSF）	纤维母细胞、单核细胞	刺激粒细胞前体细胞分化成熟
红细胞生成素（EPO）	肾毛细血管内皮细胞	刺激红系造血祖细胞
血小板生成素（TPO）	肝、肾	刺激血小板分化成熟

（五）趋化性细胞因子（chemokine）

对免疫细胞具有趋化作用的细胞因子，称为趋化性细胞因子（chemokine）。目前已知的趋化性细胞因子达 50 余种，它们的氨基端多含有一或两个半胱氨酸。根据半胱氨酸的排列方式，将趋化性细胞因子又分为 α、β、γ 亚家族。

以两个半胱氨酸按 Cys-X-Cys（半胱氨酸-任一氨基酸-半胱氨酸）方式排列的趋化性细胞因子属 α 亚家族，也称 CXC 趋化性细胞因子。CXC 亚族以 IL-8 为代表，主要由单核-巨噬细胞产生，对中性粒细胞具有趋化和活化作用，还可促进嗜碱粒细胞释放组胺等炎性介质。

以 Cys – Cys 方式排列的趋化性细胞因子属 β 亚家族，也称 CC 趋化性细胞因子。CC 亚族以 MCP – 1 为代表，主要由活化 T 细胞产生，对单核 – 巨噬细胞有趋化作用，可诱导分泌 IL – 1、IL – 6 等炎症因子和表达黏附分子。

氨基端只有一个半胱氨酸（Cys）的趋化性细胞因子被命名为 γ 亚家族趋化性细胞因子，也称 C 趋化性细胞因子。C 亚族以淋巴细胞趋化蛋白为代表，对淋巴细胞有趋化作用。

（六）转化生长因子 β（transforming growth factor – β，TGF – β）

TGF – β1 由单核 – 巨噬细胞和 T 细胞产生；TGF – β2 主要由骨、肺、脑组织产生；TGF – β3 由中枢神经系统组织产生。其生物学作用是具有广泛的免疫抑制作用，能抑制淋巴细胞的增殖；抑制 B 细胞产生抗体；抑制 NK 细胞和 T 杀伤细胞的细胞毒作用；抑制巨噬细胞活化。

（七）其他生长因子（growth factor，GF）

目前研究较多的生长因子有表皮细胞生长因子（EGF）、成纤维细胞生长因子（FGF）、血小板衍生的生长因子（PDGF）、血管内皮细胞生长因子（VEGF）、神经生长因子（NGF）。生长因子的主要生物学作用包括刺激细胞增殖分化、促进血管形成、加速伤口愈合等。

二、细胞因子的共性

细胞因子的种类繁多，生物学作用各异，但具有以下共同的特征：

（一）理化特性

绝大多数细胞因子的相对分子量为 15～30kD，是小分子糖蛋白。多数以单体形式存在，少数细胞因子如 IL – 10、IL – 12、M – CSF、TGF – β、PDGF 等以双体形式发挥生物学作用。

（二）介导非特异性免疫

细胞因子多由免疫细胞在特定抗原或丝裂原刺激下所产生，其生物学作用不受 MHC 限制，对靶细胞发挥作用为非特异性。大多数细胞因子都以较高的亲和力与其受体结合，因此，细胞因子一般在 pg 10^{-12}g 水平就可对靶细胞产生显著的生物学作用。细胞因子的分泌是一个短时、自限的过程，这是因为细胞因子的基因多在细胞受到刺激后即开始转录、合成、分泌，刺激结束后细胞因子的产生即停止。

（三）自分泌和旁分泌

细胞因子主要以自分泌（autocrine）和旁分泌（paracrine）的方式发挥作用，某些细胞因子也可以内分泌（endocrine）的方式发挥作用。一种细胞所产生的细胞因子作用于本身，称为自分泌效应；若作用于邻近细胞，称为旁分泌效应；少数细胞因子如 TGF – β、IL – 1 和 M – CSF 在高剂量时也可作用于远处的靶细胞，表现为内分泌效应。

（四）多效性和网络性

一种细胞因子可对多种靶细胞发生作用，产生多种不同的生物学效应，这种性质称为多效性；几种不同的细胞因子也可对同一种靶细胞发生作用，产生相同或相似的生物学效应，这种性质称为重叠性。一种细胞因子可以抑制另外一种细胞因子的某种生物学作用，表现为拮抗效应；可以增强另一种细胞因子的某种生物学作用，表现为协同效应。细胞因子在体内构成十分复杂的调节网络，表现为相互促进或相互抑制，诱导或抑制其他细胞因子受体表达，介导和调节神经内分泌免疫应答，促进细胞增殖、分化、成熟，促进炎症反应，调节细胞凋亡，刺激造血功能等。

第二节　细胞因子的生物学活性

一、介导天然免疫，促进炎症反应

介导天然免疫的细胞因子主要由单核－巨噬细胞分泌，表现抗病毒和抗细菌感染作用。如 IFN－α/β、IL－15 和 IL－12 具有干扰病毒的复制、组装和扩增作用。TNF－α、IL－1、IL－6和趋化性细胞因子可促进血管内皮细胞表达黏附分子，促进炎症细胞在感染部位浸润、活化和产生炎症介质。

二、介导和调节特异性免疫应答

在免疫应答过程中，细胞因子发挥重要的调节作用，免疫细胞通过分泌细胞因子进行正负调节，如 IFN－γ 通过诱导抗原提呈细胞表达 MHC－Ⅱ类分子，促进 CD4$^+$ 细胞的活化、增殖和分化，而 IL－10 则可减少 MHC－Ⅱ类分子和 B7 等协同刺激分子的表达，抑制抗原提呈。TGF－β 在一定条件下也可表现为免疫抑制活性，分泌 TGF－β 的 T 细胞表现抑制性 T 细胞的功能。

三、诱导凋亡

IL－2、TNF、IFN－γ 可促进 Fas 抗原表达而间接诱导细胞凋亡，进而限制免疫应答的强度，避免免疫损伤的发生；IL－2、IL－7 可抑制 T 细胞凋亡，促进细胞增殖。此外，TNF 在体外可诱导肿瘤细胞凋亡。

四、刺激造血

SCF 作用于造血干细胞后，使其对多种集落刺激因子具有应答性。EPO 刺激骨髓红细胞前体，使之分化为成熟红细胞。

五、神经 – 内分泌 – 免疫系统的调节作用

细胞因子在体内构成十分复杂的调节网络，参与机体整体生理功能的调节。细胞因子可促进神经细胞和内分泌腺细胞分化成熟，并分泌神经递质和内分泌激素，介导和调节神经 – 内分泌免疫应答。

第三节 细胞因子受体

细胞因子通过与靶细胞表面的特异性细胞因子受体结合后才能发挥生物学效应。细胞因子受体由 3 个功能区组成，即膜外区（细胞因子结合区）、跨膜区（疏水性氨基酸富有区）和膜内区（信号转导区）。细胞因子受体存在有单链、双链或三链不同形式的结构。根据细胞因子受体膜外区的氨基酸序列，主要分为如下几个受体家族：

一、免疫球蛋白超家族

IL – 1、IL – 6、M – CSF、SCF、PDGF 和 FGF 的受体都属此类。其共同特点是：在膜外区含有 Ig 样的分子构型。

二、造血生长因子受体家族（hematopoietin receptor family）

大部分细胞因子如 IL – 2、IL – 3、IL – 4、IL – 5、IL – 6、IL – 7、IL – 9 等的受体均属这一家族，其典型结构特点是含有 W – S – X – W – S 序列（W 代表色氨酸，S 代表丝氨酸，X 代表任一个氨基酸），与细胞因子结合功能密切相关。IL – 6 受体既含免疫球蛋白超家族结构域，又含造血生长因子 W – S – X – W – S 基序，因此 IL – 6 既可归属于免疫球蛋白超家族，又可归属于造血生长因子受体家族。

三、干扰素受体家族

IFN – α 和 β 共用同一个受体，与 IFN – γ 受体的结构有相似之处，均含有一段 200 个氨基酸的保守序列，其中 4 个连续不断的半胱氨酸残基是共有的。

四、肿瘤坏死因子受体家族

属于该家族的主要有神经生长因子受体、肿瘤坏死因子受体、CD40、CD27 以及人髓样细胞表面活化抗原 Fas（CD95）分子。

五、趋化因子受体家族（chemokine receptor，CKR）

趋化因子如 IL – 8、MCP 受体属此类，还有 CC – CKR、CXC – CKR 等。趋化因子受体家族受体属于 G 蛋白偶联受体（GTP – binding protein coupled receptor），由 7 个疏水性跨膜区组成，与相应的配体结合后，经偶联 GTP 结合蛋白而发挥生物学效应。

第四节 细胞因子与临床

一、细胞因子与疾病发生

机体在病理状态下，常伴有细胞因子的异常表达，直接影响到疾病的发生、发展及预后。例如，在炎症和自身免疫性疾病中，与炎症相关的细胞因子如 IL－1、IL－6、IL－8、TNF－α、趋化因子等细胞因子含量常高于正常水平，同时这些炎性因子可激活单核－巨噬细胞和中性粒细胞等炎症细胞，释放炎症介质和蛋白水解酶，导致组织损伤和弥散性血管内凝血（DIC），以及引起发热反应等炎症病理性损害。

二、细胞因子与治疗

（一）细胞因子补充和添加疗法

通过给予外源性细胞因子，使患者体内细胞因子含量增加，激活免疫细胞，增强免疫功能，从而达到防治疾病的目的。如临床应用 IFN－α 治疗病毒性肝炎、疱疹性角膜炎、带状疱疹等有较好的疗效。应用 GM－CSF 和 G－CSF 治疗各种粒细胞低下患者，以及与化疗药物合用治疗肿瘤，可以缓解化疗后粒细胞减少，提高化疗药物治疗肿瘤的效果。

（二）细胞因子阻断和拮抗疗法

主要通过应用药物抑制细胞因子的产生并阻断细胞因子与相应受体结合，使细胞因子不能有效地激活免疫细胞引起免疫病理性损伤。如临床上应用 sTNF－2R 治疗类风湿性关节炎；应用 IL－10 可抑制类风湿性关节炎滑膜产生的 TNF－α 和 IL－1β，减轻炎性损害；应用 IFN－γ 抑制 Th2 细胞应答，治疗Ⅰ型超敏反应。

第六章

白细胞分化抗原和黏附分子

第一节 人白细胞分化抗原

白细胞分化抗原（leukocyte differentiation antigen，LDA）是指血细胞在不同分化阶段、分化成熟为不同谱系（lineage）及活化过程中，出现或消失的细胞表面抗原。白细胞分化抗原除表达在白细胞、淋巴细胞、单核细胞、粒细胞等表面外，还可分布于血小板、红细胞、胸腺细胞和血管内皮细胞等。白细胞分化抗原大多是跨膜蛋白或糖蛋白，可分为胞膜外区、跨膜区和胞浆区。根据白细胞分化抗原胞外区结构特点，可将其分为免疫球蛋白超家族（IgSF）、细胞因子受体家族、C型凝集素家族、整合素家族、肿瘤坏死因子超家族和肿瘤坏死因子受体超家族等。

一、人白细胞分化抗原的鉴定与分类

80年代以来，由于单克隆抗体等技术在白细胞分化抗原研究中的应用，促进了白细胞分化抗原的发现、鉴定和应用。为统一鉴定标准和统一命名，1982～2001年举行了7次人白细胞分化抗原国际讨论会，并应用单克隆抗体鉴定为主的聚类分析法，将来自不同实验室的、能识别同一分化抗原的多种单克隆抗体归为一个分化群（cluster of differentiation，CD），并以序号表示不同的分化群体。由CD抗体群识别的分化抗原称CD分子，CD主要是指分化抗原（表6-1）。

表6-1 　　　　　　　　　　　抗人白细胞分化抗原单克隆抗体分组

分　　组	CD 编号
T 细胞	CD1～CD8，CD27，CD28，CD60，CD98～CDw101，CD152～CD154，CD160，CD226 CD245～CD247
B 细胞	CD10，CD19～CD24，CD37，CD40，CD72～CD84，CD86，CD138～CD139，CD179a，CD179b，CD180
活化细胞	CD25，CDw26，CD30，CD69～CD71，CD95～CD97
髓样细胞	CD9，CD11b～CD17，CD31～CD36，CD64～CD68，CD87～CD93，CD111，CD112，CD115，CD155～CD157，CD163，CD177，CD203c，CD204
NK/非谱系细胞	CD11a，CD18，CD29，CD38，CD43，CD45～CD48，CD52～CD59，CD94，CD148～CD150，CD158，CD161，CD162R，CD200，CD220～CD225

续表

分　　组	CD 编号
血小板	CD41，CD42，CD63，CD107，CD110，CD151
内皮细胞	CD105，CD106，CDw109
黏附分子	CD15s，CD44，CD49～CD51，CD61，CD62，CD102～CD104，CDw108，CD156b，CD162，CD164～CD166，CD167a，CD168，CD170，CD171，CD172a
细胞因子受体	CD114，CDw116，CD117，CD120～CD128，CDw130～CDw132，CD134～CDw137，CD178，CD183，CD184，CD195，CDw197，CDw210，CD212
树突状细胞	CD205，CD206，CD207，CD208，CD209
干/祖细胞	CD133，CD243
红系样细胞	CD233，CD234，CD235a，CD235b，CD235ab，CD236，CD236R，CD238，CD239，CD240CE，CD241，CD242
糖类结构	CD173，CD174，CD175，CD175s，CD176

注：①CD 编号为 1982～2001 年举行了 7 次国际人白细胞抗原会议确定的 CD 分子。

②凡 CD 中带有稳定抗原或抗体，如 CDw108、CDw109 尚需继续进行全面鉴定。

③有些 CD 抗原又可进一步划分为不同的成员，一般用小写英文字母表示。

二、CD 分子的主要功能

CD 分子参与机体多种重要的生理和病理过程，如：①免疫应答过程中免疫细胞间的相互识别，免疫细胞的抗原识别、活化、增殖和分化，免疫效应功能的发挥；②造血细胞的分化和造血过程的调控；③炎症发生；④细胞的迁移（如肿瘤细胞的转移）。

第二节　黏　附　分　子

黏附分子（cell adhesion molecules，CAM）是介导不同细胞间或细胞与细胞外基质间相互接触、结合和作用的一类膜分子，多为糖蛋白或糖脂分子。这些分子分布于细胞表面或细胞外基质（extracellular matrix，ECM）中。黏附分子以受体 – 配体结合的形式发挥作用，导致细胞间、细胞与基质间发生黏附，参与细胞的识别、活化、信号转导，细胞增殖与分化、细胞的伸展与移动等过程，是介导免疫应答、炎症发生、血栓形成、肿瘤转移、创伤愈合等一系列重要生理和病理过程发生的重要分子基础。

黏附分子是以黏附功能来归类，其配体有膜分子、细胞外基质、血清、体液中的可溶性因子和补体 C3 片段。黏附分子根据其结构特点可分为整合素家族、选择素家族、免疫球蛋白超家族、钙黏蛋白家族，此外还有一些尚未归类的黏附分子。

一、黏附分子的种类与特性

（一）整合素家族

整合素家族（integrin family）是指一类介导细胞与细胞外基质间相互接触、结合，使细胞得以附着而形成整体的黏附分子。此外，整合素家族的黏附分子还介导白细胞与血管内皮细胞的黏附。整合素家族的黏附分子是一组细胞表面糖蛋白受体，相应配体有纤维粘连蛋白（fibronectin，FN）、纤维蛋白原（fibrinogen，FB）、胶原蛋白（collagen，CA）、体外粘连蛋白（vitronectin，VN）、层黏蛋白（laminin，LM）等细胞外基质成分。整合素家族的黏附分子都是由 α、β 两条链（或称为亚单位）通过非共价键连接而成的异二聚体（heterodimer）。结构上有其共同的特点，如 α 和 β 链均由胞浆区、穿膜区、胞膜外区三部分组成。

整合素家族目前已知至少有 14 种 α 亚单位和 8 种 β 亚单位。α 亚单位和 β 亚单位组合构成整合素家族不是随机的，多数 α 亚单位只能与一种 β 亚单位结合，但有的 α 亚单位可与多种不同 β 亚单位结合，由 α 链和 β 链共同组成识别配体的结合点。

整合素分子在体内分布广泛，一种整合素分子可表达于多种组织细胞，同一种细胞也可表达多种整合素分子。如白细胞黏附受体组（β_2 组）中的 VLA-1、Mac-1（CR3）、P150，95（CR4）只表达在白细胞表面；血小板糖蛋白组（β3）中的 GPⅡ6/Ⅲa 主要表达在巨噬细胞和血小板上；α6β4 特异性表达在上皮细胞上。另外，整合素分子的表达可随其表达细胞的不同分化阶段而发生改变。整合素分子在与配体结合时通过识别配体分子中由数个氨基酸组成的短肽序列，介导细胞与细胞外基质间相互接触、结合作用，参与损伤组织的修复和血栓形成等。

（二）免疫球蛋白超家族

免疫球蛋白超家族（immunoglobuin superfamily，IgSF）是一类具有与免疫球蛋白 V 区或 C 区相似的折叠结构，氨基酸组成也有一定同源性的黏附分子。免疫球蛋白超家族黏附分子的配体多为免疫球蛋白超家族中的黏附分子或整合素家族的黏附分子，其功能主要参与细胞间的相互识别和相互作用。免疫球蛋白超家族黏附分子的种类、分布及其配体见表 6-2。

表 6-2　　　　　　　　　　IgSF 黏附分子的种类、分布和识别配体

IgSF 黏附分子	分　布	配　体
LFA-2（CD2）	T 细胞、胸腺细胞、NK 细胞	LFA-3（IgSF）
LFA-3（CD58）	广泛	LFA-2（IgSF）
ICAM-1（CD54）	广泛	LFA-1（整合素家族）
ICAM-2（CD102）	内皮细胞、T 细胞、B 细胞、髓样细胞	LFA-1（整合素家族）
ICAM-3（CD50）	白细胞	LFA-1（整合素家族）
CD4	辅助性 T 细胞亚群	MHC-Ⅱ（IgSF）

续表

IgSF 黏附分子	分 布	配 体
CD8	杀伤性 T 细胞亚群	MHC－Ⅰ（IgSF）
MHC－Ⅰ	广泛	CD8（IgSF）
MHC－Ⅱ	B 细胞、活化 T 细胞、活化内皮细胞、巨噬细胞、树突状细胞	CD4（IgSF）
CD28	T 细胞、活化 B 细胞	B7－1（IgSF）
B7－1（CD80）	活化 B 细胞、活化单核细胞	CD28（IgSF）
MCAM－1（CD56）	NK 细胞、神经元	NCAM－1（IgSF）
VCAM－1（CD106）	内皮细胞、树突状细胞、巨噬细胞	VLA－4（整合素家族）
PECAM－1（CD31）	白细胞、血小板、内皮细胞	PECAM－1（IgSF）

注：LFA：淋巴细胞功能相关抗原；ICAM：细胞间黏附分子；VCAM：血管细胞黏附分子；PECAM：血小板内皮细胞黏附分子。

（三）选择素家族

选择素（selectin）家族有 L－选择素（L－selectin）、P－选择素（P－selectin）和 E－选择素（E－selectin）三个成员，L、P、E 分别代表最初发现选择素分子的白细胞、血小板和内皮细胞三种细胞。选择素分子与大多数黏附分子不同，选择素分子识别的配体都是一些寡糖基团，主要是唾液酸化的路易斯寡糖或类似结构分子，主要表达多种细胞表面，如白细胞、血管内皮细胞、某些肿瘤细胞表面，可能与细胞迁移有关（表 6－3）。

表 6－3 选择素的成员、分布、配体和功能

选择素	分 布	配 体	功 能
L－选择素（CD62L）	白细胞，活化后下调	CD15s（sLex）、外周淋巴结 HEV 上 PNAd、PSGL－1	白细胞与内皮细胞黏附，参与炎症，淋巴细胞归巢到外周淋巴结
P－选择素（CD62P，PADGEM）	血小板、巨核细胞、活化内皮细胞	CD15s（sLex）、CD15、PSGL－1	白细胞与内皮细胞和血小板黏附
E－选择素（CD62E，ELAM－1）	活化内皮细胞	中性粒细胞 CD15s（sLex）、淋巴细胞上 CLA、白细胞 PAGL－1、髓样细胞、ESL－1	白细胞与内皮细胞黏附，向炎症部位游走，肿瘤细胞转移

注：CLA：皮肤淋巴细胞相关抗原；ELAM：内皮细胞、白细胞黏附分子；ESL－1：E 选择素配体－1 蛋白；PADGEM：血小板活化依赖的颗粒外膜蛋白；PNAd：外周淋巴细胞地址素；PSGL－1：P 选择素糖蛋白配体－1；sLex：唾液酸化的路易斯寡糖 x。

（四）钙黏蛋白家族

钙黏蛋白是一类钙依赖黏附分子家族（Ca^{2+} dependent cell, Adhesion molecules family, Cadherin），是指在 Ca^{2+} 参与下使细胞间相互聚集的黏附分子，又称钙黏素。人钙黏蛋白家族至少有 10 个成员，其中与免疫学关系密切的有表达于上皮细胞的 E–Cadherin；表达于神经组织、肌肉组织细胞的 N–Cadherin 及表达于胎盘和上皮组织的 P–Cadherin。钙黏蛋白为 I 型膜分子，胞膜外区具有与 Ca^{2+} 结合的作用，同时胞膜外区 N 端区域是结合配体的部位。其配体主要是与自身相同的钙黏蛋白分子，可介导同型分子的相互黏附，当钙黏蛋白分子胞膜外区与相应配体结合后，可向胞浆内传递信号，导致胞浆区与细胞骨架相接，稳定胞膜外区与配体的结合，发挥细胞黏附功能。

（五）其他黏附分子

除上述四类黏附分子外，还有一些目前尚未归类的黏附分子。表 6–4 列举了几种常见但又尚未归类的黏附分子结构、分布、配体及主要功能。

表 6–4　　　　　　　　　　　　　几种尚未归类黏附分子的主要特征

黏附分子	结　　构	主要分布细胞	配　　体
PNAd	含有唾液酸化的寡糖决定簇	外周淋巴结内高内皮小静脉	白细胞 L–选择素
CLA	含有唾液酸化的寡糖决定簇	记忆 T 细胞	活化内皮细胞上 E–选择素
CD44（ECMRⅢ）	连接组件（link module）和黏蛋白样结构	广泛分布，在 T 细胞中主要存在于记忆 T 细胞	FN、CO、LN 透明质酸（HA）

注：PNAd：外周淋巴结地址素；CLA：皮肤淋巴细胞相关抗原；ECMR：细胞外基质受体。

二、黏附分子的功能

黏附分子参与机体的许多生理与病理过程，其主要功能包括：

（一）免疫细胞识别中的辅助受体和协同活化信号

在免疫应答中，T 细胞识别抗原提呈细胞提呈的抗原不仅需要 TCR/CD3 复合物对 MHC–抗原肽复合物的识别（如 CD4 分子与 MHC–Ⅱ类分子结合、CD8 分子与 MHC–Ⅰ类分子结合），而且还需要由 CD28/CD80 或 CD86、CD2/CD58LFA–1/ICAM1 等黏附分子相互作用，提供协同刺激信号才能发生活化。如果缺乏协同刺激信号，则 T 细胞的应答处于无能状态。

（二）炎症过程中白细胞与血管内皮细胞的黏附

炎症过程的一个重要特征是白细胞黏附、穿越血管，向炎症部位渗出。这个过程的一个重要分子基础是白细胞与血管内皮细胞黏附分子的相互作用。以中性粒细胞为例，在炎症初期，中性粒细胞表面的 L–选择素与内皮细胞表面的 E–选择素相互作用，在血流状态下介导中性粒细胞与内皮细胞开始黏附（即滚动作用）；随后中性粒细胞在某些趋化因子（leuko-tactin－1）、血小板活化因子、IL－8 等因子作用下，其表面的 LFA－1（Cdlla/CD18）等整合素分子表达上调，与内皮细胞上由促炎因子诱导表达的 ICAM－1 结合，使中性粒细胞与内皮细胞黏附更稳固。当白细胞活化后，白细胞选择素 L 从中性粒细胞表面脱落，白细胞－内皮间黏附减弱，白细胞易与内皮细胞分离，继而发生定向迁移，穿越内皮细胞，到达炎症部位发挥关键作用。

（三）淋巴细胞归巢

淋巴细胞归巢（lymphocyte homing）是淋巴细胞定向迁移的一种特殊形式。包括：①淋巴干细胞向中枢淋巴器官归巢；②成熟淋巴细胞向外周淋巴器官归巢；③淋巴细胞再循环，即外周淋巴器官的淋巴细胞通过毛细血管后静脉进入淋巴循环，以利于免疫细胞接触外来抗原，然后再回到血循环；④淋巴细胞向炎症部位迁移。淋巴细胞归巢过程的分子基础是淋巴细胞归巢受体与各组织、器官血管内皮细胞相应的地址素（addressin）黏附分子的相互作用。淋巴细胞的某些黏附分子称为淋巴细胞归巢受体（lymphocyte homing receptor，LHR），而将其对应的血管内皮细胞的黏附分子称为地址素。表6－5列举了参与淋巴细胞归巢常见的黏附分子及其功能。

表6－5　　　　　　　　　　参与淋巴细胞归巢的黏附分子

归巢受体（表达细胞）	相应的血管内皮细胞地址素	归巢作用
L－selectin（白细胞）	PNAd（HEV）	淋巴细胞向外周淋巴结、派氏集合淋巴结归巢，参与炎症
CLA（记忆 T 细胞）	E－selectin（活化内皮细胞）	定向归巢到皮肤炎症部位
LFA－1（广泛，记忆 T 细胞）	ICAM－1，2	多种淋巴细胞的归巢，参与炎症
VLA－4（淋巴细胞）	VCAM－1，MadCAM－1	归巢到炎症部位
CD44（广泛，记忆 T 细胞）	MadCAM－1	归巢到炎症部位和黏膜相关淋巴组织
α4β7（黏膜淋巴细胞）	MadCAM－1（肠淋巴结和派氏集合淋巴结 HEV），VCAM－1	定向归巢到派氏集合淋巴结和肠道黏膜固有层

注：PNAd：外周淋巴结地址素；HEV：高内皮小静脉；CLA：皮肤淋巴细胞相关抗原；MadCAM－1：黏膜地址素细胞黏附分子－1。

第三节　CD 分子和黏附分子及其单克隆抗体的临床应用

一、临床疾病的病因研究

许多临床疾病的发生与体内某些黏附分子的过度表达有密切的关系，如 CD46 在习惯性流产患者中表达，提示 CD46 与习惯性流产有关；支气管黏膜上皮发生过敏性炎症与 ICAM - 1 过度表达有关。另外，许多黏附分子还与肿瘤的发生、发展和转移有密切关系，如某些异构型 CD44 分子的表达，可提高某些肿瘤的转移能力；VLA - 2、a7/β1 表达增加可使肿瘤发生恶变，致瘤性增加和获得转移能力；VCAM - 1 介导黑素瘤黏附到内皮细胞上，与肿瘤转移有关。

二、在疾病诊断中的应用

应用抗 CD 单克隆抗体检测患者外周血 T 辅助细胞亚型 Th1/Th2 比值的偏移，对于自身免疫性疾病的病情判断具有重要意义。另外，CD 单克隆抗体为白血病、淋巴瘤的免疫学分型提供了依据。

三、在疾病预防和治疗中的应用

应用抗 CD3、CD25、抗胸腺细胞球蛋白等单克隆抗体作为免疫抑制剂，通过降低机体的免疫应答来达到预防和治疗移植排斥反应的目的；应用抗 α4 整合素、LFA - 1/ICAM - 1、E - 选择素、L - 选择素的单克隆抗体治疗炎症、自身免疫性疾病和防止肿瘤转移等。另外，CD 分子单克隆抗体交联某些毒素后可形成免疫毒素，然后利用单克隆抗体的特异性结合靶细胞的特点，可使毒素选择性杀伤肿瘤细胞。

第七章 主要组织相容性复合体及其编码分子

本世纪初即已发现，在小鼠近交系之间皮肤移植物的排斥由分布在不同染色体上的多个基因决定，其中定位在第17号染色体上的H-2基因有两个特点，一是在排斥（组织是否相容）中起主要作用，二是本身又包含多个功能相近的基因座位形成一个复合体。因此把小鼠的H-2称为主要组织相容性复合体（major histocompatibility complex），简称MHC。不同种属的MHC及其编码的抗原有不同的命名。人的主要组织相容性抗原称为人白细胞抗原（human leucocyte antigen，HLA），编码HLA的基因群称为HLA复合体，即人类的MHC。MHC的主要功能不仅与移植排斥反应有关，而且在提呈抗原肽形成T细胞对抗原和MHC分子的双重识别、激活T细胞启动特异性免疫应答过程中起着重要的作用。

第一节 MHC基因结构与组织分布

一、MHC抗原的分子结构

人类MHC（HLA）在第6号染色体上（图7-1），小鼠H-2在第17号染色体上（图7-2），从功能上可分为三大类：HLA-Ⅰ类抗原是指HLA-A、B、C座位上的基因，又称为移植抗原，与移植排斥反应相关；HLA-Ⅱ类抗原是指HLA-DR、DQ、DP座位上的基因，与免疫应答相关；HLA-Ⅲ类抗原是补体组分C2、C4、Bf和一些细胞因子，也参与免

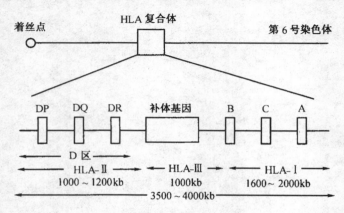

图7-1　人类HLA复合体结构示意图

疫应答。

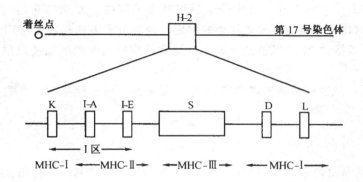

图 7 - 2 小鼠 H – 2 复合体结构示意图

(一) HLA – Ⅰ类抗原

HLA – Ⅰ类抗原为糖蛋白，与小鼠的 H – 2 抗原相似，是由一条重链和一条轻链组成的异二聚体。HLA – Ⅰ类抗原是由第 6 号染色体编码的，分子量为 44kD，胞外部分包括 α1、α2 和 α3 三个结构域，每个结构域由 90 ~ 100 个氨基酸残基组成。α1 和 α2 构成分子的顶部，α3 为 Ig 样结构域，位于分子的左下侧。另一条为轻链，又称 β2 微球蛋白（β2m），是第 15 号染色体相应基因编码的产物，分子量为 12kD。重链和轻链以非共价键连接组成。HLA – Ⅰ类分子可分为 4 个区。（图 7 – 3）

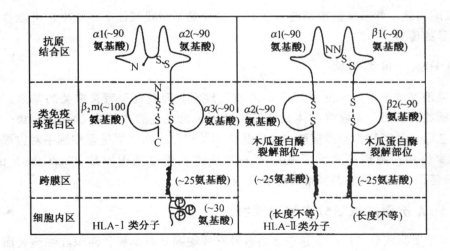

图 7 - 3 HLA 两类抗原结构示意图

1．抗原结合区 该区位于 α 链的氨基端，由 α1 和 α2 功能区组成，由两个 α 螺旋和一个 β 片层结构组成肽结合槽（peptide – binding cleft），是 HLA – Ⅰ类分子与抗原肽结合的部位，呈深凹槽状，两端封闭，接纳的抗原肽长约 8 ~ 10 个氨基酸残基。

2. 胞外 Ig 样区 该区由重链 α3 和 β2 微球蛋白构成，α3 与 Ig 的恒定区具有同源性。α3 功能区是 Tc 细胞表面 CD8 分子与 I 类分子识别结合的部位。β2 微球蛋白与 α1、α2 和 α3 片段的相互作用，对维持 I 类抗原天然构型的稳定性及其分子表达起重要作用。

3. 跨膜区 该区由 25 个氨基酸组成，以螺旋状穿过细胞膜的脂质双层，将 I 类抗原固定在细胞膜上。

4. 细胞内区 该区包括重链羧基端约 30 个氨基酸，位于胞浆中，可能参与跨膜信号的传递。

（二）HLA - II 类抗原

HLA - II 类抗原由两条多肽链（α、β）以非共价键连接组成。α 链和 β 链均是 HLA - II 类抗原基因编码的产物，其基本结构相似，均具有多态性。HLA - II 类抗原分子两条多肽链也可分为 4 个区。（图 7 - 3）

1. 抗原结合区 HLA - II 类抗原分子的 α 链和 β 链各有两个胞外结构域（α1、α2；β1、β2），其中 α1 和 β2 共同形成抗原结合槽。HLA - II 类分子凹槽两端开放，接纳的抗原肽长度变化较大，约为 13 ~ 17 个氨基酸残基。HLA - II 类抗原分子多态性残基主要集中在此区，这种多态性决定了与抗原肽结合以及 T 细胞识别的特异性和亲和力。

2. 胞外 Ig 样区 该区由 α2 和 β2 片段组成。在抗原提呈过程中，该区是 Th 细胞 CD4 分子与 II 类分子识别结合的部位，为非多态区域。

3. 跨膜区 两条肽链各有 25 个氨基酸残基穿过细胞膜脂质双层，借此将 HLA II 类分子固定在细胞膜上。

4. 细胞内区 两条肽链羧基端各有 15 ~ 25 个氨基酸残基位于胞质中，可能参与细胞内外跨膜信号的传递。

（三）HLA - III 类抗原

HLA 基因群的第 III 区中没有典型 MHC 或与抗原处理及提呈直接有关的基因，但包括几个免疫功能相关基因，如血清补体成分编码基因，所表达的产物为 C4、C2、Bf；抗原加工提呈相关基因，其产物为胞质溶胶中蛋白酶体相关成分，在抗原提呈细胞中对内源性抗原的酶解起重要作用；肿瘤坏死因子基因家族和热休克蛋白基因家族（heat shock protein 70，HSP70）等基因，其产物参与炎症和应激反应。

二、HLA 抗原的组织分布和功能特点

HLA - I 类抗原分子广泛表达于体内各种有核细胞及血小板、网织红细胞表面，但在神经细胞、胰岛外分泌细胞、心肌细胞、精细胞表面不表达 HLA - I 类抗原。细胞表面表达 HLA - I 类抗原分子的水平易受各种因素的影响而上调或下调，如感染和细胞因子活化等。

HLA - II 类抗原分子主要表达于单核/巨噬细胞、树突状细胞、胸腺上皮细胞、活化 B 细胞、激活的 T 细胞等。内皮细胞和某些组织的上皮细胞表面也有少量的 II 类抗原（表 7 - 1）。

表 7 – 1　　　　　　　　　　HLA Ⅰ类和Ⅱ类抗原的结构、组织分布和功能特点

HLA 抗原类别	分子结构	肽结合结构域	表达特点组织分布	功 能
Ⅰ类 A，B，C	α 链 45kD （β$_{2m}$ 12kD）＊	α1 + α2	共显性所有有核细胞表面	识别和提呈内源性抗原肽，与辅助受体 CD8 结合，对 CTL 的识别起限制作用
Ⅱ类 DR，DQ，DP	α 链 35kD β 链 28kD	α1 + β1	共显性 APC，活化的 T 细胞	识别和提呈外源性抗原肽，与辅助受体 CD4 结合，对 Th 的识别起限制作用

＊ β$_{2m}$ 编码基因在第 15 号染色体。

第二节　　HLA 抗原的生物学功能

一、参与对抗原的处理和提呈

HLA 抗原分子是一种多肽受体，其主要功能是收集细胞内需要被处理和提呈的多肽，并以抗原肽 – MHC 复合物的形式表达在细胞表面，供 T 细胞识别。如 HLA – Ⅰ类抗原能识别和提呈内源性抗原肽，如细胞内抗原或被病毒感染细胞所合成的病毒蛋白抗原多肽，与内质网中新合成的 MHC – Ⅰ类分子结合，形成多肽∶MHC – Ⅰ类分子复合物，转运至靶细胞表面，被 CD8⁺ 细胞毒性 T 细胞识别，并具有杀伤靶细胞的能力；HLA – Ⅱ类抗原识别和提呈外源性抗原肽，即外源性抗原在抗原提呈细胞内被降解成免疫原性多肽，形成多肽∶MHC – Ⅱ类分子复合物，运送到细胞表面，被 CD4⁺ 辅助 T 细胞识别，具有协助 B 细胞产生抗体的能力。

二、参与免疫应答的遗传控制

机体对抗原物质是否产生应答以及应答的强弱是受遗传控制的。控制免疫应答的基因称为 Ir 基因。人类 Ir 基因一般认为位于 HLA – Ⅱ类基因区内。由于 HLA – Ⅱ类基因编码分子的多肽结合部位构型各异，如群体中不同个体携带的 MHC 型别不同，MHC 分子的抗原凹槽的结构、凹槽与抗原肽锚着残基的亲和力不同，由此决定其对不同抗原多肽结合并刺激 CD4⁺ 辅助 T 细胞的能力也不相同，从而实现了所谓 Ir 基因对免疫应答的遗传控制，即具有不同 HLA – Ⅱ类等位基因的个体，对特定抗原的免疫应答能力不同。

三、约束免疫细胞间的相互作用

在免疫应答过程中，免疫细胞在识别抗原的同时，还必须识别细胞上的 MHC 分子，才能发挥有效的相互作用，称为 MHC 限制性（MHC restriction）。例如，CD8⁺ 细胞毒性 T 细胞在识别抗原、杀伤靶细胞的过程中，T 细胞表面的抗原识别受体（TCR）在识别靶细胞表面

抗原决定簇的同时，还要识别靶细胞表面的 MHC－Ⅰ类分子。以后证实，不仅在 T 杀伤细胞－靶细胞间，在 Mφ－Th、Th－B 间，相互作用也受到 MHC 分子限制，如巨噬细胞和 Th 细胞间的相互作用，还必须识别 MHC Ⅱ类抗原，才能启动免疫应答。MHC 限制性现象使人们认识到，MHC 分子与抗原肽的相互作用是 T 细胞特异性识别抗原的基础。

四、参与免疫细胞的分化

MHC 抗原参与早期 T 细胞在胸腺的分化及成熟过程。T 细胞在胸腺中通过选择，自身反应性 T 细胞被克隆清除或处于克隆无能状态，成熟的 T 细胞对自身抗原产生免疫耐受。

第三节　HLA 复合体的遗传特征

一、单元型遗传方式

HLA 等位基因在同一条染色体上的特定组合称为单元型（haplatype）。在遗传过程中，HLA 单元型作为一个完整的遗传单位由亲代传给子代。因此，子女的 HLA 单元型一个来自父亲，一个来自母亲（图 7－4）。在同胞之间比较 HLA 单元型有三种可能性：二个单元型完全相同或完全不同的几率各占 25%；有一个单元型相同的几率占 50%，亲代与子代之间则必然有一个单元型相同，也只能有一个单元型相同。这一遗传特点有助于器官移植供者的选择以及法医学的亲子鉴定。

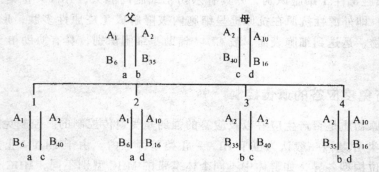

图 7－4　HLA 单元型遗传示意图

二、多态性

多态性（polymorphism）指一个基因座位上存在多个等位基因（allele）。对某一个基因座位，一个个体最多只能有两个等位基因，分别出现在来自父母方的同源染色体上。因而 MHC 的多态性是一个群体概念，指群体中不同个体在等位基因的拥有状态上存在差别。HLA 多态性产生的原因主要有：①复等位基因（Multiple allele）：位于一对同源染色体上对应位置的一对基因称为等位基因。由于群体中的突变，同一座位上可能出现的基因系列称为复等位基因。HLA 复合体每一座位均存在为数众多的复等位基因，可随机组合，人群中可能出现的 HLA 基因型达 $10^8 \sim 10^{10}$ 个之多，这是高度多态性的主要原因。②共显性（odominace）：一对等位基因同为显性，称为共显性。HLA 复合体中每一对等位基因均为共显性，即在杂合状态下，同源染色体上的等位基因均可编码出相应的抗原产物，由此大大增加了人群中 HLA 表型的多样性，约 10^7 数量级，除同卵双生外，无关个体间 HLA 型别完全相同的可能性极小。HLA 复合体极端复杂的多态性与 HLA 的多基因性共同决定了 HLA 复合体遗传背景的高度多样化，在生物学上具有重要的意义。

三、连锁不平衡

HLA 复合体不同基因座位的各等位基因在人群中以一定的频率出现。分属两个或两个以上基因座位的等位基因，同时出现在一条染色体上的几率高于随机出现的频率，此现象称为连锁不平衡（linkage disequilibrium）。例如，我国北方汉族人中 HLA – DRB1 * 0901（表示：Ⅱ类基因 DRB1 座位第 0901 号等位基因）和 HLA – DQB1 * 0701 频率分别是15.6% 和 21.9%。按随机分配的规律，这两个等位基因同时出现在一条染色体上的预期几率为两个频率的乘积（$0.156 \times 0.219 = 0.034$），然而实际测得两者同时出现的频率是11.3%，为理论值的 3.3 倍。

第四节　HLA 的临床意义

一、HLA 与器官移植

器官移植术后，移植物存活率的高低主要取决于供体与受体 HLA 相容的程度。其中 HLA 等位基因的匹配程度起关键作用，通常移植物存活率由高到低的顺序是：同卵双胞胎 > 同胞 > 亲属 > 无亲缘关系者。考虑到 HLA 型别在选择移植供者和防治移植排斥反应中的重要性，涉及 HLA 分型（typing）和交叉配合（cross – match）。DNA 分型技术的普及、计算机网络的应用、无亲缘关系个体骨髓库和脐血库的建立，强有力地推进了 HLA 相匹配的供、受者选择，提高了准确性和效率。例如，在肾移植中，各 HLA 座位配合的重要性依次为 HLA – DR、HLA – B、HLA – A。在骨髓移植中，为预防移植物抗宿主病，一般选择 HLA 全相同者作为供者。

二、HLA 分子的异常表达和临床疾病

人体有核细胞表面均能表达 HLA – Ⅰ类分子，但在某些肿瘤细胞表面Ⅰ类抗原表达往往降低或缺失，致使杀伤性 T 细胞对肿瘤细胞上的抗原不能识别，使肿瘤细胞逃避宿主的免疫攻击。另外，在某些自身免疫性疾病中，原先不表达 HLA – Ⅱ类抗原的上皮细胞，可被诱导表达Ⅱ类抗原，如 Graves 病患者的甲状腺上皮细胞、原发性胆管肝硬化患者的胆管上皮细胞、Ⅰ型糖尿病患者的胰岛 β 细胞均可发现 HLA – Ⅱ类抗原异常表达。其机制可能是局部非特异性感染诱生 IFN – γ，后者诱导组织细胞表达 HLA – Ⅱ类抗原；Ⅱ类抗原为参与抗原提

呈的关键分子,一旦靶细胞异常表达Ⅱ类抗原,就可能以组织特异性方式把自身抗原提呈给自身反应性T细胞,从而启动致病性自身免疫应答。激活的自身反应性Th还可能分泌大量的IFN-γ,诱导更多的靶细胞表达Ⅱ类抗原,加重和延续自身免疫应答,最终导致迁延不愈的自身组织损伤。此外,某些免疫性疾病、传染性疾病或内分泌疾病患者的APC表面HLA-Ⅱ类抗原表达可发生改变,如AIDS患者的单核细胞表面HLA-Ⅱ类抗原表达减少。

三、HLA 和疾病关联

HLA和疾病关联,是指带有某些特定HLA型别的个体,易患某一疾病或对该疾病有较强的抵抗力。HLA和疾病关联是通过对患病人群和健康人群进行HLA分型后,用统计学方法加以判别的。最典型的例子是89.8%以上强直性脊柱炎患者带有HLA-B27抗原,有4.2%以上类风湿性关节炎患者带有HLA-DR4抗原(表7-2)。

表7-2　　　　　　　　　　　与HLA呈现强关联的一些自身免疫病

疾　　病	HLA 抗原	相对风险（%）
强直性脊柱炎	B27	89.8
急性前葡萄膜炎	B27	10.0
肾小球性肾炎咯血综合征	DR2	15.9
多发性硬化症	DR2	4.8
乳糜泻	DR3	10.8
突眼性甲状腺肿	DR3	3.7
重症肌无力	DR3	2.5
系统性红斑狼疮	DR3	5.8
胰岛素依赖型糖尿病	DR3/DR4	25.0
类风湿性关节炎	DR4	4.2
寻常天疱疮	DR4	14.4
淋巴瘤性甲状腺肿	DR5	3.2

四、HLA 与亲子鉴定和法医学

HLA系统所显示的多基因性和多态性,意味着两个无亲缘关系个体间,在所有HLA基因座位上拥有完全相同等位基因的机会几乎等于零。另外,每个人所拥有的HLA等位基因型别一般终身不变,而这些等位基因型别所表达的产物,可成为个体性(individuality)的一种遗传标志。因此,HLA分型已在法医学上被广泛地用于亲子鉴定和死者身份的确定。

第八章 | 免 疫 细 胞

　　免疫细胞是指参与机体免疫应答过程的各种细胞，主要包括 T 淋巴细胞（简称 T 细胞）、B 淋巴细胞（简称 B 细胞）、NK 细胞、各类抗原提呈细胞（antigen – presenting cell，APC）和多种炎症细胞。在免疫应答过程中起核心作用的是 T、B 细胞，具有特异性识别抗原的功能，又称免疫活性细胞。

第一节　造血干细胞

　　人类造血干细胞起源于胚胎干细胞。原始的造血干细胞称为多能（multipotential）造血干细胞，通过骨髓和胸腺微环境的诱导，可以自我更新的干细胞逐渐分化为定向干细胞，包括髓样干细胞（myeloid stem cell）和淋巴样干细胞（lymphoid stem cell）。前者分化为血液中的各种血细胞如中性粒细胞、单核 – 巨噬细胞、嗜酸粒细胞、嗜碱粒细胞、红细胞及血小板。后者分化为血液中的 T 细胞、B 细胞、NK 细胞。

　　人类的造血干细胞表面与所有细胞相类似，也存在各种不同的细胞膜分子。目前，人类造血干细胞最主要的表面标志是 CD34 和 CD117。

　　1. CD34　CD34 是原始造血干细胞的重要标志（成熟血细胞不表达 CD34），系一种高度糖基化的跨膜蛋白。CD34$^+$细胞占骨髓细胞的 1% ~ 4%，占外周血单个核细胞的 0.01% ~ 0.09%。应用 CD34 单克隆抗体可从骨髓、胎肝、脐带血以及外周血中富集造血干细胞，以供骨髓移植。

　　2. CD117　CD117 是多能干细胞的标志，为干细胞因子（stem cell factor，SCF）受体。其胞膜外结构属免疫球蛋白超家族成员，胞浆区含有酪氨酸激酶结构。故 CD117 对于多种干细胞的分化、发育具有至关重要的作用。

第二节　淋 巴 细 胞

一、T 细胞

（一）T 细胞的分化发育

　　由骨髓进入胸腺的 T 细胞前体，也称胸腺细胞。在进入胸腺后由皮质到髓质分化发育为成熟的 T 细胞。胸腺细胞在胸腺内的分化要经历严格的选择过程，才能发育成为既能识别自身 MHC 分子所提呈的外来抗原肽、又不识别自身抗原肽的 T 细胞克隆群体。（见第二章 T 细胞在胸腺内的发育）

（二）T 细胞的表面标志

T 细胞的表面标志是指存在于 T 细胞表面的膜分子，包括 T 细胞表面受体和 T 细胞表面抗原。T 细胞表面标志是形成 T 细胞免疫功能的主要物质基础。

1．T 细胞抗原受体

（1）T 细胞抗原受体（T cell receptor，TCR）：是位于 T 细胞膜上的抗原结合分子，由两条肽链组成。已知的 TCR 分子有两种类型，一是由 αβ 异二聚体构成，称为 αβ 型 TCR；二是由 γδ 异二聚体构成，称为 γδ 型 TCR。一般认为后者是一种原始的或未成熟型的受体，主要表达在胸腺内发育早期的 T 细胞上，或是胸腺外发育成熟的 T 细胞上。TCR 的两条肽链均有膜外区、穿膜区、胞浆区三个组成部分，膜外区又分为可变区（V 区）与稳定区（C 区）。其 V 区为抗原结合部位，因而具有多样性。TCR 的 Vβ 区可和超抗原发生非选择性的结合，并引起 T 细胞的激活。与 B 细胞的抗原受体相比，TCR 不能单独识别可溶性抗原肽，只能识别与 MHC 分子结合的抗原肽。TCR 结合抗原后受到的刺激信号须经与其组成复合物的另一个六条肽链组成的膜分子——CD3 的传导才能被 T 细胞感受，故在 T 细胞膜上，TCR 与 CD3 分子总是以复合体的形式出现。（图 8 - 1）

（2）细胞因子受体（CKRs）：细胞因子必须与细胞表面特有的细胞因子受体结合后才能发挥生物学作用。在 T 细胞表面可表达多种 CKRs，如 IL - 1R、IL - 2R、IL - 4R 等。静止的细胞和活化的细胞其表面的 CKRs 的数目和亲和力相差很大。

（3）绵羊红细胞受体：又称 E 受体或 CD2 分子。CD2 分子为一条含两个免疫球蛋白样结构域的多肽链，也称淋巴细胞功能相关抗原 - 2（LFA - 2）。作为黏附分子与 APC 上的相应配体 CD48、LFA - 3（CD58）结合，可增强 T 细胞与 APC 或靶细胞间的结合强度，有助于 T 细胞对抗原的识别以及参与辅助活化信号的转导。

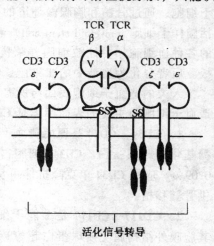

图 8 - 1　TCR - CD3 复合体

（4）丝裂原受体：T 细胞表面表达多种识别丝裂原的受体。目前作用于 T 细胞的丝裂原多为外源凝集素（lectin），如刀豆素 A（Con A）、植物血凝素（PHA）等。外源凝集素主要通过糖基特异性结合方式与 T 细胞表面的丝裂原受体结合，使 T 细胞活化增殖。故 T 细胞表面含有相应特异性寡糖或单糖基的蛋白可视作这些丝裂原的结合蛋白，即丝裂原受体。

2．T 细胞表面抗原

（1）MHC 抗原：T 细胞表面 MHC - Ⅰ类抗原丰富，但 T 细胞被活化后也可表达 MHC -

Ⅱ类抗原，MHC抗原的表达与MHC限制性以及组织移植排斥反应有重要关系。

（2）分化抗原（CD分子）：主要有以下几种：

CD3 CD3分子与T细胞受体组成TCR/CD3复合物，在TCR信号转导过程中起关键作用。胞浆区有蛋白酪氨酸活化基序结构，当其中的酪氨酸磷酸化后，激活相关激酶，转导TCR－CD3介导的活化途径。

CD4或CD8 CD4或CD8分子是TCR与MHC－抗原肽复合物相互识别时的辅助受体（co－receptor）。CD4为一条含4个免疫球蛋白样结构域的多肽链，其第一、二结构域与MHC－Ⅱ类分子的非多态区结合。CD8为各含一个结构域的两条肽链组成的异二聚体，其α链与MHC－Ⅰ类分子重链的非多态区结合（图8－2）。CD4与CD8分子的胞浆区均参与T细胞活化、增殖信号的转导。由于成熟T细胞仅表达单一的CD4或CD8分子，故这两种膜分子也常作为T细胞亚群的分类标志。

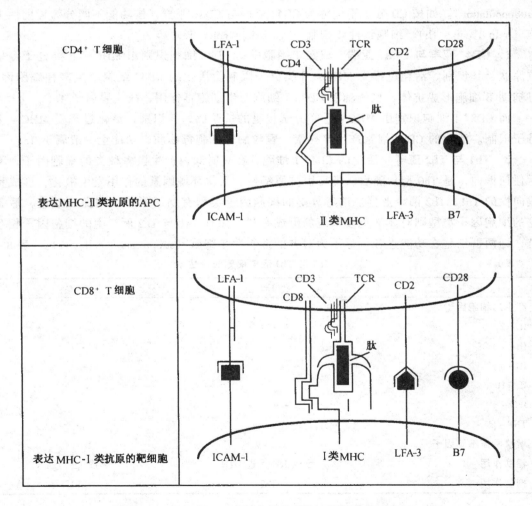

图8－2 CD4和CD8分子与辅佐细胞、靶细胞相互作用

CD28 CD28 分子是由两条肽链组成的同源二聚体，胞浆区可与多种信号分子相连。CD28 分子的配体是 B7 家族，包括 B7－1（CD80）和 B7－2（CD86）。CD28 分子作为协同刺激分子（co－stimulatory molecules，CM），通过与抗原提呈细胞（APC）上的 CD80（B7）结合，形成 T 细胞活化的第二信号。

淋巴细胞功能相关抗原－1（LFA－1）由 CD11a 与 CD18 两个亚单位组成，是一个功能广泛的黏附分子。通过与相应配体的结合，LFA－1 参与免疫突触的形成，T、B 细胞间的相互作用，T 细胞对靶细胞的识别，淋巴细胞的炎症渗出等多个免疫生物学作用环节。（见图 8－2）

（三）T 细胞的亚群与功能

T 细胞按其表面所表达的膜分子类型的不同和生物学作用的差别，可以分成若干亚群（subpopulation）。如按 CD 分子不同分为 CD4$^+$ 亚群与 CD8$^+$ 亚群，按功能不同分为辅助性 T 细胞（help T cell，Th）、细胞毒性 T 细胞（cytotoxic T cell，Tc）等。

1. CD4$^+$ 亚群与 CD8$^+$ 亚群 成熟 T 细胞中的 CD4$^+$ 细胞识别由 MHC－Ⅱ类分子提呈的抗原肽，其识别、活化过程受 MHC－Ⅱ类分子限制。活化的 CD4$^+$ 细胞产生多种细胞因子，可辅助 B 细胞形成抗体，也能辅助 CD8$^+$ T 细胞产生细胞毒作用，故主要属于 Th。

而 CD8$^+$ T 细胞识别由 MHC－Ⅰ类分子提呈的抗原肽，其识别、活化过程受 MHC－Ⅰ类分子限制。活化的 CD8$^+$ 细胞产生穿孔素、颗粒酶等细胞毒物质，功能上一般属于 Tc。

2. Th1 与 Th2 亚群 活化的 CD4$^+$ T 细胞，在短时间内产生极多种类的细胞因子，不显示任何偏向，是 Th0 型。随后，即可因抗原特性、活化环境因素的作用发生极化，形成具有偏向性的 Th1、Th2 两个亚群。前者分泌的细胞因子类型有助于形成细胞免疫效应，后者分泌的细胞因子类型则对体液免疫效应的形成有利。而且 Th1 与 Th2 所产生的细胞因子相互拮抗，即两群细胞在功能上各可显示为对方的抑制性 T 细胞（suppressor T cell，Ts）。（表 8－1）

表 8－1   Th1 与 Th2 亚群细胞的特性

	Th1	Th2
产生的细胞因子		
IL－2	＋＋＋＋	－
IL－4	－	＋＋＋＋
IL－5	－	＋＋＋＋
IL－10	－	＋＋＋
IFN－α	＋＋＋＋	－
TNF－β	＋＋＋	－
增殖所需细胞因子	IL－2	IL－4
辅助作用	形成 IgG 促进 DTH	形成 IgE/IgA
抑制作用	Th2	Th1

3. TCRαβ 与 TCRγδ 亚群 T 细胞尚可根据其 TCR 分子肽链组成的不同，分为 TCRαβ 型

与TCRγδ型。前者在外周血中占60%～70%，后者仅为5%～15%。且后者多为CD4⁻CD8⁻细胞，其对抗原的识别亦不受MHC分子限制。一般认为TCRγδ型T细胞属先天免疫的组成之一，在抗细胞内感染和抗肿瘤中发挥重要作用。

二、B细胞

（一）B细胞的分化发育

B细胞起源于骨髓的淋巴干细胞，在骨髓基质细胞作用下，经历骨髓干细胞、前B细胞、未成熟B细胞，最后发育为成熟B细胞。成熟B细胞进入外周免疫器官后，受抗原激活，可进一步分化成为抗体分泌细胞——浆细胞。

（二）B细胞成熟过程的选择

B细胞与T细胞的分化发育相类似，B细胞在分化成熟过程中也须经历阴性选择与阳性选择。阴性选择发生于中枢免疫器官，处于未成熟阶段的B细胞其抗原受体若表现出与自身抗原的高亲和性，则细胞克隆将因凋亡而遭清除。阳性选择在外周免疫器官进行，成熟B细胞经抗原刺激，发生体细胞高频突变，各突变克隆经抗原选择后，保留高亲和性克隆，即为阳性选择，也称亲和力成熟。

（三）B细胞的表面分子

1. BCR－CD79a/b复合体 B细胞的膜表面免疫球蛋白（surface membrane immunoglobulin，mIg）是B细胞的特征，也是B细胞抗原受体（B cell receptor，BCR）。BCR由四条肽链组成，两条为轻链，两条为重链。这四条肽链各有V区与C区，其中V区是抗原结合部位，具有多样性。与浆细胞产生的免疫球蛋白相比，BCR多了一个跨膜区——大约由25个氨基酸组成，和一个位于胞浆内的小"尾巴"——长度为3～28个氨基酸不等（视免疫球蛋白的类型而异）。作为抗原结合分子，BCR是唯一可与原始形态的抗原物质发生直接结合的分子。其接受的抗原刺激信号，也需通过两个与其组成复合物的膜分子来进行信号转导，这两个膜分子分别是47kD的CD79a（Igα）和37kD的CD79b（Igβ）。与BCR结合的抗原能够被B细胞内吞并加工处理，所以BCR也是B细胞成为抗原提呈细胞的一个结构基础。（图8－3）

2. CD80/86、CD40 CD80与CD86（又称B7－1、B7－2）同为B细胞上的协同刺激分子，

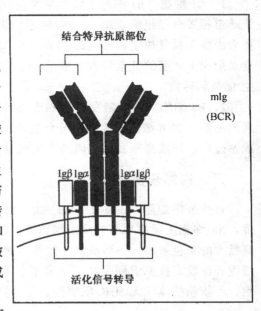

图8－3 BCR－CD79a/b复合体

均为含两个 Ig 样结构域的肽链，其膜外段在氨基酸水平有 25% 同源性。两者均能和 T 细胞的 CD28 分子结合，提供 T 细胞活化的第二信号。

CD40 为一条含 245 个氨基酸的肽链，属肿瘤坏死因子受体超家族成员。其主要作用为接受 T 细胞的 CD154 分子（CD40L）所提供的协同信号以完成 B 细胞对 TD 抗原的免疫应答，并对 B 细胞的 Ig 类别转换起促进作用。

3．CD19/CD21/CD81 CD19 为含两个 Ig 样结构域的肽链，胞浆区含 243 个氨基酸，可与多个酪氨酸激酶家族成员结合，传导活化信号。CD21 属补体激活调节剂家族成员，能够结合补体片断 C3d，故也称 Ⅱ 型补体受体（CR Ⅱ），有辅助抗原刺激信号传导的作用。CD81 是一条分子量为 26kD 的肽链，属跨膜蛋白超家族。这三个膜分子组成的信号复合体在 B 细胞活化过程中承担着类似于 CD4、CD8 分子在 T 细胞活化过程中的作用。

4．Fc 受体与补体受体 CD32、CD23 均为 B 细胞的 Fc 受体，前者称 FcγR Ⅱ，介导 B 细胞活化抑制信号的传导。后者称 FcεR Ⅱ，主要参与 IgE 合成的调节。

B 细胞膜上的补体受体主要有 CD35（CR Ⅰ）、CD21（CR Ⅱ），均为 B 细胞激活的调节物。

5．丝裂原受体 B 细胞同 T 细胞类似，细胞膜上的部分糖蛋白受体也可与某些丝裂原，如美洲商陆蛋白（PMW）发生结合而引起 B 细胞的多克隆激活。

（四）B 细胞的亚群与功能

B 细胞根据其来源、识别的抗原类型以及膜分子的不同，也可以分为不同的亚群。公认较有意义的分群标志为 CD5 分子。CD5$^+$ 的 B 细胞称为 B1 细胞，CD5$^-$ 的 B 细胞称为 B2 细胞。

1．B1 细胞 B1 细胞于胚胎早期在骨髓外发育（骨髓内未发现其前体细胞），主要分布于肠道相关淋巴组织。B1 细胞对抗原的识别不依赖 T 细胞，其识别的抗原谱十分狭窄，主要为由多个重复决定簇形成的 TI 抗原，如多糖、变性的 Ig、双链 DNA 等。B1 细胞的应答特点是形成 IgM 型的低亲和力（多反应性）抗体，受抗原刺激后不形成免疫记忆，活化后不发生 Ig 类别转换。

2．B2 细胞 由骨髓发育的 CD5$^-$ B 细胞，主要对 TD 抗原产生应答，受体内免疫调节因素的影响，在 B 细胞向浆细胞分化过程中可产生 Ig 类别转换。经抗原刺激后，出现亲和力成熟过程，形成高亲和力克隆并产生免疫记忆。

三、自然杀伤细胞

自然杀伤细胞（natural killer cell，NK）来源于骨髓，其发育、成熟过程依赖骨髓微环境。NK 细胞主要存在于外周血和脾脏，在淋巴结和其他组织中少量存在。NK 细胞胞浆内含有粗大的染色颗粒——溶酶体，故称为大颗粒淋巴细胞（large granule lymphocyte，LGL）。NK 细胞表面没有抗原识别受体，不需要抗原预先作用，就能杀伤肿瘤细胞和病毒感染的靶细胞，不依赖抗体，无 MHC 限制性，是非特异杀伤，故称为自然杀伤细胞。

（一）NK 细胞表面膜分子及其作用

NK 细胞的免疫生物学作用主要由膜分子介导。现已了解的 NK 细胞膜分子包括三大类，即杀伤细胞活化受体（killer activatory receptor，KAR）、杀伤细胞抑制受体（killer inhibitory receptor，KIR）、和 CD16、CD56 等标志性膜分子。

1. KAR　为一大簇膜分子，依其结构可分为免疫球蛋白超家族成员与外源性 C 型凝集素家族成员两大类。能识别正常自身组织细胞、病毒感染细胞和某些肿瘤细胞表面的糖类配体。其胞浆区内可转导活化信号，使 NK 细胞活化，形成自然杀伤过程。

2. KIR　包括杀伤细胞免疫球蛋白样受体、白细胞免疫球蛋白样受体、白细胞相关免疫球蛋白样受体等膜分子。此类受体的胞外区与自身组织表面的 MHC－Ⅰ类分子相互识别时，其胞浆区可转导抑制信号，能抑制 NK 细胞的杀伤活性。

3. CD16、CD56　两者均为 NK 细胞的代表性标志，CD16 又称 FcγR Ⅲ，主要介导 ADCC。CD56 又称神经细胞黏附分子－1（NCAM－1），作为 NK 细胞膜分子的作用目前尚不清楚。

（二）NK 细胞的生物学作用

1. 抗感染和抗肿瘤作用　NK 细胞的主要功能是杀伤含有病毒的自身细胞以及某些肿瘤细胞。NK 细胞与没有感染的自身细胞表面 MHC－Ⅰ类分子结合时，由于 KIR 的存在可有效阻止 NK 细胞的激活，确保自身组织不受攻击。而对于异种细胞、同种异型细胞以及受病毒感染或恶变的自身细胞，因缺乏可供 KIR 识别的配体，可使 NK 细胞失去负调节信号而激活，产生自然杀伤作用，这称为"丧失自我"（missing self）的杀伤机制。其杀伤机制是通过释放穿孔素和诱导细胞凋亡来杀伤病毒感染细胞和某些肿瘤细胞。同时，NK 细胞也可通过 ADCC 效应，即抗体依赖的细胞介导的细胞毒作用，NK 细胞的 FcγR Ⅲ 一旦与针对靶细胞的 IgG 抗体结合，就可激活其细胞毒作用，故 CD16 也可视作重要的 KAR。

2. 免疫调节作用

（1）活化巨噬细胞：NK 细胞由于识别病毒感染的细胞而被活化，分泌大量的 IFN－γ，可活化巨噬细胞，促进吞噬作用，保护周围的细胞免受病毒感染。

（2）促进 Ig 类型转换：由 NK 细胞产生的各类细胞因子可促进 B 细胞的 Ig 类型转换，形成 IgG 抗体。

（3）诱导 T 细胞极化：IFN－γ是活化的 Th0 细胞向 Th1 细胞转化所需的重要细胞因子，故活化的 NK 细胞可诱导形成 Th1 细胞亚群。

第三节　抗原提呈细胞及其他免疫细胞

抗原提呈细胞（antigen presenting cell，APC）是指能摄取抗原，加工、处理抗原成为多肽片断后，与 MHC－Ⅰ类或 MHC－Ⅱ类分子形成复合物并提呈到细胞表面供 T 细胞识别的一类细胞。包括专职抗原提呈细胞（professional antigen presenting cell）与非专职抗原提呈细胞（non – professional antigen presenting cell）两类。前者包括单核 – 巨噬细胞、树突状细胞、B细胞，后者如内皮细胞、上皮细胞等。本节着重论述专职 APC。

一、单核 – 吞噬细胞系统

单核 – 吞噬细胞系统（monocyte phagocyte system，MPS）由血液中的单核细胞和组织中的巨噬细胞组成。起源于骨髓干细胞，经历多能干细胞、髓样干细胞、单核母细胞、前单核细胞等分化阶段，成为成熟单核细胞进入外周血，外周血单核细胞经血管内皮间隙进入组织后，可继续分化为巨噬细胞，且在不同的组织器官中表现不同的形态学特征。巨噬细胞表达的膜分子主要有 MHC 分子、多种黏附分子、Fc 受体、补体受体等，近年来发现的模式识别受体（pattern recognition receptor，PRR）在巨噬细胞的一系列生物学活性中占有重要地位。这类膜分子既是病原微生物及受感染细胞表面病原体相关分子和凋亡细胞表面特定分子结构的识别者，又是导入刺激信号、引起细胞活化的枢纽。PRR 分为介导内吞受体、转导信号受体、分泌性蛋白三种类型。

单核 – 吞噬细胞在免疫应答中的功能主要有以下几个方面：

（一）吞噬杀伤功能

巨噬细胞具有直接或由免疫调理作用介导吞噬抗原性异物，达到清除病原微生物及衰老死亡的组织细胞等功能。同时，巨噬细胞分泌的各种酶和细胞因子，在杀伤细胞内寄生菌和肿瘤细胞方面发挥了重要的作用。

（二）介导炎症反应和免疫调节

巨噬细胞是炎症反应的中心效应细胞和免疫调节细胞，所产生的近百种活性因子，包括 IL – 1、TNF、IL – 6、IL – 8、IL – 10、IL – 12、M – CSF、急性反应蛋白、花生四烯酸及其代谢物和补体成分等对炎症反应的形成、发展及消除过程都具有极为重要的免疫调节作用。

（三）处理和提呈抗原

巨噬细胞在获得性免疫应答中的重要作用是提呈抗原。其细胞表面含有丰富的 MHC – Ⅱ类分子，以及通过抗体与补体调理作用形成的对抗原的强大吞噬能力，使巨噬细胞成为体内最为理想的、具有抗原处理与提呈能力的细胞。

二、树突状细胞

（一）树突状细胞的分化成熟及组织分布

树突状细胞（dendritic cell，DC）因形态呈星状或表面呈树枝状而得名。其分化途径尚不十分清楚，人树突状细胞至少可能有三种不同的发育途径。按树突状细胞的分化谱系，可分为髓样树突状细胞与淋巴样树突状细胞。前者的分布与巨噬细胞基本相同，并可通过迁移完成抗原提呈。后者主要位于胸腺和淋巴结的 T 细胞区，其作用尚不清楚。

髓样树突状细胞表达 MHC 分子，CD11b、CD11c、CD40、CD86 等黏附分子和 CD208（DC – LAMP）。CD83 则是成熟 DC 的特有标志。淋巴样树突状细胞主要表达 CD4、CD40 等膜分子。

（二）树突状细胞的生物学功能

1．抗原提呈 树突状细胞是已知 APC 中抗原提呈能力最强的细胞，其表面 MHC – 抗原肽的表达较 B 细胞与巨噬细胞高 10～100 倍。在混合淋巴细胞反应中，一个 DC 可激活 300～1000 个 T 细胞。树突状细胞通过胞质溶胶途径与内吞体溶酶体途径提呈内源性抗原和外源性抗原。

2．辅佐作用 树突状细胞对 T、B 细胞的发育、成熟、活化、增殖、分化均产生重要的影响作用。如胸腺内的 DC 是阴性选择过程的主要介导者，而淋巴结中的 DC 则可维持记忆 B 细胞的长期存活。此外，DC 也因产生的细胞因子类型的不同分为 DC1、DC2，辅助对应 Th 亚群的分化。

三、B 淋巴细胞

B 淋巴细胞表面的抗原特异性受体（BCR）可特异性识别和结合可溶性抗原，通过内化和加工后，以抗原肽 – MHC 分子复合物形式提呈给 T 细胞。B 淋巴细胞是一种高亲和力受体，能使抗原浓集于 B 细胞表面后被摄入细胞内。在自然界，大多数病原微生物如细菌和病毒等均为颗粒性抗原，可溶性抗原仅见于细菌毒素和蛇毒等一些变应原。因此，有文献报道，吞噬细胞吞噬颗粒性抗原后，一部分经加工处理成小肽，与 MHC – Ⅱ类分子结合，表达于细胞膜表面，供 CD_4^+ T 细胞识别，一部分则"吐"至胞外，以可溶性形式存在，被 B 淋巴细胞识别。

四、其他免疫细胞

（一）粒细胞

粒细胞又称多形核白细胞，来源于骨髓干细胞，包括中性粒细胞（neutrophil）、嗜酸粒细胞（eosinophil）和嗜碱粒细胞（basophil）。

1．中性粒细胞 中性粒细胞占外周血白细胞总量的 50%～70%，多形核白细胞总量的 90%。具有极强的吞噬与游走能力，可在组织内呈弥散性分布，其集聚与浸润是急性炎症与坏死的典型病理表现。中性粒细胞是抵御病原体入侵的早期防御因素之一。引起中性粒细胞趋化的物质包括细菌产物、由坏死组织产生的非特异性因子和由抗原抗体反应所诱生的趋化因子等。中性粒细胞所含的多种颗粒与由吞噬激活的"呼吸爆发"过程是中性粒细胞消灭与清除病原体的主要手段，也是造成组织损伤的重要原因。无论从先天性免疫或获得性免疫的角度，中性粒细胞都是一个重要的免疫细胞。

2．嗜酸粒细胞 嗜酸粒细胞约占外周血白细胞总量的 1%～3%，多形核白细胞总量的

2% ~ 5%。以其胞浆内的嗜伊红颗粒而得名。这些颗粒中具有大量的水解酶类，如过氧化物酶、过氧化氢酶等。与中性粒细胞所含的过氧化物酶不同，这些酶类可能与玻璃样结构的形成关系密切。嗜酸粒细胞含有的主要碱性蛋白、芳基硫酸酯酶等，对寄生虫具有毒性作用，是限制体内寄生虫感染扩展的重要因素；嗜酸粒细胞含有的组胺酶，是限制和调节肥大细胞介导的炎症的重要因素；而其产生的 TGF - β 则是促进修复的重要因素。嗜酸粒细胞的趋化过程与中性粒细胞非常相似。鉴于嗜酸粒细胞在抗感染和炎症反应中的作用，故也列入免疫细胞。

3. 嗜碱粒细胞 嗜碱粒细胞仅占外周血白细胞含量的 1% 不到，多形核白细胞总量的 0.2%。嗜碱粒细胞具有十分突出的卵圆形颗粒，这些颗粒内还有更细的颗粒或网状超微结构，其中含有肝素、组织胺、血清素、可以代谢为前列腺素和白三烯的膜样物质和一系列水解酶类。嗜碱粒细胞表面具有 IgE 的高亲和力受体 FcεR I，故在超敏反应，尤其是 I 型超敏反应中发挥作用。

（二）肥大细胞

位于组织内的肥大细胞（mast cell），具有与嗜碱粒细胞相同的颗粒，并有相似的形态学特征，但在起源上属不同的细胞谱系。肥大细胞可产生各种类型的细胞因子，包括 IL - 1、IL - 3、IL - 4、IL - 5、IL - 6、IL - 8、IL - 10、IL - 12、IL - 13、GM - CSF、TNF 等，以及产生对中性粒细胞与嗜酸粒细胞起趋化作用的炎症因子。其表面具有 IgE 的高亲和力受体 FcεR I，可因结合 IgE 而激活。激活的肥大细胞能释出细胞内所含颗粒的 60% ~ 70%。释放颗粒所含的物质可引起一系列的血管变化与炎症反应。因此，组织内的肥大细胞成为炎症反应的"开关"，而黏膜下的肥大细胞则是 I 型超敏反应的重要介导者。近年发现，肥大细胞尚可表达 MHC 分子、协同刺激分子等，具有 APC 样作用。

第九章
抗原和抗原提呈

第一节　抗　　原

一、抗原的概念

抗原（antigen，Ag）是指能被淋巴细胞抗原受体识别，诱导特异性免疫应答，并能与相应免疫应答产物（抗体或效应 T 细胞）在体内外发生特异性结合的物质。

抗原具有两种基本特性：①免疫原性（immunogenicity）：是指能刺激机体产生免疫应答，即产生抗体或效应 T 细胞的能力；②免疫反应性（immunorecactivity）：是指能与抗体或效应性 T 细胞发生特异性结合的能力，又称抗原性（antigenicity）。

同时具有上述两种特性的物质称为完全抗原，也可称为抗原或免疫原。完全抗原多为相对分子量较大的蛋白质，如细菌、细菌外毒素等。只有免疫反应性而无免疫原性的物质称为半抗原，又称不完全抗原。半抗原多为小分子化合物，如某些小分子药物（分子量小于 4kD）。小分子化合物与大分子偶联，成为完全抗原，被偶联的大分子物质称载体。

二、决定免疫原性的物质基础

（一）异物性

在正常情况下，抗原是一种非己物质，例如各种微生物及其代谢产物、动物血清等都是很好的抗原。从生物进化过程来看，异种动物间的亲缘关系越远，其组织成分的化学结构差异越大，免疫原性亦越强。但同种动物不同个体之间，由于遗传基因不同，其组织成分的化学结构也有差异。因此，同种异体物质也具免疫原性。另外，如果自身成分发生改变，也可被机体识别为非己物质。

（二）分子大小及其结构

作为完全抗原，其分子量一般在 10kD 以上。在一定范围内，分子量越大，免疫原性越强。大分子胶体物质，具有复杂的化学结构，对淋巴细胞具有更强的刺激作用。此外，其化学结构也稳定，不易被破坏和清除，在体内停留时间长，能持续刺激淋巴细胞。若将蛋白质分解成胨、氨基酸，则可使其免疫原性减弱或消失。明胶分子量虽高达 10kD，但明胶是直链氨基酸结构，容易被水解而失去免疫原性。

（三）化学性质

多数抗原物质是蛋白质，化学组成和结构比较复杂。凡含有芳香族氨基酸（尤其是酪氨酸等）的蛋白质，其免疫原性强。另外，复杂的多糖、核酸等物质的免疫原性弱，若与蛋白质载体连接则免疫原性可增强。

（四）易接近性

易接近性是指抗原分子的特殊化学基团暴露于分子表面，与淋巴细胞表面相应的抗原受体接触，并诱导机体产生免疫应答。如具有免疫原性的结构未暴露于分子表面，则不能被淋巴细胞识别，机体不产生免疫应答。

（五）其他因素

1. 遗传因素　机体对抗原的应答是受免疫应答基因（主要是 MHC）控制的。由于不同宿主带有不同的 MHC 等位基因，其编码分子所提呈的抗原肽可激活不同的 T 细胞克隆，故人群中对同一抗原可有高、中、低不同程度的应答。

2. 抗原免疫的途径与剂量　抗原剂量必须适当，过高或过低将导致免疫无应答或免疫耐受。抗原注射间隔时间要适当，次数不要太频。抗原注射途径以皮内最佳，皮下次之，腹腔、静脉注射效果差，口服易导致耐受。

3. 性别、年龄、健康状况、心理状态　宿主的性别、年龄、健康状况、心理状态等，均可影响免疫应答的强弱。一般青壮年动物比幼年和老年动物免疫应答强；新生动物或婴儿对多糖抗原不应答，故易引起细菌感染；雌性比雄性动物抗体生成高。

三、决定抗原特异性的物质基础

（一）特异性

抗原的特异性是指抗原分子表面的抗原决定基只能诱导相应的淋巴细胞产生特异性免疫应答，并能与相应抗体或效应 T 细胞发生特异性结合的特性。决定抗原特异性反应的物质基础是由抗原分子表面的特殊化学基团的性质、数目和空间结构所决定。这种决定抗原特异性的特殊化学基团称为抗原决定基（antigenic determinant），又称表位。

抗原通过抗原决定基与相应淋巴细胞表面的抗原受体（TCR/BCR）结合，从而激活淋巴细胞，引起免疫应答。一个蛋白质抗原决定基含 5～7 个氨基酸残基，一个多糖决定基含 5～7 个葡萄糖残基，一个核酸决定基含 6～8 个核苷酸残基。一个抗原决定基决定一种抗原特异性。这种特异性不仅取决于抗原决定基的化学组成和性质，而且与抗原决定基的空间排列和立体构型密切相关。对抗原特异性的研究是用人工结合抗原进行的。将连接不同酸基的苯胺衍生物作为半抗原，分别与同一种载体偶联制备成人工结合抗原，然后免疫动物，结果证实，各种带有不同酸基的半抗原只能与其相应的抗体结合。抗原决定基的空间排列也很重要，即使抗原决定基相同，但其排列不同，特异性亦不同。如对位氨基苯甲酸蛋白抗原产生的抗体，只能与对位氨基苯甲酸的抗原起反应，而不能与邻位和间位的氨基苯甲酸蛋白抗原起反应。抗原决定基的立体构型也与抗原特异性有关，如右旋酒石酸偶氮蛋白抗原激发产生的抗体，只能对右旋酒石酸偶氮蛋白抗原起反应，似右手套只适合戴在右手一样（表9-1，2，3）。

表9-1　　　　不同酸基对半抗原-抗体反应特异性的影响

针对下列物质的抗血清　　　反应　　半抗原	苯胺 NH_2	对氨基苯甲酸 NH_2 ... $COOH$	对氨基苯磺酸 NH_2 ... SO_3H	对氨基苯砷酸 NH_2 ... AsO_3H_2
载体-苯胺	+ + +	-	-	-
载体-对氨基苯甲酸	-	+ + + + ±	-	-
载体-对氨基苯磺酸	-	-	+ + + + ±	-
载体-对氨基苯砷酸	-	-	-	+ + + + ±

表9-2　　　　化学基团（COOH）的位置对半抗原-抗体反应特异性的影响

针对下列物质的抗血清　　　反应　　半抗原	苯胺 NH_2	邻位氨基苯甲酸 NH_2—COOH	间位氨基苯磺酸 NH_2—COOH	对位氨基苯砷酸 NH_2 ... COOH
载体-苯胺	+ + +	-	-	-
载体-邻位氨基苯甲酸	-	+ + +	-	-
载体-间位氨基苯磺酸	-	-	+ + + +	-
载体-对位氨基苯砷酸	-	-	-	+ + + + ±

表9-3　　　　立体异构型对半抗原-抗体反应特异性的影响

针对下列物质的抗血清　　　反应　　半抗原	右旋	左旋	消旋
载体-右旋酒石酸	+ + + + ±	-	±
载体-左旋酒石酸	-	+ + + ±	±
载体-消旋酒石酸	±	-	+ + +

（二）抗原决定基的类型

抗原决定基根据其结构、性质、大小、识别受体、MHC 限制性和位置，分为 T 细胞决定基和 B 细胞决定基两种类型：①T 细胞决定基又称线形决定基，是由肽链上由序列连续的氨基酸残基所形成的决定基，经抗原提呈细胞加工处理的多肽片断，大小约 8～12 个氨基酸残基，能被 T 细胞识别，具有 MHC 限制性。②B 细胞决定基又称不连续决定基，是指分布在肽链上不同部位的决定基，依靠多肽链盘曲、折叠而形成空间位置相邻但序列上不连续的氨基酸残基，其性质为天然蛋白质，大小约 15 个氨基酸，无 MHC 限制性，分布于抗原分子表面，可被 B 细胞识别。（图 9－1）

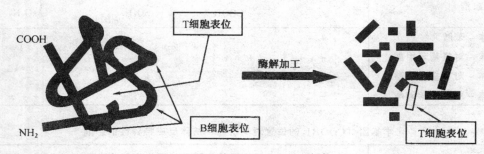

图 9－1　抗原分子的 T 与 B 决定基

（三）交叉反应

天然抗原表面常带有多种、多个性质不同的抗原决定基，但在不同的抗原之间也可带有结构相似的抗原决定基，称为共同抗原。例如，某些细菌与人体组织细胞有共同抗原成分，细菌刺激机体产生的抗体，可与人体组织细胞发生特异性免疫应答，造成免疫病理性损伤，称为交叉反应。

四、抗原的分类

抗原物质种类繁多，目前一般常用以下几种分类方法将其进行分类。

（一）根据抗原来源与机体的亲缘关系分类

1．异种抗原　来自另一物种的抗原性物质称为异种抗原。病原微生物及其代谢产物都是异种抗原，临床上用以治疗的动物免疫血清，对人而言为异种抗原。微生物的结构虽然简单，但化学组成相当复杂，都有较强的免疫原性，是多种抗原的复合物。

2．同种异型抗原　指来自同种而基因型不同的个体的抗原性物质。如人类红细胞血型抗原和人类白细胞抗原（HLA）。

3．自身抗原　是指能引起自身免疫应答的自身组织成分。如某些自身物质（眼晶状体、精子、脑组织）在正常情况下与免疫系统隔绝，一旦因外伤或手术，使其进入血流，与免疫系统接触，则引起自身免疫应答。在感染、药物和射线影响下，机体组织成分化学结构发生改变，也可成为自身抗原。

4. 异嗜性抗原 是存在于不同种属生物间（人、动物、植物或微生物之间）的共同抗原。如溶血性链球菌属某些菌株与肾小球基底膜及心肌组织有共同抗原存在，机体感染该菌后产生抗体，这些抗体可与上述组织细胞发生交叉反应，出现肾小球肾炎或心肌炎。

（二）根据产生抗体是否依赖 Th 细胞辅助分类

1. 胸腺依赖性抗原（thymus dependent antigen，TD－Ag） TD－Ag 需要在巨噬细胞及 Th 细胞参与下才能激活 B 细胞产生抗体。绝大多数蛋白质抗原为 TD－Ag，如病原微生物、血细胞、血清蛋白等。TD－Ag 刺激机体 B 细胞，诱导产生的抗体以 IgG 类抗体为主，还可刺激机体产生细胞免疫应答和免疫记忆。

2. 胸腺非依赖性抗原（thymus independent antigen，TI－Ag） TI－Ag 表面有许多重复排列的相同抗原决定基，刺激机体可直接活化 B 细胞产生抗体，无须 T 细胞辅助，如细菌脂多糖、荚膜多糖等。诱导 B 细胞产生的抗体是 IgM 类抗体，只引起体液免疫应答，不能引起细胞免疫应答和免疫记忆。

（三）其他分类方法

根据抗原的来源分为：①外源性抗原：如微生物，动、植物蛋白质等，它们须被 APC 摄取，加工处理，并以与 MHC－Ⅱ类分子结合成复合物的形式表达于细胞表面，被 Th 细胞识别。②内源性抗原：如病毒感染细胞和肿瘤细胞自身合成的抗原，与胞浆中 MHC－Ⅰ类分子结合成复合物表达于细胞表面，被细胞毒性 T 细胞识别。另外，根据抗原的化学性质不同，还可分为糖蛋白、脂蛋白、核酸、多糖等抗原。

五、超抗原和佐剂

（一）超抗原

超抗原（superantigen，SAg）是一种不需要抗原提呈细胞加工、处理，在极微量浓度下（1～10ng/ml）即可激活大量 T 细胞，产生极强的免疫应答，不同于丝裂原的作用，是一种特殊的抗原类物质。

超抗原激活 T 细胞与一般抗原激活 T 细胞不同，可直接与 MHC－Ⅱ类分子非多态区外侧结合，而不是与肽结合区凹槽结合，因此无 MHC 限制性。与 T 细胞作用，超抗原只选择性地与某些 TCR Vβ 区结合，只涉及 TCR Vβ 的 CDR2 和 CDR1，不涉及 Vβ 的 CDR3 及 TCRα 的识别（图 9－2）。因此，一种 SAg 至少可激活机体 T 细胞库中 1/20 以上 T 细胞，而普通抗原仅能激活 $1/10^6 \sim 1/10^4$ 的 T 细胞。

超抗原可参与机体多种病理或生理效应。如葡萄球菌产生的外毒素对靶细胞并无直接毒性作用，但作为细菌性超抗原可激活体内自身反应性 T 细胞，分泌大量细胞因子产生生物学效应，引起临床上某些中毒综合征的发生，如毒性休克综合征、婴儿突然死亡综合征、食物中毒等临床症状。另外，超抗原也可激活体内自身反应性 T 细胞和 B 细胞克隆，分泌大量

细胞因子，诱发或加重自身免疫性疾病，如类风湿关节炎等。（图 9 – 2）

（二）佐剂

佐剂（adjuvant）本身并非抗原物质，但当与抗原一起注射或预先注入机体时，可增强机体对抗原的免疫应答或改变免疫应答的类型。由于佐剂效应并无特异性，故属于非特异性免疫增强剂。

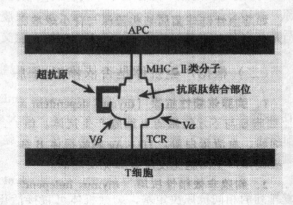

图 9 – 2 普通抗原和超抗原

佐剂的种类很多。①无机佐剂：如氢氧化铝、明矾等；②有机佐剂：最常用的为卡介苗、短小棒状杆菌、百日咳杆菌、细菌脂多糖等；③合成佐剂：如人工合成的双链多聚肌苷酸:胞苷酸（Poly I:C）；④油剂：如羊毛脂、植物油、矿物油等；⑤细胞因子佐剂：近年来发现某些细胞因子也可作为佐剂使用，如 IL – 2 等。

常用于动物免疫的佐剂有弗氏完全佐剂和弗氏不完全佐剂。在免疫预防中常用氢氧化铝作为佐剂。临床上将卡介苗、短小棒状杆菌作为非特异性免疫增强剂，对肿瘤、慢性感染的治疗有较好效果。

第二节 抗 原 提 呈

抗原提呈细胞（antigen presenting cell，APC），是指能摄取、加工、处理抗原，并将抗原信息提呈给淋巴细胞，从而启动免疫应答的细胞，如巨噬细胞（MΦ）、树突状细胞（DC）、B 细胞等。抗原被抗原提呈细胞摄取、加工、处理形成抗原肽:MHC 分子复合物，表达于APC 表面供 TCR 识别，此过程称抗原提呈。

一、抗原提呈细胞对外源性抗原和内源性抗原的处理

（一）外源性抗原的加工处理和提呈

外源性抗原如病原微生物等进入体内被 APC 通过吞噬作用或受体介导的内吞或胞饮作用被摄入胞内，与内体（细胞浆中的腔室结构）融合后被转运至溶酶体。溶酶体中含有多达40 余种酶，其酸性环境有利于降解抗原，抗原经加工处理降解为多肽，多数为含有 13 ~ 17个氨基酸残基的短肽，并能与 MHC – Ⅱ类分子上的抗原结合沟槽结合成抗原肽:MHC – Ⅱ类分子复合物，通过胞内转运和胞吐作用而表达于 APC 表面，供 CD4$^+$T 细胞识别。

（二）内源性抗原的加工处理和提呈

病毒感染细胞和肿瘤细胞自身合成的抗原被称为内源性抗原。内源性抗原的加工、处理和提呈是在细胞的胞浆中进行的，也称为胞浆溶胶途径，其有关机制尚未阐明。胞浆中存在的蛋白酶体（Proteasome）在内源性抗原的降解中发挥着重要的作用。蛋白酶体是一个具有广泛蛋白酶活性的复合物，其核心成分是低分子量多肽（LMP）。在 LMP 作用下，进入胞浆的内源性抗原降解为多肽，抗原肽的长度约为 8~10 个氨基酸残基，然后被转移至内质网腔内，与新组装的 MHC－Ⅰ类分子结合，最后表达于细胞膜表面，供 CD8$^+$T 细胞识别。

二、各种 APC 提呈抗原的主要特点

各种 APC 均循上述途径提呈抗原，但各自有不同的特点。

（一）MΦ 的主要特点

MΦ 是体内功能最为活跃的细胞之一。它主要通过内化（internalization）即吞噬作用，以及受体（如 FcR、补体受体）介导的胞吞作用摄取外源性抗原。

（二）DC 的主要特点

DC 是体内功能最强和最重要的 APC。并非成熟的 DC 才具有摄取和加工处理抗原的能力，其摄取抗原的主要方式与 MΦ 相似，可通过吞噬作用及 DC 表面 Fc,RⅡ、甘露糖受体等介导内吞。成熟 DC 失去捕获抗原的能力，但其表面高表达 MHC－Ⅱ类分子、B7 分子、细胞间黏附分子等，其抗原提呈能力比 MΦ 约强 10~100 倍。

（三）B 细胞的主要特点

B 细胞可通过非特异性胞饮作用和受体介导的内吞作用摄取外源性抗原。由于 BCR（尤其是 mIgG 等）对可溶性抗原有较高的亲和力，具有浓集抗原的作用，故在抗原浓度很低的情况下也能有效提呈抗原。

第十章

特异性免疫应答

免疫应答（immune response）是指抗原进入机体后诱导免疫细胞活化、增殖和分化，并产生免疫效应物质（抗体或效应 T 细胞），清除抗原性异物的过程。

特异性免疫应答可分为由 B 细胞介导为主的体液免疫应答和以 T 细胞介导为主的细胞免疫应答两种类型。但在实际免疫应答过程中，机体接触病原微生物后往往可以同时诱导这两类免疫应答，并且在两类应答之间相互联系、相互调节。机体免疫功能在正常情况下，当 B 细胞或 T 细胞接受抗原刺激后活化、增殖、分化并产生免疫效应物质，清除抗原异物，对自身物质呈现耐受，维持机体的生理平衡，称为正免疫应答；对自身成分不产生免疫应答，称为负免疫应答。如果机体免疫功能异常，所发生的免疫应答过强或不足，甚至无应答，前者可发生超敏反应，后者可发生免疫功能低下；若对机体自身组织产生正免疫应答，则可发生自身免疫病。

第一节　免疫应答的基本过程

免疫应答的产生过程通常分为三个阶段，即抗原识别阶段、免疫细胞的活化增殖和分化阶段、免疫效应阶段。

1. **抗原识别阶段**　此阶段包括抗原进入体内，由抗原提呈细胞摄取、加工处理后，提呈抗原给 T、B 细胞识别，这一过程分别由抗原提呈细胞、T 细胞、B 细胞参与完成。

2. **免疫细胞活化、增殖和分化阶段**　此阶段包括被抗原激活的 Th 细胞合成、释放细胞因子，协助经抗原刺激的 B 细胞增殖、分化为浆细胞，或协助经抗原刺激的 T 细胞增殖分化为效应性 T 细胞。

3. **效应阶段**　此阶段主要包括 T 细胞、B 细胞被活化，产生特异性效应 T 细胞（T_D、T_C）和免疫分子（抗体）对抗原分子的清除过程。在效应阶段，往往有非特异免疫细胞（如 Mφ、NK 细胞）及分子（如补体分子）的参与，发挥协同作用。

第二节　B 细胞介导的体液免疫

体液免疫是指 B 细胞在抗原刺激下活化、增殖、分化为浆细胞，合成并分泌抗体，并对抗原物质进行清除的过程。B 细胞在识别性质不同的抗原时，其活化过程可分为两种类型：①B 细胞识别胸腺依赖性抗原（TD - Ag），产生体液免疫应答，必须有抗原提呈细胞、

Th 细胞的参与和辅助；②B 细胞直接识别胸腺非依赖性抗原（TI－Ag），不需 Th 细胞参与即可引起体液免疫应答。

一、TD－Ag 诱导 B 细胞活化过程

（一）抗原提呈细胞与 Th 细胞的相互作用

1．APC 提呈抗原　TD 抗原进入机体后，被 APC 摄取，经加工处理以抗原肽：MHC－Ⅱ类分子复合物的形式表达于细胞表面，被 CD4$^+$ Th 细胞的 TCR 识别，并诱导 Th 细胞活化、增殖、分化成效应性 Th。（图 10－1）

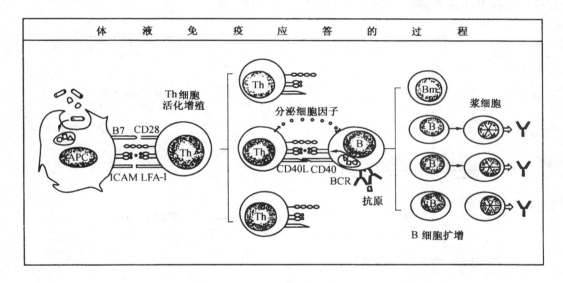

图 10－1　胸腺依赖抗原激活 B 细胞产生体液免疫应答的过程

2．Th 细胞活化　Th 细胞对抗原的识别过程需要两个来自胞外的信号刺激，即淋巴细胞活化的双信号作用。APC 上的抗原肽：MHC－Ⅱ类分子复合物被 Th 细胞的 TCR 识别后，通过 TCR/CD3 复合物的 CD3 分子向 T 细胞内传递活化信号，称为第一活化信号。T 细胞活化的第二信号，又称协同刺激信号。在参与 T 细胞激活的诸多协同刺激分子中，最重要的是 APC 表面相应配体 B7－1（CD80）和 B7－2（CD86）分子，与 T 细胞表面 CD28 分子的结合，提供 T 细胞活化的第二信号。T 细胞在双信号的作用下，经活化、增殖和分化，静止（初始）T 细胞转变为活化的 Th1 和 Th2。Th1 细胞辅助细胞免疫，辅助 B 细胞活化并介导体液免疫；Th2 细胞辅助体液免疫，活化的 Th2 细胞膜上表达 CD40L 分子，同时产生 IL－5、IL－6、IL－10 等细胞因子，辅助 B 细胞活化、增殖、分化为浆细胞，合成分泌抗体，介导体液免疫。

（二）B 细胞与 Th 细胞之间的相互作用

B 细胞作为抗原提呈细胞，表面的 BCR 和 Igα/Igβ 以非共价键结合成复合物，可直接识

别游离状态的抗原分子。BCR 特异性识别抗原后，诱导 BCR 交联，通过 Igα/Igβ 分子向 B 细胞内传递活化信号（第一活化信号），同时通过 mIg 分子的介导，将识别的抗原分子内吞，经外源性抗原提呈途径将抗原分子加工处理后，与自身 MHC - Ⅱ类分子结合，以复合物形式表达在 B 细胞膜上，此时 B 细胞初步活化，B 细胞表面 B7 分子和细胞因子受体表达增加。同时 B 细胞作为抗原提呈细胞，其膜上的抗原肽：MHC - Ⅱ类分子被 Th 细胞的 TCR 识别，为 Th 细胞提供活化的第一信号，同时 B 细胞通过其表面 B7 分子及其他协同刺激分子与 Th 细胞表面相应受体分子 CD28 等相结合，激发产生协同刺激信号（第二信号）。在 B 细胞的作用下，Th 细胞活化，表达 CD40L 分子，产生的 IL - 4、IL - 5、IL - 6、IL - 10 等细胞因子，再作用于已初步活化的 B 细胞，使其增殖分化为浆细胞，合成分泌抗体，介导体液免疫。在这一过程中存在 B 细胞与 Th 细胞的相互作用。（图 10 - 2）

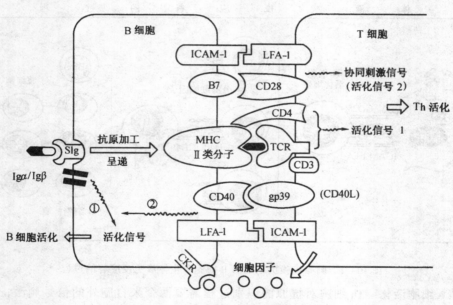

图 10 - 2　B 细胞与 Th 细胞间相互作用

二、TI - Ag 诱导 B 细胞活化过程

TI - Ag 可直接激活初始 B 细胞，产生 IgM 抗体，无需抗原特异性 T 细胞的辅助，故无 Ig 类别转换，无抗体亲和力成熟及记忆 B 细胞形成。TI - Ag 可分 TI - 1 抗原和 TI - 2 抗原，它们通过不同的机制激活 B 细胞。

TI - 1 抗原常被称为 B 细胞丝裂原。如细菌脂多糖抗原，在高浓度时可诱导多克隆 B 细胞增殖和分化；在低浓度时，其抗原决定基部分可与 B 细胞表面的抗原受体结合，而促有丝分裂原部分与 B 细胞膜上相应受体结合，B 细胞才能被活化、增殖，分化为浆细胞，并产生抗该抗原的抗体。

TI - 2 抗原具有多个重复出现的、呈线形排列的抗原决定基，如肺炎球菌荚膜多糖抗原，与 B 细胞表面抗原受体结合，诱导 BCR 出现交联，B 细胞被活化、增殖，分化为浆细胞，产生抗该抗原的抗体（IgM）。

三、体液免疫应答的一般规律

B细胞介导的体液免疫应答，对初次抗原刺激和再次抗原刺激，应答情况是不同的。主要表现在抗体出现时间、抗体浓度以及抗体在体内维持时间的长短不同。据此将其分为初次应答（primary response）和再次应答（secondary response）。（图10-3）

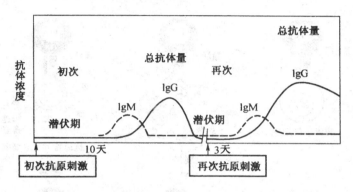

图10-3 初次应答和再次应答的一般规律

（一）初次应答

初次应答是抗原物质第一次进入机体时引起的免疫应答。初次应答在约1~2周的潜伏期后，血液中才能出现特异性抗体，2~3周抗体浓度达高峰，然后迅速下降。其特点是：潜伏期长；抗体效价低，在体内维持时间短；抗体类型以IgM为主，且亲和力低。

（二）再次应答

当再次接受相同抗原刺激，引起的免疫应答称再次应答。它与初次应答不同之处为：潜伏期短，约为2~3天；抗体浓度迅速升高，且持续时间长、效价高、亲和力强；再次应答产生的抗体以IgG为主。再次应答的强弱取决于抗原的强弱及两次抗原注射的间隔时间长短。间隔过短则应答弱，因为初次应答后存留的抗体可与再次注入的抗原结合，形成抗原－抗体复合物而被迅速清除。间隔时间过长，反应也弱，因为记忆细胞功能也有一定期限。再次应答的免疫学效应可持续数月或数年，故机体一旦被病原体感染后，可持续相当长时间不再感染相同的病原体。

第三节 T细胞介导的细胞免疫

一、细胞免疫的概念

细胞免疫可分为非特异性细胞免疫和特异性细胞免疫。非特异性细胞免疫指Mφ等细胞对抗原物质的吞噬破坏及 NK 细胞对靶细胞的杀伤作用等。特异性细胞免疫即 T 细胞介导的细胞免疫，包括由迟发型超敏性 T 细胞（CD4$^+$ T$_D$ 细胞）介导的迟发型超敏反应及细胞毒 T 细胞（CD8$^+$ CTL 或 T$_C$ 细胞）介导的对靶细胞的特异性杀伤作用。（图 10 – 4）

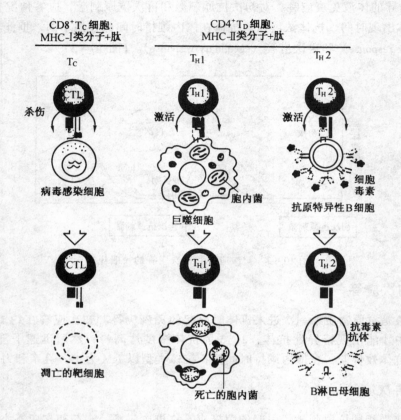

图 10 – 4　T 细胞介导的细胞免疫效应

二、CD4$^+$ T$_D$ 细胞介导的细胞免疫

CD4$^+$ T$_D$ 细胞介导的特异性细胞免疫应答，可引起淋巴细胞和单核 – 吞噬细胞系细胞浸润为主的炎症性反应。由于此反应一般在再次接触抗原 24～48 小时发生，72 小时达高峰，发生慢，过程长，并常伴有组织损伤，故称此种炎症为迟发型超敏反应，诱发这种反应的 T 细胞称为迟发型超敏反应性 T 细胞（T$_D$ 细胞）。

（一）CD4$^+$ T$_D$ 细胞介导的细胞免疫的诱导

引起迟发型超敏反应的抗原有细胞内寄生菌（如结核杆菌、麻风杆菌等）的蛋白抗原，进入机体后，经淋巴液、血液转运至淋巴结、脾脏，被其中的 APC 加工处理、降解为多肽，并与 MHC – Ⅱ类分子结合成抗原肽：MHC – Ⅱ类分子复合物，供 CD4$^+$ T$_D$ 细胞 TCR 识别，其活化也需"双信号"作用。CD4$^+$ T$_D$ 细胞的 TCR 识别 APC 提呈的抗原肽：MHC – Ⅱ类分子复合物并经 CD3 分子传入细胞内，产生第一活化信号。CD4⁺T_D 细胞表面的协同刺激分子受体 CD28 分子与 APC 表面的相应配体 B7-1/B7-2 相互作用，产生第二活化信号。在双信号作用下，使 CD4⁺T_D 细胞活化并分泌 IL-2 等细胞因子，进一步促进 CD4⁺T_D 细胞活化、增殖、分化为 Th1 型 T 细胞（即效应性 CD4⁺T_D 细胞）。活化的效应性 CD4⁺T_D 细胞表面表达 CD40L，并分泌细胞因子如 IL-2、IFN-γ、TNF 等。也有一些抗原特异性 CD4⁺T_D 细胞转变为记忆性 T 细胞，处于静息状态。效应性 CD4⁺T_D 细胞与记忆性 T 细胞形成后移出外周免疫器官，进入血液循环，可到达机体的任何部位，即病原微生物入侵或感染的局部组织部位。

（二）抗原对效应性 CD4⁺T_D 细胞（Th1 型 T 细胞）及白细胞、巨噬细胞的迁移

当病原微生物再次侵入或感染机体局部组织后，其代谢产物可引起局部组织炎症反应，并使局部血管内的炎症细胞渗出，其中细胞因子如 TNF 和趋化性细胞因子在此过程中发挥重要作用。TNF 可活化血管内皮细胞，使之表达黏附分子配体，与血液中白细胞上表达的相应黏附分子相互作用后，介导白细胞黏附于感染部位的血管内皮上。趋化性细胞因子使黏附的白细胞穿过血管内皮到达血管外组织中。在这一过程中，首先迁移至感染局部的白细胞是中性粒细胞，然后是单核细胞及效应性 CD4⁺T_D 细胞（见图 10-5）。这些细胞在局部分泌大量的细胞因子如 IL-2、IFN-γ、TNF、IL-1 和趋化因子，进一步加重了局部渗出性炎症反

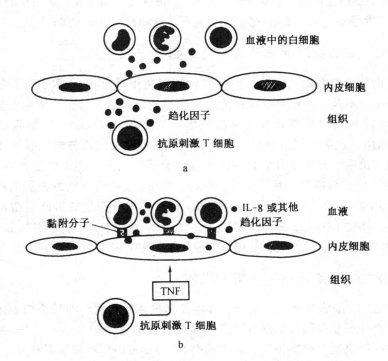

图 10-5　DTH 反应中动员白细胞的机制

a. 直接趋化作用　b. 白细胞与内皮细胞黏附并刺激内皮细胞分泌 CK

应。另外，血液中的单核细胞进入炎症组织后，在巨噬细胞游走抑制因子的作用下停留于局部，在效应性 CD4$^+$TD 细胞合成和分泌的 INF－γ 作用下，转变为活化 Mφ，同时效应性 CD4$^+$TD 细胞表达 CD40L，与 Mφ 表面 CD40 相互作用，也对 Mφ 活化提供信号。

（三）效应性 CD4$^+$TD 细胞对巨噬细胞的活化及巨噬细胞活化后产生的效应

活化的巨噬细胞是 DTH 反应中有效杀伤胞内寄生菌的效应细胞。CD4$^+$TD 细胞对 Mφ 的活化可促使其胞内吞噬小体与溶酶体结合形成吞噬溶酶体，使该小体内酸性化，大大增加了各种杀菌酶或蛋白酶的活性；活化的 Mφ 还产生超氧离子和 NO，这些都是强有力的杀菌物质，促进了对其吞噬的病原微生物的杀伤作用。在这个过程中也造成了自身组织的损伤，但随着体内病原微生物的逐渐清除，这种自身组织损伤就能愈合。如果机体活化的 Mφ 不能完全清除病原微生物，持续分泌细胞因子如 IFN－γ、TNF、IL－1 和趋化因子，以及一些生长因子如促进纤维母细胞生长因子（PDGE）、促进胶原合成的生长因子（TGF－β）及促进新血管形成的生长因子（纤维母细胞生长因子），在局部损伤部位就会被纤维组织替代，转变为慢性期。例如，在结核杆菌感染过程中，持久性细胞内生长的结核杆菌，可使 DTH 反应转变为慢性，局部组织内被活化的 Mφ 形成结节性炎症组织。

三、CD8$^+$Tc 细胞介导的细胞免疫

T 细胞介导的细胞免疫另一主要内容是 CD8$^+$Tc 细胞（Tc 或 CTL）能杀伤表达特异性抗原的靶细胞，在抗病毒感染、抗同种异型组织移植排斥反应和抗肿瘤中发挥效应。

（一）CD8$^+$Tc 细胞的活化及效应性细胞毒 T 细胞的产生

经胸腺分化发育成熟的 CD8$^+$Tc 细胞进入外周免疫器官内，通常以非活化的前体细胞（PTc）形式存在，不具有杀伤靶细胞的能力，须经抗原刺激，活化、增殖、分化后才能转变为效应性 CD8$^+$Tc 细胞，发挥特异性杀伤靶细胞的作用。在 CD8$^+$Tc 细胞活化过程中，与 CD4$^+$TD 细胞相似，也需要双信号作用。例如，病毒感染细胞或肿瘤细胞等作为内源性抗原被抗原提呈细胞摄取，加工处理后与 MHC－Ⅰ类分子结合并表达于细胞表面，被 CD8$^+$Tc 细胞 TCR 特异性识别，提供第一活化信号；同时，CD8$^+$Tc 细胞与抗原提呈细胞表面多种协同刺激分子（如 CD28/B7、LFA－1/ICAM－1 等）相互作用所产生的协同刺激信号提供第二活化信号。此外，还需 CD4$^+$Th 细胞分泌的 IL－2、IL－6 和 IFN－γ 等细胞因子的辅助作用，最终使 CD8$^+$Tc 细胞活化、增殖、分化为效应性 CD8$^+$Tc 细胞。

（二）CD8$^+$Tc 细胞杀伤靶细胞的机制

效应性 CD8$^+$Tc 细胞对靶细胞的杀伤作用具有抗原特异性，即只杀伤表达有特异性抗原肽：MHC－Ⅰ类分子复合物的靶细胞，无特异性抗原的其他细胞不被杀伤。效应性 CD8$^+$Tc 细胞主要通过两种机制杀伤靶细胞，即细胞凋亡（apoptosis）和细胞裂解（cytolysis）。

1. 效应性 CD8$^+$Tc 细胞杀伤靶细胞，导致靶细胞凋亡　是指细胞在相关基因的控制下，遵循一定的程序，通过激活内源性 DNA 内切酶使 DNA 切断，导致细胞主动死亡的过程，又

称细胞程序性死亡。效应性 CD8⁺Tc 细胞诱导靶细胞凋亡主要通过以下两种诱导机制：其一是 Fas/FasL 介导的细胞凋亡。活化的 CD8⁺Tc 细胞大量表达 FasL（配体，又称死亡分子），FasL 和靶细胞表面的 Fas 分子（死亡受体，广泛表达于机体多种组织细胞，尤其是免疫细胞表面）结合，通过 Fas 分子胞内段的死亡结构域，引起死亡信号的逐级转导，最终激活内源 DNA 内切酶，使核小体断裂，并导致细胞结构毁损，细胞死亡。其二是 CD8⁺Tc 细胞释放颗粒酶 B 等，通过穿孔素形成的通道进入靶细胞内，导致靶细胞凋亡。（见图 10－6）

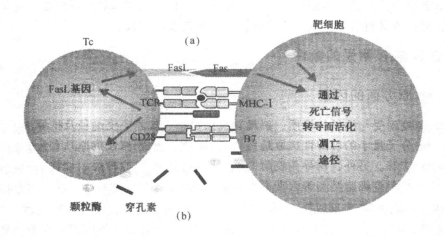

图 10－6　Tc 杀伤靶细胞两种主要途径
a. Fas－FasL 介导的杀伤　　b. 穿孔素、颗粒酶介导的杀伤

2. 效应性 CD8⁺Tc 细胞杀伤靶细胞，导致靶细胞裂解　其过程分为两个阶段，首先是 CD8⁺Tc 细胞表面的 TCR/CD3 分子复合体与靶细胞表面的抗原肽∶MHC－Ⅰ类分子复合物紧密结合，并在黏附分子 LFA－1 与 ICAM、LFA－2 与 LFA－3 及 Mg^{2+} 参与下，通过复杂的识别、黏附、信息传递等过程触发 CD8⁺Tc 细胞活化，此过程只需数分钟。其次是致死性打击溶解阶段。CD8⁺Tc 细胞和靶细胞紧密接触后，可释放介质发挥杀伤作用。CD8⁺Tc 细胞释放的穿孔素在 Ca^{2+} 存在下可插入靶细胞膜内，类似补体 C9 那样由多个穿孔素单体聚合成空心管道，在细胞膜上形成穿膜的管状结构，这种异常通道使 Na^+、水分子进入靶细胞，K^+ 及大分子物质则从胞内逸出，从而改变细胞渗透压，最终导致细胞溶解。

CD8⁺Tc 细胞的杀伤作用具有抗原特异性，且受 MHC－Ⅰ类分子的限制。它杀伤靶细胞后本身未受损，可连续杀伤多个靶细胞，其杀伤作用具有高效性。

第四节　免疫耐受

一、免疫耐受的概念

免疫耐受（immune tolerance）是指机体免疫活性细胞在接受某种抗原刺激后对该抗原物

质所表现的一种特异性的无应答反应,也称负免疫应答。免疫耐受可分为非特异性免疫无应答和特异性免疫无应答。非特异性免疫无应答包括免疫缺陷和免疫抑制;特异性免疫无应答包括天然免疫耐受和获得性免疫耐受。天然免疫耐受是指胚胎期自身反应性淋巴细胞克隆尚未发育成熟,此时与自身组织细胞抗原物质接触,导致这些自身反应性淋巴细胞克隆即被排除,故出生后免疫系统对自身抗原呈无反应性,因此也称自身免疫耐受。自身免疫耐受如果遭到某些因素破坏或终止,就有可能发生自身免疫应答或自身免疫病。获得性免疫耐受是指人工给予非己抗原诱导的免疫耐受。外来的或自身的抗原均可诱导免疫耐受,在体内有一定的潜伏期,对抗原具有特异性和免疫记忆,是一种负免疫应答。

二、诱导免疫耐受的条件

(一)抗原方面的因素

获得性免疫耐受与抗原的性质、剂量、抗原类型、抗原免疫途径及抗原决定基的特点等均有关系。如分子量小的可溶性抗原是良好的耐受原,而颗粒性抗原具有免疫原性,能诱导机体发生免疫应答。另外,诱导免疫耐受的抗原剂量随着抗原种类、动物的种属、品系及年龄,以及参与的免疫细胞类型等因素的不同而有所差异。如抗原剂量过低,不足以激活 T 细胞及 B 细胞,不能诱导免疫应答,致低带耐受;抗原剂量过高,则诱导抑制性 T 细胞活化,抑制免疫应答,亦呈现特异性不应答状态,致高带耐受。通常 T 细胞耐受易于诱导,所需抗原量低,耐受持续时间长(数月至数年);而诱导 B 细胞耐受,需要较大剂量的抗原,耐受持续时间较短。一般而言,抗原经静脉注射最易诱导耐受,腹腔注射次之,皮下及肌肉注射最难,有些半抗原经皮内注射能刺激机体产生抗体和致敏淋巴细胞,但通过口服则容易发生耐受。

(二)机体因素

年龄与免疫耐受程度密切相关,在胚胎期接触抗原后最容易诱导耐受,这主要与免疫系统发育不成熟有关。成年期一般不容易诱导免疫耐受,与免疫系统发育成熟有关。免疫耐受的形成还与机体的遗传因素有关,如大鼠和小鼠在胚胎期和新生期较易建立免疫耐受,而蹄类和灵长类只有在胚胎期才能建立。另外,成年个体常需联合应用其他免疫抑制措施,如全身淋巴组织照射、应用抗淋巴细胞血清、抗 CD4 单克隆抗体、环磷酰胺、环孢素 A、糖皮质激素等免疫抑制药物,抑制机体免疫系统和免疫细胞的活化、增殖,造成类似新生期的状态,促进机体免疫耐受的形成。

三、免疫耐受的机制

免疫耐受按其形成时期不同,可分为中枢耐受和外周耐受,其诱因及形成机制有所不同。

(一)中枢耐受

中枢耐受是指在胚胎期及 T 细胞与 B 细胞发育过程中,遇到自身抗原所形成的耐受。

其耐受机制是自身反应性 T 细胞和 B 细胞分别在胸腺及骨髓微环境发育过程中，其细胞表面 TCR 及 BCR 分别与微环境基质细胞表面表达的自身抗原肽：MHC 分子呈高亲和力结合，从而启动细胞程序性死亡，致自身反应性 T、B 细胞克隆被清除。T、B 细胞的这种选择使正常机体建立了针对自身抗原的中枢免疫耐受。如出生后胸腺及骨髓微环境基质细胞缺陷，则易发生自身免疫病，如人类的重症肌无力即与胸腺微环境基质细胞缺陷密切相关。

（二）外周耐受

1．克隆不应答　克隆不应答主要与免疫活性细胞缺乏激活信号、激活受阻或缺乏辅助细胞而使克隆不应答。现已知外周自身反应性 T 细胞和 B 细胞克隆，有接触自身抗原的机会，但绝大多数自身抗原浓度太低，不足以活化相应 T 细胞及 B 细胞。若外周自身抗原浓度适宜，则与自身反应性 T 细胞接触，通过抗原肽：MHC – I 类分子与 TCR – CD3 复合物分子的结合产生第一信号，但在一般情况下，自身组织细胞仅表达低水平或不表达协同刺激分子，因此，自身反应性 T 细胞不能获得第二信号。只有第一信号而无第二信号时，细胞内的信号转导途径在早期即被中断，因此，自身反应性 T 细胞不能充分活化。

2．抑制细胞的作用　具有免疫抑制功能的 Ts 细胞通常具有抗原特异性，它可通过阻止抗原提呈，抑制 Th 细胞的功能，如 $CD4^+$ Th2 细胞可通过释放 IL – 10 和 TGF – β 发挥 Ts 细胞的功能，抑制由 Th1 细胞介导的细胞免疫应答；而 Th1 细胞释放的 IFN – γ 可抑制 Th0 向 Th2 分化而下调体液免疫应答。

3．免疫隔离　脑、胎盘及眼的前房部位被称为免疫隔离部位。免疫隔离部位的抗原在生理条件下不致免疫应答，由于生理屏障，使这些部位的细胞不被排斥。如在妊娠时，由胎盘作为屏障分隔胎儿与孕母，使遗传有父亲的 MHC 的胎儿不被排斥而正常妊娠。但还是有少量胎儿细胞进入母亲体内，产生抗同种异型 MHC 分子的抗体，但胎盘的绒毛膜滋养层细胞及子宫内膜上皮细胞，均可产生抑制性细胞因子如 TGF – β、IL – 4 及 IL – 10 等，抑制排斥性免疫应答。

在外伤、感染等情况下，使隔离抗原释放，可诱导自身免疫应答。如临床上常见的交感性眼炎，在一只眼外伤，其眼内蛋白成分由原先隔离状态变为开放，眼内蛋白进入血流，刺激自身反应性 T 细胞分化、增殖，产生效应性 T 细胞，并随血流进入另一只健康眼，而致免疫损害。因此当一只眼受外伤破坏后，只有及时摘除，才能保护另一健康眼。

四、免疫耐受的临床意义

免疫耐受的诱导、维持和破坏与许多临床疾病的发生、发展及转归有着密切的关系。因此，在临床的一些治疗中，如对同种异体器官或异种器官移植时，试图建立免疫耐受，使受者体内的 T、B 细胞对供者的器官组织特异性抗原不应答，则能使移植器官长期存活。反之，免疫耐受的打破，则会导致机体对器官移植物的排斥反应。另外，机体如能打破对肿瘤的免疫耐受，激活机体免疫细胞产生免疫应答，将有利于对肿瘤细胞的清除。

（一）建立免疫耐受

提高机体对自身成分的耐受和去除导致自身耐受被破坏的因素，将有助于控制自身免疫病的发生和发展。如口服免疫原，能使肠道黏膜产生特异性免疫应答，但也能抑制全身免疫应答，然后再经静脉注射相同免疫原后，就不能诱导出针对特异性抗原的免疫应答。临床上使用口服热休克蛋白 HSP65 治疗类风湿关节炎有一定疗效，可能与免疫原诱导 Ts 细胞功能增强有关。

（二）阻断免疫应答，诱导免疫耐受

在同种器官移植排斥反应中，用单克隆抗体 CD3/CD4/CD8 抗体或用可溶性同种 MHC 分子阻断受者 T 细胞抗原识别受体与移植物细胞表面的 MHC 分子结合，阻止 T 细胞活化，同时也可用 CTLA－4 与 Ig 的融合蛋白阻断 B7 与 CD28 的结合，或用抗 ICAM－1 和抗 LFA－1 单抗阻断两者之间结合的协同刺激信号途径，建立有效的移植免疫耐受，防止器官移植排斥反应，也可延长同种移植物存活时间。注射能和自身抗原竞争与 MHC 分子结合的合成肽或抗 CD4 单抗等阻止 T 细胞活化，在控制自身免疫病中有一定作用。

第五节　免疫调节

免疫调节（immune regulation）是指在免疫应答过程中，免疫细胞与免疫分子之间相互促进和制约，构成正负作用的网络结构，并在遗传基因控制下完成对抗原的识别和应答。若机体免疫调节机制失控或异常，即有可能导致自身免疫病、超敏反应、持续感染和肿瘤等疾病的发生。

免疫调节机制是由多因子参与的、十分复杂的免疫生物学过程。本章仅就免疫系统内的分子水平和细胞水平的调节及免疫系统外的神经内分泌整体水平调节略予阐述。

一、抗原、抗体及抗原－抗体复合物的调节作用

（一）抗原对免疫应答的调节作用

抗原是调节免疫应答的动因。能否诱导机体产生正常的免疫应答，主要与抗原的种类、性质、进入体内的途径和剂量等因素有关。如 TD 抗原较易产生免疫应答，TI 抗原则易产生免疫耐受。免疫应答的强度，在一定范围内，随着进入体内抗原数量的增多而加强，但超过此范围，则反应降低或导致免疫耐受。当抗原在体内被酶降解使其浓度下降，或被产生的抗体中和和封闭，则免疫应答水平也随之减弱或停止。

（二）抗体对免疫应答的调节作用

1. 抗体的反馈调节作用　高浓度游离抗体可与 BCR 竞争结合抗原表位，即抗体可封闭

抗原表位，从而抑制 B 细胞应答。另外，抗体数量增加后，可加速抗原的清除，从而降低了抗原浓度，也抑制了 B 细胞应答。抗原与抗体形成的免疫复合物，可引起 BCR 与同一 B 细胞的 FcR 交联，即免疫复合物中的抗原决定基与 BCR 结合，抗体与 B 细胞表面的 FcR 结合，此种受体交联可启动抑制信号，抑制 B 细胞活化与增殖分化及抗体的分泌。

2. 抗独特型抗体的反馈调节作用 免疫系统内所有抗体分子或 T、B 细胞的 TCR 与 BCR 上都存在着独特型（idiotype，Id）抗原决定基，在识别抗原表位的同时，其抗原识别受体的独特型也被体内其他淋巴细胞所识别，依次形成独特型 – 抗独特型网络（图10 – 7）。例如，外来抗原与抗原反应细胞表面抗原受体结合，刺激细胞增殖、分化并产生免疫应答，此类抗原反应细胞称独特型组。能识别独特型的淋巴细胞克隆称抗 – 独特型组，对独特型组有抑制作用。另一组淋巴细胞表面受体能与外来抗原表位一样被独特型组识别而刺激独特型组增殖，表面独特型与表位有相同抗原性，就像外界抗原在机体免疫系统内的影像，叫内影像组。内影像组能促进抗原反应细胞的免疫应答。另外，还有一些淋巴细胞的独特型与抗原反应细胞独特型组相似，可被抗 – 独特型组识别，称非特异平行组，能激活抗 – 独特型组对抗原反应细胞的抑制。如此反复，构成广泛的免疫网络。

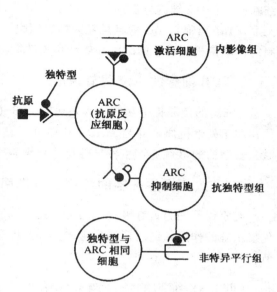

图 10 – 7 抗独特型抗体的反馈调节示意图

3. 应用独特型网络原理诱导免疫抑制 独特型 – 抗独特型网络不仅是指抗体系统，更重要的是指独特型 – 抗独特型细胞网络系统。抗独特型既包括抗独特型抗体和相应的 B 细胞，也包括抗独特型调节性 T 细胞，两方面皆可构成有效的反馈成分，调节抗体及效应性 T 细胞介导的特异性免疫应答。

根据独特型网络的原理，如果人为地向体内输入 Ab1，就可以诱导出 Ab2，Ab2 作用于 Ab1 可以减弱体内原有的 Ab1 对相应抗原的特异性免疫应答，从而起到免疫抑制效果。如果把 Ab1 理解为自身反应性 T 细胞克隆，还可以把该克隆灭活后向体内输注（T 细胞疫苗），诱发出一组相当于 Ab2 的调节性 T 细胞克隆，由后者清除体内的自身反应性 T 细胞，用于防治自身免疫病。

二、细胞水平的调节

（一）Th 细胞的调节作用

在机体细胞免疫应答过程中，Th 细胞起着重要的作用。根据 CD4$^+$ Th 细胞所分泌的细胞因子不同，可将 Th 细胞分成 Th0、Th1、Th2 等类型，其中 Th1 和 Th2 细胞分别由 Th0 细胞分化而来。Th1 细胞分泌 IL－2、IFN－γ 及 TNF－β，主要参与细胞免疫；Th2 细胞分泌 IL－4、IL－5、IL－10 和 IL－13，主要参与体液免疫。Th1 细胞分泌的 IFN－γ 可抑制 Th0 向 Th2 细胞分化；Th2 细胞分泌的 IL－4、IL－10 则可抑制 Th0 向 Th1 细胞分化。因此，在这个意义上，Th1 细胞与 Th2 细胞是互为抑制细胞，它们在免疫调节中互相拮抗，通过其间的相互制约，维持机体正常的细胞和体液免疫功能。

（二）B 细胞的免疫调节作用

B 细胞的抗原提呈功能与其表达的 BCR（膜免疫球蛋白）有关，能使抗原浓集并通过内化，加工处理抗原，并与 MHC－II 类分子结合再表达于 B 细胞表面，供 Th 细胞识别。同时，被激活的 B 细胞产生特异性抗体和细胞因子，参与免疫调节。

（三）抗原提呈细胞的免疫调节作用

抗原提呈细胞具有摄取、加工、处理抗原，并将抗原信息提呈给 Th 细胞，参与特异性免疫应答的作用。同时还能分泌多种细胞因子，如 IL－1、IFN、前列腺素 E 等，参与免疫调节。

（四）NK 细胞的免疫调节作用

NK 细胞是一类重要的免疫调节细胞。NK 细胞可通过释放 IL－2、IFN－γ 等细胞因子，发挥免疫调节作用。同时，NK 细胞还可抑制骨髓中的造血干细胞，影响各种血细胞的发育，抑制 B 细胞分化及抗体产生，参与免疫调节。

三、神经－内分泌－免疫网络的调节

机体的免疫系统受到抗原刺激后，产生免疫应答的过程除受到免疫系统内各种因素的调节外，还受到免疫系统外因素的影响和调节，其中影响最大的是神经和内分泌系统。临床实践证明，机体受理化、精神紧张、焦虑等因素刺激可导致神经－内分泌功能紊乱，加重疾病的发生和发展。因此，神经－内分泌－免疫系统功能的好坏，对维持内环境的平衡与稳定起着重要的作用。（见图 10－8）

（一）神经－内分泌系统对免疫系统的调节

免疫细胞膜表面有接受多种神经递质和内分泌激素的受体，当机体受到各种应激因素刺激后，可通过下丘脑－垂体－肾上腺轴，释放肾上腺皮质激素、儿茶酚胺、糖皮质激素、雄激素等可引起免疫功能抑制；而由内分泌系统释放的胰岛素、雌激素、生长激素、甲状腺素等可促进免疫功能。另外，除了通过神经递质和激素直接作用于免疫系统外，神经和内分泌系统还能直接产生免疫应答中常见的细胞因子，如 IL－1、IL－2、IL－6、TNF－α 和 IFN 等，作用于免疫系统，对免疫应答起调节作用。（见图 10－9）

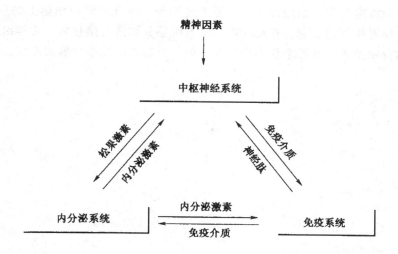

图 10 - 8 神经 - 内分泌 - 免疫系统的相互调节

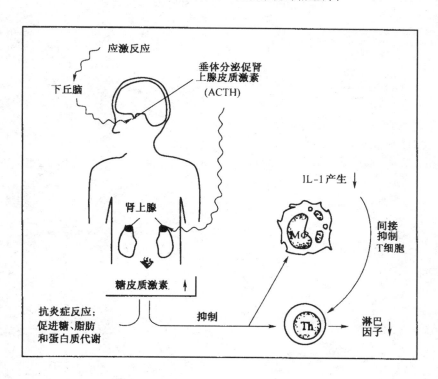

图 10 - 9 神经系统对免疫系统的调节作用

（二）免疫系统对神经 - 内分泌系统的调节

免疫系统作用于神经 - 内分泌系统的生物活性物质主要是细胞因子。此外，免疫系统在识别抗原引起免疫应答产生细胞因子后，可通过神经、内分泌组织细胞上的细胞因子受体，向神经－内分泌系统传递信息，神经－内分泌系统感受到这些信息后，会作出反应，并通过释放递质和内分泌激素，反过来作用于免疫系统，引起各种免疫功能的改变。

第十一章

免疫病理

第一节 超敏反应

超敏反应（hypersensitivity）又称变态反应（allergy），是指机体受到相同抗原再次刺激时，所导致的一种以机体生理功能紊乱或组织损伤为主的特异性免疫应答。引发超敏反应的抗原可以是完全抗原（如异种动物血清、微生物、寄生虫、动物皮毛等），也可以是半抗原（如药物及一些化学物质等）。机体的反应性与超敏反应的发生也有着密切关系，一般情况下仅有少数人对上述抗原或半抗原发生超敏反应，发生皮肤、呼吸道、消化道黏膜的急性和慢性炎症。1963 年 Gell 和 Coombs 根据超敏反应发生的速度、发生机制和临床特征将其分为四型：Ⅰ型，即速发型超敏反应；Ⅱ型，即细胞溶解型或细胞毒型超敏反应；Ⅲ型，即免疫复合物型超敏反应；Ⅳ型，即迟发型超敏反应。

一、Ⅰ型超敏反应

Ⅰ型超敏反应又称速发型超敏反应或过敏反应，是临床最常见的一种超敏反应，主要由特异性 IgE 抗体介导产生，可发生于局部或全身。其主要特征是：①再次接触变应原后反应发生快，消退亦快；②以功能性紊乱为主；③对变应原易产生 IgE 抗体，具有明显的个体差异和遗传倾向。

（一）参与Ⅰ型超敏反应的主要成分和细胞

1. 变应原 引起Ⅰ型超敏反应的变应原在周围环境中很多，常见的吸入型变应原均是体积极小、可溶性强的物质，如植物花粉、真菌孢子及菌丝、螨、动物脱落上皮或羽毛等。能引起消化道过敏的变应原有牛奶、鸡蛋、鱼虾、蟹贝等海产类食物。青霉素则是最常见的药物变应原。它们通过吸入、食入、注射或接触使机体致敏。

2. IgE 分子及其 Fc 受体和细胞 参与Ⅰ型超敏反应的特异性 IgE 类抗体称为变应素（allergins）。此类抗体主要由鼻咽、扁桃体、支气管和胃肠道等处黏膜下固有层淋巴组织中的浆细胞产生，这些部位也是过敏原侵入并引起过敏反应的好发部位。正常人血清中 IgE 含量很低，而在过敏患者体内 IgE 含量异常增高。IgE 为亲细胞抗体，可通过 IgE 的 Fc 段与肥大细胞和嗜碱粒细胞表面的 IgE - Fc 受体结合，导致机体处于致敏状态。IgE - Fc 受体（FcεR）可分为 FcεRⅠ和 FcεRⅡ两类。FcεRⅠ为高亲和力受体，由 α、β 和两条相同的 γ 链组成。在体液中极低浓度的 IgE 就可与表达 FcεRⅠ的肥大细胞等结合，当变应原进入体内与肥大细胞上的 IgE – FcεRⅠ结合后，导致肥大细胞脱颗粒，释放生物活性介质，介导Ⅰ型超敏反应。IgE – FcεRⅡ为低亲和力受体，又称 B 细胞分化抗原或 CD23，其表达范围除 B 细胞、肥大细胞、嗜碱和嗜酸粒细胞之外，还有巨噬细胞、NK 细胞、树突状细胞和血小板等。FcεRⅡ属钙离子依赖性凝集素家族，能促使 B 细胞分化和 IgE 的产生。

（二）Ⅰ型超敏反应的发生机制

Ⅰ型超敏反应的发生发展过程可概括为致敏、发敏和效应 3 个阶段。

1. 致敏阶段　当变应原初次进入机体后，诱发 B 细胞产生 IgE 抗体。该抗体的特点是具有同种组织细胞的亲嗜性（亲细胞性），其 Fc 段可与肥大细胞和嗜碱粒细胞表面相应的 FcεRⅠ结合，而使机体呈致敏状态，一般可维持几个月到数年。如不再接触相应的变应原，则机体的致敏状态将逐渐消失。

2. 发敏阶段　当相应的变应原再次进入机体时，通过与致敏肥大细胞/嗜碱粒细胞表面 IgE 抗体特异性结合，多价抗原与致敏靶细胞表面两个或两个以上的相邻 IgE 抗体结合，致敏靶细胞表面 FcεRⅠ交联聚集（又称桥联反应），可诱导靶细胞脱颗粒、释放及合成生物活性介质。其机制为：变应原与细胞上两个以上 IgE 分子结合，通过桥联启动机制，使细胞膜上受体的活动发生构型改变，激活细胞膜上相关的酶类，导致磷脂甲基化和磷脂氧化，钙通道开放，使 Ca^{2+} 大量进入细胞内。在磷脂氧化代谢过程中，能迅速合成一些参与超敏反应的生物活性物质，如白三烯、前列腺素和血小板活化因子。同时，使 γ 异构型磷酯酰肌醇特异性磷脂酶 C 激活，水解磷脂酸肌醇，使细胞内储存的 Ca^{2+} 释放，激活细胞膜上 GTP 转变为 cGMP 并抑制 cAMP 的生成。上述过程可促使细胞发生脱颗粒反应，分泌多种生物活性物质。

3. 效应阶段　是指生物活性介质作用于效应组织和器官，引起局部或全身超敏反应。生物活性介质作用于效应组织引起平滑肌收缩、腺体分泌增加、小血管扩张、毛细血管通透性增高、嗜酸粒细胞增多和浸润，引发相应的临床症状。患者接触变应原后在数秒钟内发生，并可持续数小时者称为即刻/早期相反应。这种反应主要由肥大细胞内预先储备的组胺和激肽引起。晚期相反应是指患者在接触变应原刺激后 6～12 小时发生，可持续数天。引起Ⅰ型超敏反应的生物活性介质如下：

（1）**颗粒内预先形成储备的介质及其作用**：① 组胺（histamine）。是引起即刻相反应的主要介质，其主要作用是使小静脉和毛细血管扩张、通透性增强；刺激支气管、胃肠道、子宫、膀胱等处平滑肌收缩；促进黏膜腺体分泌增强。② 激肽原酶。可作用于血浆中激肽原，使之生成具有生物活性的激肽，其中缓激肽的主要作用是刺激平滑肌收缩、支气管痉挛、小血管扩张、毛细血管通透性增高，吸引嗜酸粒细胞向局部趋化和浸润等。

（2）**细胞内新合成的介质及其作用**：①白三烯（leukotrienes, LTs）。是花生四烯酸经脂氧合酶途径形成的介质，包括 LTC4、LTD4 和 LTE4，曾被称为慢反应物质（SRS – A）。它们是引起晚期相反应的主要介质，其主要作用是使支气管平滑肌强烈而持久地收缩、毛细血管扩张、通透性增强；促进黏膜腺体分泌。②前列腺素 D_2（prostaglandin, PGD_2）。是花生四烯酸经环氧合酶途径形成的产物，其主要作用是刺激支气管平滑肌收缩、血管扩张、通透性增加。③血小板活化因子（platelet activating factor，PAF）。是花生四烯酸衍生物，参与晚期相反应，可凝聚和活化血小板，使之释放组胺、5－羟色胺等血管活性介质，增加毛细血管通透性。④细胞因子。如 IL－4 和 IL－13，可扩大 CD4$^+$ Th2 细胞应答和促进 B 细胞发生 IgE 类别转换；IL－3、IL－5 和 GM－CSF 可促进嗜酸粒细胞生成和活化；Th1 分泌 IFN－γ 不足使 Th2 细胞功能亢进，大量分泌 IL－4，导致 IgE 产生失控。Ⅰ型超敏反应发生机制见图11－1。

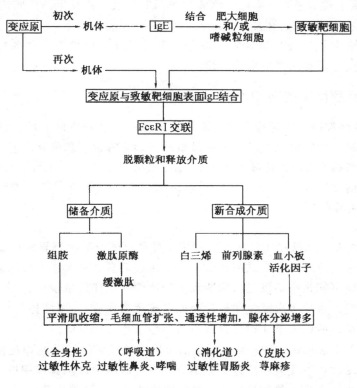

图 11－1　Ⅰ型超敏反应发生机制示意图

（三）临床常见的Ⅰ型超敏反应性疾病

1. 全身性过敏反应

（1）**药物过敏性休克**：以青霉素过敏性休克最为常见。青霉素具有抗原表位，本身无免疫原性，但在体内可降解为青霉噻唑醛酸或青霉烯酸，该降解产物可与体内组织蛋白结合后获得免疫原性，从而诱发过敏性休克。临床上少数人在初次注射青霉素时也可发生过敏性休克，这可能与其曾经使用过被青霉素污染的注射器等医疗器械，或吸入空气中青霉菌孢子而使机体处于致敏状态有关。青霉素制剂在弱碱性溶液中易形成青霉烯酸，因此使用青霉素时应在临用前配制，放置后不可使用。此外，头孢菌素、链霉素、普鲁卡因、有机碘和某些中药等也可引起同样的反应。

（2）**血清过敏性休克**：临床应用动物免疫血清如破伤风抗毒素、白喉抗毒素进行治疗或紧急预防时，有些患者曾因注射过相同的血清制剂已被致敏，可诱发过敏性休克。

2．呼吸道过敏反应 常因吸入花粉、尘螨、真菌孢子和动物毛屑等变应原或呼吸道病原微生物感染引起。主要表现为支气管哮喘和过敏性鼻炎。支气管哮喘是由于支气管平滑肌痉挛而引起的哮喘和呼吸困难，有早期相和晚期相反应两种类型。过敏性鼻炎是由于鼻黏膜水肿、腺体分泌增加而出现流涕、喷嚏等临床症状。

3．消化道过敏反应和皮肤过敏反应 少数人进食鱼、虾、蟹、蛋、奶等食物后可发生过敏性胃肠炎，主要表现为恶心、呕吐、腹痛和腹泻等症状。其发生与胃肠道黏膜表面 SIgA 含量明显减少和蛋白水解酶缺乏有关。

皮肤过敏反应主要表现为荨麻疹、特应性皮炎（湿疹）和血管性水肿，可由药物、食物、花粉、动物皮毛及肠道寄生虫等引起。

（四）Ⅰ型超敏反应的防治原则

1．变应原皮肤实验 临床检测变应原最常采用的方法是皮肤实验。该实验是将容易引起过敏反应的药物、生物制品或其他可疑过敏原（如青霉素、抗毒素血清、花粉、尘螨等），做相应稀释后（青霉素 25U、抗毒素血清 1∶100、尘螨 1∶100000、花粉 1∶10000），取 0.1ml 在受试者前臂作皮内注射，15～20 分钟后观察结果。如注射部位皮肤出现红晕、风团，直径 >1cm 则为皮肤实验阳性。

2．脱敏疗法

（1）异种免疫血清脱敏疗法：该疗法常用于异种血清或某种特异性过敏原引起的超敏反应。在应用抗毒素血清时，若皮试阳性者，可采用小剂量、多次注射抗毒素血清的方法进行脱敏治疗。其机制可能是小剂量过敏原所致生物活性介质释放量较少，不足以引起明显临床症状；因此短时间内少量多次反复注射过敏原（抗毒素血清），可使体内致敏靶细胞上的 IgE 被逐步结合而消耗，所以大量注射抗毒素血清不会发生过敏反应。

（2）特异性变应原脱敏疗法：对已查明而难以避免接触的过敏原如花粉、尘螨等，可采用小剂量、反复多次皮下注射相应过敏原的方法进行脱敏治疗。其作用机制可能与改变抗原进入途径，诱导机体产生大量特异性 IgG 类抗体而使 IgE 类抗体应答降低有关。

3．药物防治 针对Ⅰ型超敏反应的发生和发展过程，药物可以切断或干扰其中某个环节，防止或减轻过敏反应的发生。①抑制生物活性介质合成和释放：色甘酸二钠可稳定细胞膜，阻止致敏靶细胞脱颗粒和释放生物活性介质；肾上腺素、异丙肾上腺素和前列腺素 E 可通过激活腺苷酸环化酶，促进 cAMP 的合成；甲基黄嘌呤和氨茶碱则可通过抑制磷酸二酯酶，阻止 cAMP 的分解。②生物活性介质拮抗药：苯海拉明、扑尔敏、阿司咪唑、曲尼司特等抗组胺药物，可与组胺竞争效应器官细胞膜上的组胺受体，抑制组胺活性；乙酰水杨酸为缓激肽拮抗剂；扎鲁司特、孟鲁司特为白三烯拮抗剂。③改善效应器官反应性：肾上腺素不仅可解除支气管平滑肌痉挛，还可使外周毛细血管收缩、血压升高，因此在抢救过敏性休克时具有重要作用；葡萄糖酸钙、氯化钙、维生素 C 等除可解痉外，还能降低毛细血管通透性和减轻皮肤与黏膜的炎症反应。④中医中药治疗：对过敏性疾病可进行辨证施治，对症治疗。

二、Ⅱ型超敏反应

Ⅱ型超敏反应又称细胞溶解型或细胞毒型超敏反应，是由靶细胞表面抗原与 IgG 或 IgM 类抗体结合，激活补体并在吞噬细胞和 NK 细胞作用下，引起的以细胞溶解或组织损伤为主的病理性免疫应答。

（一）Ⅱ型超敏反应的发生机制

1. 靶细胞及其表面抗原　引起Ⅱ型超敏反应的抗原存在于靶细胞上，靶细胞可以是正常的组织细胞、改变的自身组织细胞和被抗原表位结合修饰的自身组织细胞。靶细胞表面的抗原主要包括：①同种异型抗原，如 ABO 血型抗原、Rh 抗原和 HLA 抗原。②自身细胞与外来抗原存在共同抗原，如链球菌胞壁抗原与肾小球毛细血管基底膜之间的共同抗原。③自身组织结构改变的抗原，常由感染和理化因素所致，如病毒感染、辐射、药物、高温、化学制剂等。④吸附在自身组织细胞表面的药物抗原表位或抗原－抗体复合物。

2. 抗体、补体和效应细胞的作用　介导Ⅱ型超敏反应的抗体主要是 IgG 和 IgM 类抗体。抗体与靶细胞膜上的相应抗原特异性结合，通过下列三条途径或机制导致靶细胞损伤或功能障碍。（图 11 - 2）

（1）激活补体：IgG 和 IgM 类抗体与靶细胞表面抗原结合后，可通过激活补体经典途径，导致补体系统的连锁反应，使靶细胞溶解破坏，此即补体介导的细胞毒作用。

（2）调理吞噬：IgG 抗体与靶细胞特异性结合后，通过其 Fc 段与吞噬细胞表面相应受体结合或通过补体裂解产物 C3b 与相应受体结合，通过调理作用促进对靶细胞的吞噬。

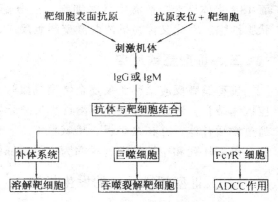

图 11 - 2　Ⅱ型超敏反应发生机制示意图

（3）抗体依赖性细胞介导的细胞毒作用（ADCC）：与靶细胞结合的 IgG 通过其 Fc 段与效应细胞（NK 细胞、巨噬细胞和中性粒细胞）表面的 FcγR 结合，通过 ADCC 作用，导致靶细胞溶解破坏。

（二）临床常见的Ⅱ型超敏反应性疾病

1. 输血反应　一般多发生于 ABO 血型不符的输血。如将 A 型供血者的血误输给 B 型受血者，由于 A 型血红细胞表面有 A 抗原，B 型受血者血清中有天然抗 A 抗体，两者结合后激活补体，可使红细胞溶解破坏，引起溶血反应。

2. 新生儿溶血症　可因母子间 Rh 血型不符（母亲为 Rh⁻，胎儿为 Rh⁺）引起。当 Rh⁻ 的母亲由于输血、流产或分娩等原因受到红细胞表面 Rh⁺ 抗原刺激后，可产生抗 Rh 的 IgG 抗体。当体内产生抗 Rh 抗体的母亲再次妊娠，而第二胎胎儿仍为 Rh⁺ 时，母体内的 Rh

抗体即可通过胎盘进入胎儿体内，与其 Rh^+ 红细胞结合，激活补体，导致胎儿红细胞溶解破坏，引起流产或发生新生儿溶血症。母子间 ABO 血型不符的情况比较多见，但引起新生儿溶血症并不常见，其症状也较轻，目前尚无有效的预防措施。

3．药物过敏性血细胞减少症　某些药物（如磺胺、安替比林、非那西汀、奎尼丁、氯丙嗪和青霉素等）多为半抗原，能与血细胞膜蛋白或血浆蛋白结合形成完全抗原，刺激机体产生相应抗体。该抗体与已结合药物的红细胞、粒细胞或血小板作用，或与药物结合形成抗原－抗体复合物，通过 Fc 受体吸附于红细胞、粒细胞或血小板上，引起药物性溶血性贫血、粒细胞减少症或血小板减少性紫癜。

4．自身免疫性溶血性贫血　可能与遗传因素有关，或因病毒感染或服用药物及酶类制剂，使红细胞膜表面成分发生改变，刺激机体产生抗红细胞自身抗体，这种抗体与自身改变的红细胞特异性结合，可引起自身免疫性贫血。

5．甲状腺功能亢进　甲状腺功能亢进又称 Graves 病，该类患者体内可产生一种针对甲状腺刺激素（thyroid－stimulating hormone，TSH）受体的自身抗体。该种抗体与甲状腺细胞表面 TSH 受体结合，刺激甲状腺细胞合成分泌甲状腺素，引起甲状腺功能亢进，但不破坏甲状腺细胞。因此又称为抗体刺激型超敏反应，归属为 Ⅱ 型超敏反应的一种特殊类型。

三、Ⅲ型超敏反应

Ⅲ型超敏反应又称免疫复合物型或血管炎型超敏反应。其主要特点是由于游离抗原与相应抗体结合，形成中等大小可溶性免疫复合物，当免疫复合物未被及时清除并沉积于局部，通过激活补体，并在血小板、嗜碱粒细胞、中性粒细胞及其他细胞参与下，引起的以充血水肿、局部坏死和中性粒细胞浸润为主要特征的炎症反应和组织损伤。

（一）Ⅲ型超敏反应的发生机制

引起Ⅲ型超敏反应的抗原主要包括内源性抗原（如自身变性的 IgG、细胞核抗原和肿瘤抗原等）和外源性抗原（如病原微生物、寄生虫、药物和异种血清等）。参与Ⅲ型超敏反应的抗体主要是 IgG、IgM 或 IgA。

1．中等大小可溶性免疫复合物的形成　可溶性抗原与相应 IgG 或 IgM 类抗体结合，可形成抗原－抗体复合物，即免疫复合物（immune complex，IC）。由于抗原、抗体比例不同，所形成的免疫复合物大小各异，导致的结果也各不相同。当抗原量过剩时，形成小分子可溶性免疫复合物，可通过肾小球滤过排出体外；当抗原、抗体比例适当时，所形成的大分子不溶性免疫复合物易被体内单核－巨噬细胞及时吞噬清除，因此二者一般无致病作用。只有当抗原稍过剩，形成的中等大小可溶性免疫复合物（其沉降系数为 19S）长期存在于血循环中时，才有可能沉积于毛细血管基底膜引起Ⅲ型超敏反应。

2．中等大小可溶性免疫复合物的沉积

（1）血管活性胺类物质的作用：免疫复合物可直接与血小板表面 FcγR 结合，使之活化，释放组胺等炎性介质，同时还可激活补体产生过敏毒素（C3a/C5a）和 C3b，使肥大细胞、嗜碱粒细胞和血小板活化，释放组胺等炎性介质。这些血管活性胺类物质可使血管壁通透性增高,有利于免疫复合物在血管壁上沉积和嵌顿在血管内皮细胞间。

(2)局部解剖的血液动力学因素的作用:免疫复合物的沉积与局部解剖组织结构和血液动力学有关。免疫复合物容易沉积于血压较高的毛细血管迂回处,如肾小球基底膜和关节滑膜等处的毛细血管迂回曲折、血流缓慢,有利于免疫复合物沉积。另外,主动脉分支处和心瓣膜处血流较大且易产生涡流,也有利于 IC 沉积。

3.免疫复合物沉积后引起的组织损伤

(1)补体的作用:免疫复合物可经传统途径激活补体系统,产生过敏毒素,使嗜碱粒细胞和肥大细胞脱颗粒,释放组胺等炎性介质,引起局部水肿,同时吸引中性粒细胞聚集在免疫复合物沉积的部位,造成中性粒细胞的浸润,在吞噬免疫复合物过程中,可通过释放蛋白水解酶、胶原酶、弹性纤维酶和碱性蛋白等溶酶体酶,造成血管和周围组织的损伤。

(2)血小板的作用:免疫复合物和 C3b 可使血小板活化,产生 5 - 羟色胺等血管活性胺类物质,导致血管扩张,通透性增强,引起充血和水肿。同时,可使血小板聚集并通过激活凝血机制形成微血栓,造成局部组织缺血、进而出血,从而加重局部组织细胞的损伤。(图 11 - 3)

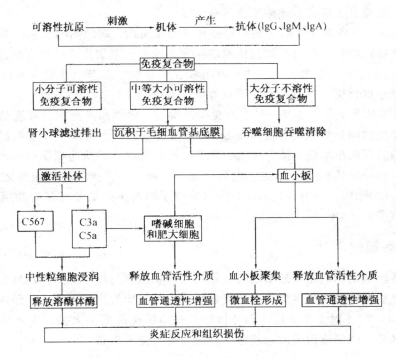

图 11 - 3 Ⅲ型超敏反应发生机制示意图

(二)临床常见的Ⅲ型超敏反应性疾病

1.局部免疫复合物病

(1)Arthus 反应:Arthus 反应是一种实验性局部Ⅲ型超敏反应。1903 年 Arthus 发现用马血清经皮下反复免疫家兔数周后,当再次注射马血清时,可在注射局部出现红肿、出血和坏死等剧烈炎症反应，此种现象被称为 Arthus 反应。

（2）类 Arthus 反应：在临床上局部反复注射胰岛素后可刺激机体产生相应 IgG 类抗体，若此时再次注射胰岛素，即可在注射局部出现红肿、出血和坏死等与 Arthus 反应类似的局部炎症反应，称为类 Arthus 反应。此外，多次注射狂犬病疫苗或使用动物来源的抗毒素，也可出现此类反应。

2．全身性免疫复合物病

（1）血清病：在治疗破伤风或白喉病人时，初次大量注射抗毒素（马血清）1～2 周后出现注射局部红肿、淋巴结肿大、关节肿痛、发热、皮疹和一过性蛋白尿等症状。该反应是由于患者体内产生抗马血清抗体，而马血清抗毒素尚未完全排除，二者结合形成中等大小可溶性循环免疫复合物所致。血清病具有自限性，停止注射抗毒素后症状可自行消退。此外，大量使用某些药物（如磺胺、青霉素等）也可引起类似血清病样的反应。

（2）链球菌感染后肾小球肾炎：此病一般发生于 A 族溶血性链球菌感染后 2～3 周，80% 以上的肾炎属Ⅲ型超敏反应。由于链球菌细胞壁抗原与相应抗体结合形成循环免疫复合物，沉积于肾小球基底膜上所致。免疫复合物型肾炎也可由其他病原微生物（如葡萄球菌、肺炎双球菌、乙型肝炎病毒）或疟原虫等感染引起。

（3）系统性红斑狼疮（SLE）：是一种自身免疫性疾病，病因尚不明确，可能是由于病毒感染或使用某些药物使机体组织细胞抗原结构发生改变，刺激机体产生多种自身抗体，形成免疫复合物（如 DNA - 抗 DNA 复合物）并沉积在肾小球、关节、皮肤及其他器官的毛细血管壁，引起肾小球肾炎、关节炎和脉管炎等炎性损伤。

（4）类风湿性关节炎：也是一种自身免疫性疾病，病因尚未查明，可能是由于病毒或支原体等病原微生物的持续感染，使体内 IgG 分子发生变性；也可能是在感染过程中，中性粒细胞吞噬细菌后释放出溶酶体酶，使 IgG 分子结构发生改变，从而刺激机体产生抗 IgG 的自身抗体。这种自身抗体以 IgM 为主，也可以是 IgG 或 IgA 类抗体，临床称之为类风湿因子（rheumatoid factor，RF）。自身变性 IgG 与类风湿因子结合形成的免疫复合物沉积于小关节滑膜，引起关节炎。

四、Ⅳ型超敏反应

Ⅳ型超敏反应又称迟发型超敏反应，是由效应 T 细胞与相应抗原作用后，引起的以单核细胞浸润和组织细胞损伤为主要特征的炎症反应。其反应发生较迟缓，一般在机体再次接触相同抗原后 24～72 小时发生。抗体和补体与此型超敏反应发生无关，主要是效应 T 细胞和吞噬细胞及其产生的细胞因子或细胞毒性介质介导的免疫损伤。

（一）Ⅳ型超敏反应的发病机制

1．效应 T 细胞和记忆 T 细胞的形成　引起Ⅳ型超敏反应的抗原主要有胞内寄生菌（如结核杆菌、白色念珠菌等）、某些病毒（如麻疹病毒、水痘病毒等）、寄生虫（某些原虫、蠕虫）和化学物质等。这些抗原性物质经抗原提呈细胞（APC）加工处理后，能以抗原肽：MHC - Ⅱ/Ⅰ类分子复合物的形式表达于 APC 表面，使具有相应抗原受体的 CD4$^+$ T 细胞和

CD8$^+$T细胞活化。这些活化T细胞在IL-2和IFN-γ等细胞因子作用下，有些增殖分化为效应T细胞，即CD4$^+$效应T细胞和CD8$^+$效应T细胞；有些成为静止的记忆T细胞。

2. 效应T细胞引起的炎症反应和细胞毒作用 当抗原特异性记忆T细胞再次与相应抗原接触时，可迅速增殖分化为效应T细胞，通过介导炎症反应和细胞毒作用，造成组织损伤。参与Ⅳ型超敏反应的效应T细胞有CD4$^+$T细胞和CD8$^+$T细胞。

（1）CD4$^+$T细胞介导的炎症反应和组织损伤：CD4$^+$Th1细胞再次与抗原提呈细胞表面相应抗原作用后，可通过释放趋化因子、IFN-γ、TNF-β、IL-2、IL-3和GM-CSF等细胞因子，产生以单核细胞及淋巴细胞浸润为主的免疫损伤效应。趋化性细胞因子可促使单核-巨噬细胞向局部聚集，在IFN-γ作用下，并能激活其吞噬功能，通过释放溶酶体酶等炎性介质引起组织损伤；TNF-γ和活化Mφ产生的TNF-α，可直接对靶细胞及其周围组织细胞产生细胞毒作用，引起组织损伤；IL-2能增强效应T细胞的自分泌和旁分泌作用，还能放大CD4$^+$T细胞合成细胞因子的作用。此外，淋巴毒素可直接破坏靶细胞。

（2）CD8$^+$T细胞介导的细胞毒作用：CD8$^+$效应Tc细胞能特异性识别靶细胞并与靶细胞表面相应抗原结合，通过脱颗粒、释放穿孔素和颗粒酶等介质，直接导致靶细胞溶解破坏；或诱导靶细胞表达凋亡分子（Fas），后者与CD8$^+$效应Tc细胞表面的FasL（配体）结合，导致靶细胞凋亡。CD8$^+$Tc可连续杀伤靶细胞，自身不发生损伤，发挥高效率杀伤作用。Ⅳ型超敏反应发生机制见图11-4。

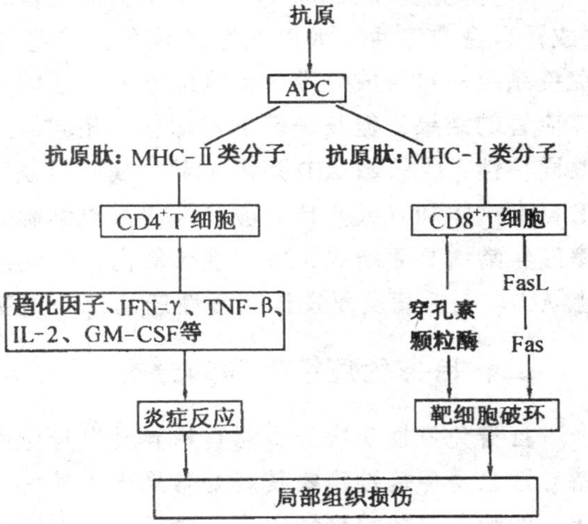

图11-4 Ⅳ型超敏反应发生机制示意图

（二）临床常见的Ⅳ型超敏反应性疾病

1. 传染性超敏反应 胞内寄生菌（结核杆菌、麻风杆菌、布氏杆菌等）、病毒和某些真菌感染机体可发生Ⅳ型超敏反应。由于该超敏反应是在感染过程中发生的，故称传染性超敏反应。机体具有传染性超敏反应，表明已获得对特定病原体的细胞免疫能力。例如结核菌素实验阳性者，对再次感染结核杆菌具有免疫力。但是结核病人肺空洞形成、干酪样坏死和麻风病人皮肤肉芽肿形成，以及结核菌素皮试引起的局部组织损伤均归之为迟发型超敏反应的结果。

2. 接触性皮炎 是机体经皮肤接受抗原刺激后，当再次接触相同抗原时发生的以皮肤损伤为主要特征的Ⅳ型超敏反应。致敏原是小分子化学物质，包括油漆、染料、塑料、农药、化妆品以及药物（如磺胺、青霉素）等。这些小分子半抗原与表皮细胞内角质蛋白结合形成完全抗原，使机体致敏。当再次接触经多种途径进入体内的相同抗原后24小时发生皮炎，48～96小时达高峰，局部皮肤出现红肿、硬结、水疱，严重者可出现剥脱性皮炎。

3. 移植排斥反应 引起移植排斥反应的抗原称为移植抗原、主要组织相容性抗原或人类白细胞抗原（HLA），它存在于机体有核细胞表面，由遗传基因控制表达。除同卵双生个体间 HLA 完全相同外，不同个体细胞表面的 HLA 均不相同。不同个体间进行器官移植后，通过对移植物抗原的特异性识别，受者 CD4$^+$T 细胞被激活，通过释放细胞因子和活化 CD8$^+$Tc，导致炎性反应和细胞毒效应，引发急性和慢性移植排斥反应。此外，B 细胞也参与移植排斥反应。

第二节　自身免疫和自身免疫性疾病

一、自身免疫和自身免疫性疾病的概念

自身免疫（autoimmunity）是指机体免疫系统对自身抗原成分发生免疫应答，产生抗体和（或）自身应答性 T 淋巴细胞的现象。自身免疫性疾病（autoimmune disease，AID）是因机体免疫系统对自身成分发生免疫应答而导致的自身组织损伤。虽然各种自身免疫病均是自身免疫应答的结果，但其表现形式却各不相同，发病机制很复杂。自身免疫性疾病具有如下一些共同特性：①多数 AID 病因不明，属"自发"性免疫性疾病；②AID 外周血中可测到高效价的自身抗体和（或）自身应答性 T 淋巴细胞；③AID 有一定的性别差异，以女性多见，发病率随年龄增高而增高，并有遗传倾向；④疾病往往有重叠现象，即一个病人可同时患一种以上 AID；⑤疾病反复发作和慢性迁延；⑥免疫抑制剂治疗一般有效。

二、自身免疫性疾病的分类

自身免疫性疾病分为器官特异性自身免疫性疾病和非器官特异性自身免疫性疾病。器官特异性自身免疫性疾病其病变常局限于某一特定的器官，由对器官特异性抗原的免疫应答引起，如胰岛素依赖型糖尿病、慢性淋巴细胞性甲状腺炎和重症肌无力等。非器官特异性自身免疫性疾病又称全身性或系统性自身免疫性疾病，患者的病变可见于多种器官及结缔组织，故这类疾病又称结缔组织病或胶原病，如系统性红斑狼疮、类风湿性关节炎和硬皮病等。此外，自身免疫性疾病还可分为原发性和继发性自身免疫性疾病以及急性和慢性自身免疫性疾病。典型的自身免疫性疾病见表 11 - 1。

表 11 - 1　　　　　　　　　常见的几种人类自身免疫性疾病

免疫应答类型	自身免疫性疾病	免疫应答靶器官组织
自身抗体	桥本甲状腺炎	甲状腺素及细胞
自身抗体	自身免疫性贫血	红细胞膜表面蛋白
Th$_1$、自身抗体	I 型糖尿病	胰岛 β 细胞
自身抗体（阻断）	重症肌无力	乙酰胆碱受体
Th$_1$、CTL 及自身抗体	多发性硬化症	神经髓鞘蛋白
自身抗体、免疫复合物	类风湿性关节炎（RA）	关节滑膜、结缔组织、IgG
自身抗体、免疫复合物	系统性红斑狼疮（SLE）	DNA、核蛋白、红细胞等

三、自身免疫性疾病的致病相关因素

（一）自身抗原的产生

1．病原微生物感染与自身免疫细胞的活化 如果外来抗原（病毒、细菌等）与正常宿主细胞或细胞外成分有相类似的抗原决定簇，针对该抗原决定簇的淋巴细胞由于微生物感染而被激活，能识别相应的自身抗原，并能引起自身免疫应答，产生自身免疫性疾病。一般情况下，机体针对外来抗原特异的效应细胞在抗原被清除之后会很快从体内消失，但如果体内存在能够交叉识别自身抗原的淋巴细胞时，当体内外来抗原被清除后，自身抗原则成了维持它们在体内不断增殖和介导自身组织损伤的动力。例如，A 族溶血性链球菌感染诱导的抗 M 蛋白抗体与人心肌肌球蛋白和肾小球基底膜有明显的交叉反应，可能是急性肾小球肾炎和风湿性心脏病的主要原因。

2．遗传、环境与其他因素对自身免疫性疾病发生的影响 自身免疫性疾病的发生、发展与宿主所诱带的自身免疫病易感基因和环境因素的相互作用有关。相关的环境因素包括物理、化学、生物、服用药物、创伤和精神因素等都可诱导自身免疫性疾病易感基因活化，产生自身抗体或自身应答性 T 淋巴细胞，发生自身免疫性疾病。例如，DR3 的个体与胰岛素依赖型糖尿病、重症肌无力和系统性红斑狼疮等发病有关；DR4 与类风湿性关节炎、胰岛素依赖型糖尿病有关；B27 与强直性脊柱炎有关；DR5 和桥本甲状腺炎有关。MHC 连锁基因的缺陷也和自身免疫性疾病的发生有关，如补体成分 C1、C4 或 C2 基因缺陷的纯合子个体和 Fas/FasL 的基因缺陷的个体均易患系统性红斑狼疮。

3．隐蔽抗原的释放 体内某些器官或组织（如脑、眼晶状体、睾丸、精子等）成分，在解剖位置上与免疫系统隔绝，称为隐蔽抗原。按照 Burnet 的克隆排除学说，由于这些抗原在胚胎期从未与免疫系统接触，其相对应的淋巴细胞克隆依然存在并具有免疫活性。在手术、外伤或感染等情况下，隐蔽抗原释放入血或淋巴系统，激活相应自身反应性淋巴细胞，导致针对隐蔽抗原的自身免疫性疾病。如眼球外伤破裂释放眼内晶状体蛋白，可激发机体产生针对晶状体蛋白的抗体或激活特异性淋巴细胞，可攻击健侧眼球的晶状体蛋白发生交感性眼炎。

（二）机体免疫调节异常

1．T-B 淋巴细胞之间的旁路活化 在正常情况下，机体存在针对自身抗原的 T/B 细胞克隆，由于 Th 细胞易产生免疫耐受，因此不出现自身免疫应答。某些外来抗原进入机体，可激活相应 Th 细胞，绕过原已产生耐受的 Th 细胞，使由于缺乏 Th 细胞辅助信号而处于静止状态的自身反应性 B 细胞克隆激活，产生自身免疫应答。

2．MHC-Ⅱ类抗原表达异常 正常情况下，大多数组织器官仅表达 MHC-Ⅰ类抗原，而不表达 MHC-Ⅱ类抗原。某些因素（如病毒感染）可诱导 B 细胞开始表达新的或原来不活跃的基因，可异常表达 MHC-Ⅱ类抗原，将自身抗原提呈给 Th 细胞，引发自身免疫性疾病。

3. 细胞因子产生失调 细胞因子可能通过诱导 MHC - Ⅱ类抗原异常表达,诱导黏附分子表达增加,使 APC 与 T 细胞的亲和力增强,促进自身免疫应答的发生,引起自身免疫性疾病。

4. Th1 和 Th2 细胞功能失衡 具有免疫调节功能的 Th 细胞亚型 Th1 和 Th2 细胞通过分泌细胞因子相互调节,维持机体正常的免疫功能。例如,Th1 细胞分泌干扰素,介导细胞免疫和炎症反应,在抗病毒、抗感染和抗移植物排斥方面发挥作用;Th2 细胞分泌 IL - 4、IL - 5、IL - 10,参与 B 细胞的增殖、抗体产生和超敏反应性疾病的发生。如果 Th1 和 Th2 各自分泌的细胞因子在功能上发生了紊乱,平衡遭到破坏,就会出现病理状态或发生疾病。研究提示,Th1 细胞功能亢进可促进某些器官特异性自身免疫病的发生,如胰岛素依赖型糖尿病和多发性硬化症。Th2 细胞的功能过高,可促进抗体介导的全身性自身免疫性疾病,如系统性红斑狼疮。•

5. Fas/FasL 表达异常 在 Fas(CD95)/FasL(CD95 配体)基因缺陷的患者,因为激活诱导自身应答性淋巴细胞的凋亡机制受损,易发生多种自身免疫性疾病。凋亡调节蛋白的过度表达,也与自身免疫性疾病的发生有关。Fas/FasL 表达异常和胰岛素依赖型糖尿病、多发性硬化症、桥本甲状腺炎等多种自身免疫性疾病的发生有关。

(三)自身免疫性疾病的免疫损伤机制

自身免疫性疾病是由自身抗体和(或)自身应答性 T 淋巴细胞介导的对自身抗原产生免疫应答所致,其发病机制多属 Ⅱ、Ⅲ、Ⅳ型超敏反应。

1. 自身抗体引起的免疫损伤 抗血细胞表面抗原的自身抗体与相应的血细胞结合后,可通过激活补体或调理吞噬作用,导致血细胞的破坏,引起自身免疫性血液病。如药物引起的自身免疫性溶血性贫血是由于某些药物与红细胞结合,刺激机体产生抗红细胞表面抗原的自身抗体,在补体的参与下引起红细胞溶解。又如某些抗细胞表面受体的抗体,与细胞结合后,刺激了该细胞功能,导致相应细胞功能障碍而引起自身免疫病。如甲状腺毒症患者由于机体产生针对甲状腺滤泡细胞上促甲状腺激素受体的自身抗体,可模拟促甲状腺素作用,刺激甲状腺持续合成与分泌甲状腺素,造成甲状腺功能亢进。

2. 循环免疫复合物引起的免疫损伤 自身抗体与相应抗原结合形成的循环免疫复合物可沉积于某些组织部位,激活补体,造成组织细胞的损伤,引起自身免疫病。例如,系统性红斑狼疮患者体内抗核抗体与细胞核抗原形成大量的免疫复合物,沉积在肾小球、关节、皮肤和其他器官的小血管壁,引起肾小球肾炎、关节炎、皮肤红斑及多部位脉管炎。

3. 自身反应性 T 细胞引起的免疫损伤 自身反应性 T 细胞对自身抗原发生免疫应答,可引起多种自身免疫性疾病。$CD8^+Tc$ 介导的细胞毒作用和 $CD4^+Th1$ 细胞介导的迟发性超敏反应性炎症,都可造成组织损伤,引起自身免疫性疾病。如胰岛素依赖型糖尿病患者体内的 $CD8^+Tc$ 可对胰岛的 β 细胞发生免疫应答,并将其特异性杀伤破坏,引起自身免疫性疾病。

四、自身免疫性疾病的治疗原则

（一）预防和控制自身免疫性疾病的诱发因素

病原体感染是机体自身免疫性疾病诱发的主要因素。采用相应的疫苗和抗生素用于预防和治疗多种病原体的感染，是减少自身免疫性疾病发生的有效措施。此外，消除自身抗原形成的因素还包括物理、化学、生物、药物、创伤和精神等各种因素。

（二）使用免疫抑制剂抑制免疫应答和炎症反应

环孢素 A 和 FK506 可通过抑制 IL－2 基因的信号转导通路，使 IL－2 的表达受阻，进而抑制 T 细胞的分化和增殖，对多种自身免疫性疾病的治疗有明显的疗效；特异性 TCR 受体拮抗肽，可通过抑制特异性 T 细胞的功能而抑制某些自身免疫性疾病的进展。

应用大剂量皮质激素，可有效地抑制某些重症自身免疫性疾病所致的炎性反应。此外，水杨酸制剂、前列腺素抑制剂及补体拮抗剂等均可抑制炎症反应，改善自身免疫性疾病的症状。

（三）特异性免疫治疗

直接采用某些细胞因子调节 Th1 和 Th2 细胞功能的平衡，如在动物实验中应用 IL－4 或 IL－10 可抑制实验性自身免疫性脑脊髓膜炎（EAE）小鼠模型中髓磷脂碱性蛋白 MBP 特异性 CD4$^+$Th1 细胞应答，抑制 EAE 的发展，可望成为治疗自身免疫性疾病的新方法。另外，某些特异性抗体（如抗 TNF－α 抗体、抗 MHC－Ⅱ类抗原抗体）可对某些自身免疫性疾病（如类风湿性关节炎、系统性红斑狼疮）起到一定的治疗作用。

第三节　免疫缺陷病

免疫缺陷病（immunodeficiency disease，IDD）是免疫系统中任何一种成分或多种成分缺损所导致的免疫功能降低或免疫功能缺乏性疾病。IDD 按其发病原因可分为原发性（先天性）免疫缺陷病（primary immunodeficiency disease，PIDD）和继发性（获得性）免疫缺陷病（secondary immunodeficiency disease，SIDD）两大类。同时根据 IDD 主要累及的免疫成分不同，可将其分为体液免疫缺陷、细胞免疫缺陷、联合免疫缺陷、吞噬细胞缺陷和补体缺陷。

IDD 的共同特点：①对各种感染的易感性增加。患者可出现反复、持续及严重的感染，这是本病的最大特点，也往往是造成死亡的主要原因。感染的性质和严重程度主要取决于免疫缺陷的成分及其程度，如体液免疫缺陷、吞噬细胞缺陷及补体缺陷常导致化脓性细菌感染，临床表现为气管炎、肺炎、中耳炎、化脓性脑膜炎和皮肤感染等；细胞免疫缺陷导致的感染主要由病毒、真菌、胞内寄生菌和原虫等引起。②恶性肿瘤发生率增加。T 细胞免疫缺陷患者恶性肿瘤的发生率比正常人群高 100～300 倍，其中以白细胞和淋巴系统肿瘤多见，是引起患者死亡的主要原因。若伴发自身免疫性疾病，如选择性 IgA 或某些补体成分的缺陷，可引起全身性红斑狼疮样症状。③自身免疫性疾病发生率增加。IDD 患者伴发自身免疫性疾病者可高达 14%，其中以系统性红斑狼疮（SLE）、类风湿性关节炎和恶性贫血多见。由于免疫系统受损的组分不同，临床表现各异，可同时累及多系统和多器官，并出现复杂的功能障碍和临床症状。④遗传倾向明显。原发性免疫缺陷病患者具有明显的遗传倾向，临床症状及病理损伤复杂。

一、原发性免疫缺陷病

原发性免疫缺陷病的发病机制比较复杂，主要是由于免疫系统遗传基因异常而导致免疫功能不全。根据所累及的免疫细胞或免疫分子不同，可以分为特异性免疫缺陷（如 B 细胞或 T 细胞缺陷、两者联合免疫缺陷）和非特异性免疫缺陷（如补体缺陷和吞噬细胞缺陷）。原发性免疫缺陷病多发生于婴幼儿，有如下几种常见疾病类型（见表 11 - 2）。

（一）原发性 B 细胞免疫缺陷病

B 细胞免疫缺陷病是指由于 B 细胞发育缺陷或由于 B 细胞对 T 细胞所传递的信号反应低下而导致的抗体生成障碍，其特点为体内 Ig 水平降低或缺失。

表 11 - 2　　　　　　　　　　　　原发性免疫缺陷病

分类	占原发性免疫缺陷病（%）	代表性疾病
B 细胞缺陷	50% ~ 75%	性联低丙种球蛋白血症、选择性 IgA、IgM 或 IgG 亚类缺陷、IgM 升高的免疫球蛋白缺陷、Ig 重链缺失、普通易变型免疫缺陷等
T 细胞缺陷	5% ~ 10%	先天性胸腺发育不全、与嘌呤核苷磷酸化酶缺乏有关的 T 细胞缺陷、与膜糖蛋白缺乏有关的 T 细胞缺陷、与 MHC I 或 II 类抗原缺乏有关的 T 细胞缺陷等
联合免疫缺陷	10% ~ 25%	严重联合免疫缺陷、Wiskott - Aldrich 综合征、共济失调、毛细血管扩张、网状组织发育不良等
吞噬细胞缺陷	1% ~ 2%	慢性肉芽肿病、白细胞黏附缺陷、6 - 磷酸葡萄糖脱氢酶缺陷、髓过氧化物酶缺陷等
补体缺陷	< 1%	补体 1 ~ 9 任一组分的缺陷、C1 - 抑制物缺乏、D、H 或 I 因子缺乏、补体受体缺陷等

1. 性联无丙种球蛋白血症　　性联无丙种球蛋白血症（X - linked agammaglobulinemia, XLA）也称先天性无丙种球蛋白血症，又称 Bruton 病。见于男性婴幼儿，其特点是血循环中 B 细胞及各类 Ig 均减少或缺乏，临床表现为反复化脓性细菌感染，可伴有自身免疫病。该病的发病机制是位于 X 染色体上的 Bruton 酪氨酸激酶基因突变或缺失，由于酪氨酸激酶合

成障碍，不能转导信号，致使 B 细胞发育成熟障碍，导致血清中各类 Ig 均降低或缺乏。

2. 选择性 IgA 缺陷或 IgG 亚类缺陷 选择性 IgA 缺陷（selective IgA deficiency）是较常见的一种免疫缺陷病，为常染色体显性或隐性遗传。患者血清型和分泌型 IgA 含量异常低下，而血清 IgM 和 IgG 水平正常或略高。另外，2% IgA 缺陷患者同时有 IgG2、IgG4 缺陷，可表现为呼吸道、消化道、泌尿道反复感染。

3. 性联高 IgM 综合征 性联高 IgM 综合征（X - 1inked hyperimmunoglobulin M syndrome，HIM）多见于男性，患者 B 细胞和 T 细胞发育正常，其特点为血清 IgM 增高或正常，但其他免疫球蛋白如 IgG、IgA、IgE 均明显降低或缺乏。临床表现主要为反复胞外细菌感染和某些机会感染（如卡氏肺囊虫）。本病的发病机制是 X 染色体 CD40L 基因变异，活化的 $CD4^+$ T细胞不表达 CD40L，T 细胞与 B 细胞协同作用受阻，不能诱导 B 细胞进入增殖，导致 Ig 类别转换发生障碍，致使 IgG、IgA、IgE 类抗体产生受阻。

（二）原发性 T 细胞免疫缺陷病

T 细胞缺陷病是由于 T 细胞发生、分化和功能障碍所导致的遗传性缺陷。T 细胞缺陷患者由于 T 细胞缺乏，不能辅助 B 细胞活化，常伴有体液免疫功能缺陷。因此，该类患者不仅对传染因子广泛易感，而且某些类型肿瘤的发生率常异常增高。

1. 先天性胸腺发育不良综合征 本病又称 DiGeorge 综合征，是由于妊娠早期第Ⅲ、Ⅳ咽囊分化发育障碍，导致来源于它的器官如胸腺、甲状旁腺及大血管等多种脏器发育不全。胸腺上皮细胞发育不全，导致 T 细胞发育障碍，致使外周淋巴组织和外周血 T 细胞数减少或缺乏，易发生胞内寄生菌、病毒和真菌的感染，患者如果接种卡介苗、麻疹等减毒活疫苗，可导致自身感染甚至死亡。

2. T 细胞活化及功能缺陷 本病患者外周血 T 细胞数目正常，但细胞活化及功能发生障碍，导致 T 细胞表面某些受体及膜蛋白表达异常或缺失。如 CD3γ 链缺陷，引起细胞表面TCR - CD3 复合物表达水平降低，导致 T 细胞应答缺陷。若 ZAP - 70 缺陷，患者 $CD4^+$ 细胞数量正常而 $CD8^+$ 细胞缺失。

（三）联合免疫缺陷

联合免疫缺陷是指 T 细胞及 B 细胞均缺陷或功能紊乱导致的体液免疫和细胞免疫联合缺陷，临床表现为严重和持续的病毒、真菌、胞内寄生菌及机会性感染，严重者若不慎接种减毒活疫苗（麻疹、牛痘、BCG 等），可引起全身弥散性感染而死亡。一般免疫疗法效果不佳，需进行骨髓移植。

1. 重症联合免疫缺陷病 重症联合免疫缺陷病（severe combined immunodeficiency disease，SCID）是一组胸腺、淋巴组织发育不全及免疫球蛋白缺乏的遗传性疾病。根据其遗传特点不同可分为二型：一类是 X 性联隐性遗传型，其发病机制是由于位于 X 染色体 Xq13 的IL - 2、IL - 4、IL - 6、IL - 9、IL - 15 等受体共有的 γ 链基因突变引起，使 T、B 细胞出现成熟障碍，患者易发生反复感染；另一类是常染色体隐性遗传型，患者主要表现为反复的多种微生物感染。

2．MHC－Ⅰ类分子/MHC－Ⅱ类分子缺陷的 SCID　①MHC－Ⅰ类分子缺陷：淋巴细胞内 MHC－Ⅰ类分子的合成正常，但由于 TAP 基因突变，抗原肽不能够转运至内质网，未结合抗原肽的 MHC－Ⅰ类分子难于表达在淋巴细胞表面，导致 CD8$^+$T 细胞功能缺陷，患者常表现为慢性呼吸道病毒感染。②MHC－Ⅱ类分子缺陷：是由于调节 MHC－Ⅱ类分子表达的基因发生缺陷所致。患者骨髓来源的细胞均不表达 MHC－Ⅱ类分子，CD4$^+$T 细胞不能在胸腺内发育成熟，外周血 CD4$^+$T 细胞数量减少，另外，由于抗原提呈细胞缺乏 MHC－Ⅱ类分子，导致细胞免疫和体液免疫联合免疫缺陷。

3．毛细血管扩张性共济失调综合征　本病为常染色体隐性遗传性疾病，发病机制为同源 PI－3 激酶基因异常。患者有不同程度的 T 细胞缺陷，以及 IgA 和 IgG4 缺乏。患者临床表现为进行性小脑共济失调、毛细血管扩张及反复呼吸道感染。

（四）吞噬细胞缺陷

吞噬细胞缺陷多见于中性粒细胞，主要表现为吞噬细胞的数目、移动和黏附功能以及杀菌活性等的异常。患者临床表现为病原微生物的反复感染。原发性吞噬细胞缺陷病主要有慢性肉芽肿病、白细胞黏附缺陷和 Chediak－Higashi 综合征。

1．慢性肉芽肿病（chronic granulomatous disease，CGD）　本病遗传方式约有 2/3 为性联隐性遗传，其余为常染色体隐性遗传。该病发生机制是由于吞噬细胞胞浆内还原型辅酶Ⅱ氧化酶系统的基因缺陷，杀伤超氧代谢物的功能障碍，不能杀死吞噬的病原微生物，病原微生物持续感染刺激形成肉芽肿。临床表现为淋巴结、皮肤、肝、肺、骨髓等有慢性化脓性肉芽肿和肝脾肿大。

2．白细胞黏附缺陷（1eukocyte adhesion deficiency，LAD）　本病为常染色体隐性遗传，主要由于 CD18 基因突变，使整合素分子表达缺陷，依赖于黏附作用的白细胞功能发生障碍，使中性粒细胞不能与内皮细胞黏附、移行并穿过血管壁到达感染部位。患者表现为化脓性细菌感染和真菌感染反复发生，伤口难愈。

3．Chediak－Higashi 综合征　本病为常染色体隐性遗传，患者中性粒细胞吞噬能力和趋化能力下降，NK 细胞的细胞毒性下降，单核中性粒细胞和淋巴细胞杀菌功能受损。临床表现为反复化脓性细菌感染。

（五）补体系统缺陷

几乎所有的补体成分（包括补体固有成分、补体调节分子和补体受体）都可以发生遗传性缺陷。大多数补体系统缺陷属常染色体隐性遗传，少数为常染色体显性遗传。

1．补体固有成分缺陷　C3 缺陷可导致严重的化脓性细菌感染；C2 和 C4 缺陷使经典途径激活受阻，导致免疫复合物病的发生；旁路途径的 D 因子和 P 因子缺陷使补体激活受阻，易引起感染。

2．补体调节分子缺陷　补体调节分子中以 C1 抑制物（C1INH）缺陷最常见，属常染色体显性遗传病，如遗传性血管神经性水肿，由于患者血清中缺乏 C1INH，对 C1 不能进行抑制，血清中 C1 被活化后激活 C4 和 C2，其中 C2 裂解所产生的血管活性介质 C2a 能使毛细血管扩张，通透性增高，表现为皮下和黏膜下组织反复水肿，当水肿波及喉头时可致窒息死亡。

二、继发性免疫缺陷病

引起继发性免疫缺陷的因素包括：①营养不良：是引起继发性免疫缺陷的主要原因，蛋白质、脂肪、维生素和微量元素摄入不足可影响免疫细胞的成熟，降低机体对微生物的免疫应答。②肿瘤：恶性肿瘤特别是淋巴组织的恶性肿瘤（如霍奇金病、慢性淋巴细胞白血病等）常可进行性地抑制患者的免疫功能。③免疫抑制疗法：免疫抑制药物（如糖皮质激素、环磷酰胺、甲氨蝶呤、环孢素A、抗淋巴细胞球蛋白等）以及放射线照射治疗，可破坏淋巴细胞，抑制免疫功能。④感染性疾病：多种病毒（如艾滋病病毒、麻疹病毒、巨细胞病毒、风疹病毒和EB病毒等）、结核杆菌或麻风杆菌、原虫或蠕虫感染均可导致免疫缺陷。此外，创伤、烧伤和手术（如脾、胸腺、扁桃体、阑尾切除等）均可引起继发性免疫缺陷。

由人类免疫缺陷病毒（human immunodeficiency virus，HIV）引起的获得性免疫缺陷综合征（acquired immuno deficiency syndrome，AIDS），参见病毒章节。

三、免疫缺陷病的治疗原则

目前对于免疫缺陷病的治疗主要包括：输入免疫球蛋白或免疫细胞（如采用静脉注射免疫球蛋白治疗性联无丙种球蛋白血症、性联高IgM综合征等），骨髓移植（如同种异体骨髓移植治疗SC1D、Wiskott - Aldrich综合征、DiGeorge综合征和慢性肉芽肿病等），基因治疗及抗感染治疗等。

第十二章

免 疫 诊 断

免疫诊断是指利用免疫学理论设计的一系列测定方法，通常包含两重含义，一是指对具有免疫活性（抗原、抗体活性）物质的定性、定量测定；二是指对免疫系统的构成成分（免疫细胞、免疫分子）的数量、状态变化的测定。前者主要应用各种体外抗原抗体反应检测方法加以测定；后者则可通过分子生物学、细胞生物学的检测手段加以测定。相对于其他类型的实验室诊断方法，免疫诊断具有特异性强、敏感性高、简便易行等特点，可用于免疫性疾病的诊断、疗效评估及发病机制的研究。

第一节　抗原抗体反应

抗原抗体反应是指抗原与相应抗体之间所发生的特异性结合反应。体内抗原抗体反应可介导吞噬、溶菌、中和毒素等作用；体外抗原抗体反应根据抗原的物理性状、抗体的类型及参与反应的介质不同，可出现凝集反应、沉淀反应、补体结合反应和中和反应等各种不同反应。由于抗体主要存在于血清中，在进行抗原抗体反应的检测时多采用血清进行实验，所以体外抗原抗体反应也称血清学反应。

一、抗原抗体反应的特点

（一）特异性

抗原抗体反应本质上是抗原决定簇与抗体超变区两者在化学结构与空间构型上的互补结合。这种互补结合呈现高度特异性，如同锁匙。但大分子蛋白常可携有多个抗原决定簇，如果两种不同的抗原分子表面恰恰具有相同或空间结构类似的抗原决定簇，则可出现交叉反应。

（二）可逆性

抗原抗体结合依赖空间结构互补和诸如电荷引力、电子云引力、氢键、疏水键等弱作用力，故其反应遵循生物分子的热动力学原则，呈可逆性。其结合反应速度与分解反应速度的比值称平衡常数，以 K 表示。K 值反映了抗原抗体结合的牢固程度，所以抗体亲和力通常以 K 值表示。

（三）最适比例性

以肉眼观察凝集反应、沉淀反应往往要求抗原抗体之间有合适的比例关系方能出现可见的结果。其原因是呈二价结合能力的抗体与呈多价结合能力的抗原，只有在比例关系合适时，方能形成足够大的沉淀物析出。如果抗体数量远多于抗原（抗体过剩），或抗原数量远多于抗体（抗原过剩），均可影响结果的观察。前者称为"前带现象"，后者称为"后带现象"。

二、影响抗原抗体反应的因素

（一）电解质

抗原抗体发生特异性结合后形成肉眼可见的抗原抗体反应，必须有电解质的参与，因为 NaCl 在水溶液中解离成 Na^+ 和 Cl^-，直接影响到抗原抗体所带的电荷。在实验中为了沉淀物或凝集物能够顺利形成，常用 0.85% NaCl 溶液作为稀释液，提供电解质。

（二）酸碱度

合适的 pH 是出现抗原抗体反应的主要因素，抗原抗体反应一般在 pH 为 6~8 时进行。pH 过高或过低都将影响抗原与抗体的理化性质和所带电荷，可导致颗粒性抗原非特异性地凝集，造成假阳性反应。

（三）温度

适当的温度可增加抗原与抗体碰撞的机会，加速可见反应的出现。常用的抗原抗体反应温度为 37℃。当温度高于 56℃时，可导致蛋白质变性或破坏，并使已结合的抗原抗体解离。

三、抗原、抗体的检测方法

体外抗原抗体反应的检测方法主要包括凝集反应（agglutination）、沉淀反应（precipitation）、溶血反应、中和反应等经典的血清学实验和最近发展起来的免疫标记技术。本章主要介绍常用的凝集反应、沉淀反应和免疫标记技术。

（一）凝集反应

细菌、红细胞等颗粒性抗原与相应抗体结合后，出现肉眼可见的凝集团块，这一类反应称为凝集反应。（图 12－1）

1. 直接凝集反应 指红细胞或细菌与相应抗体直接结合所出现的凝集反应。常用的有玻片凝集实验与试管凝集实验。前者多用于细菌的诊断与分型、红细胞 ABO 血型的鉴定。后者为定量实验，在试管中作一系列稀释待检血清，用已知抗原检测其中的未知抗体，以帮助临床诊断，如诊断伤

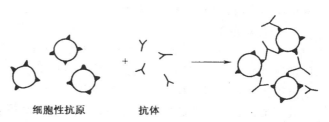

细胞性抗原　　　抗体

图 12－1　红细胞直接凝集

寒病的肥达实验（Widal test）等。

2. 间接凝集反应 将可溶性抗原吸附于合适的颗粒性载体（如红细胞、细菌、聚苯乙烯乳胶颗粒表面）上，再与相应抗体结合出现凝集反应，称为间接凝集反应。间接凝集反应又分为①正向间接凝集反应：系指由抗原吸附颗粒与相应抗体形成的凝集反应。常用于已知抗原检测未知抗体。②反向间接凝集反应：系指由抗体吸附颗粒与相应抗原形成的凝集反应。常用于传染病和原发性肝癌的早期诊断。③间接凝集抑制反应：诊断试剂为抗原致敏的颗粒载体及相应的抗体，用于检测标本中是否存在与致敏抗原相同的抗原。检测方法是将待检的可溶性抗原与已知抗体预先混合并充分作用后，再加入结合有相同抗原的致敏载体，如果抗体已被可溶性抗原结合，那么原先可以形成的凝集现象就会被抑制，这类反应称为间接凝集抑制反应。临床上常用的免疫妊娠实验即属此类。④协同凝集反应：是利用金黄色葡萄球菌细胞壁上的 A 蛋白（SPA）能够结合抗体 Fc 段的特性，形成抗体吸附颗粒引起的反向间接凝集反应。常用于流行性脑膜炎的早期诊断。（图 12 - 2）

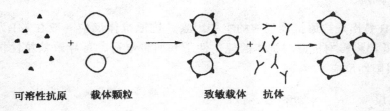

可溶性抗原　　载体颗粒　　　　致敏载体　抗体

图 12 - 2　间接凝集反应

（二）沉淀反应

血清蛋白质、细胞裂解液和组织浸液等可溶性抗原与相应抗体结合后，出现肉眼可见的沉淀物，称为沉淀反应。沉淀反应可分为液相沉淀反应与凝胶内沉淀反应两大类。这种反应在免疫诊断中多用作定性或定量检测。

1. 液相沉淀反应 一般都在试管内进行，依据操作方法及沉淀物形状的不同，分为絮状沉淀实验与环状沉淀实验两种。前者如诊断梅毒的康氏反应，后者如诊断炭疽的 Ascoli 反应及血迹鉴定实验。

2. 凝胶内沉淀反应 是以凝胶为介质进行的可溶性抗原抗体反应，分为扩散实验与免疫电泳技术两大类。其中扩散实验又可分成单向扩散实验与双向扩散实验。单向扩散实验是将抗体溶入凝胶内，待冷却凝固后打孔，孔内置抗原，使抗原在凝胶内扩散，形成浓度梯度，在抗原抗体浓度比例合适处形成沉淀环，依据沉淀环之直径大小可判断抗原含量的高低（图 12 - 3），是一种定量检测方法。双向扩散实验则是待凝胶冷却凝固后，分别打孔置入抗原抗体，两者相向扩散，于抗原抗体浓度比例合适处形成沉淀线，这一实验可用作抗原性质的分析比较与抗原或抗体的相对定量检测（图 12 - 4）。免疫电泳技术是沉淀反应与电泳分析技术的结合，它既加快了沉淀反应的速度，又提高了对不同抗原成分的分辨程度。较常用的有免疫电泳（区带电泳后，再作双向扩散，主要应用于抗原、抗体成分的分析和异常体液蛋白的识别）、对流免疫电泳（施加电场的双向扩散实验，加速了扩散反应的速度）、火箭免疫电泳（施加电场的单向扩散实验，提高了反应速度与敏感性）。

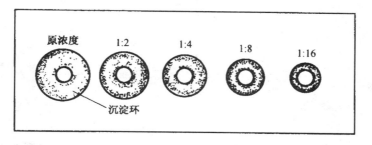

图 12-3 单向免疫扩散

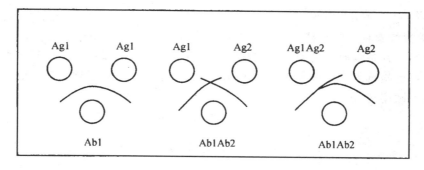

图 12-4 双向免疫扩散

（三）免疫标记技术

免疫标记技术是利用放射性核素、荧光素、酶等标记物对抗原或抗体进行标记，并进行抗原抗体反应，测定结合物中微量抗原或抗体的检测方法。目前最常用的是酶标记免疫技术、荧光标记免疫技术、放射性核素标记免疫技术。这三种常用的标记物与抗原或抗体连接后不改变后者的免疫特性，并提高了方法的灵敏度。这类免疫标记技术可用于定性、定量或定位检测。

1.酶标记免疫技术 以酶作为标记物，通过显色反应，指示体外抗原抗体反应的标记技术称为酶标记免疫技术，可分为酶免疫组织化学技术与酶免疫测定技术两大类。目前应用最为广泛的酶联免疫吸附实验（enzyme linked immunosorbent assay，ELISA）是酶免疫测定技术的代表。其基本原理是将已知的抗原或抗体吸附于固相载体（聚苯乙烯微量反应板）表面，使抗原抗体反应在固相载体表面进行。根据 ELISA 检测中固相载体表面吸附物性质、待检标本性质、酶标记物性质的不同，ELISA 可分为间接法（检测抗体）、夹心法（检测抗原）、竞争法（既可检测抗原，也可检测抗体）等几种。

2.荧光标记免疫技术 是以荧光素作为标记物标记抗体，与组织或细胞中的相应抗原结合，并通过荧光指示进行定性、定位检测的方法。该技术按实验类型又分为直接法（以荧光素标记第一抗体，直接检测抗原）和间接法（以荧光素标记第二抗体，检测与抗原结合的

第一抗体)。(图 12－5 和图 12－6)

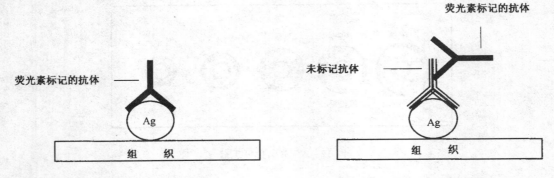

图 12－5　直接免疫荧光法　　　　　　图 12－6　间接免疫荧光法

3．放射性核素标记免疫技术　以放射性核素作为标记物的标记免疫分析技术称为放射免疫分析技术。其基本原理是利用标记抗原与未标记抗原（待检抗原）对特异性抗体的竞争结合反应，对待检抗原作定量分析。此法有较高的灵敏度，适用于微量蛋白、多肽及激素的检测，检测灵敏度达 pg 水平。

第二节　免疫细胞的检测

免疫细胞检测方法是在体外对机体各种参与免疫应答的细胞进行鉴定、计数和功能测定，对临床疾病的诊断、预后及疗效观察具有重要的意义。

一、免疫细胞的分离与鉴定

免疫细胞的分离技术在体外检测各类免疫细胞数量、功能的前提，因此也是现代免疫诊断技术的重要组成部分。免疫细胞膜分子检测则是鉴定、计数与确认免疫细胞的基本技术。

1．免疫细胞的分离技术　是指依据各类免疫细胞理化性质、生物学特性的差异而形成的多种不同的技术方法。较常用的有：淋巴细胞的密度梯度离心分离法、巨噬细胞的黏附贴壁分离法、各种不同亚群淋巴细胞的亲和板结合分离法、T、B 淋巴细胞的尼龙毛柱分离法以及荧光激活细胞分离仪（fluorescence activated sorter，FACS）分离法。

2．免疫细胞膜分子检测　免疫细胞膜分子的检测原理主要有二，其一是以抗体检测抗原，目前已研制出几百种针对不同细胞膜分子的单克隆抗体以满足免疫细胞膜分子检测的需要。其二是以配体检测受体，如绵羊红细胞可与人类 T 细胞的 CD2 膜分子结合形成"花环细胞现象"，故可应用自然花环形成实验来检测人 T 细胞。

二、免疫细胞的功能测定

免疫细胞的功能测定主要是一些能够反映免疫应答过程中免疫细胞生理变化和效应作用的检测技术。

1. 增殖实验 淋巴细胞增殖是免疫应答过程中 T、B 细胞最主要的生理变化之一。检测这一生理变化的主要实验包括淋巴细胞转化实验和混合淋巴细胞反应两种。前者是以抗原或有丝分裂原（如 PHA、ConA 等）刺激外周血淋巴细胞使其增殖，再用形态学观察或放射性核素标记的核苷掺入法显示结果。后者以同种异型淋巴细胞为抗原刺激对应的淋巴细胞增殖。

2. 抗体形成细胞测定 一般采用溶血空斑形成实验，其原理为取经绵羊红细胞免疫小鼠之脾脏淋巴细胞与绵羊红细胞共育，并加入补体，然后计数溶血空斑，以反映免疫小鼠产生的特异性抗体形成细胞之数量。

3. 细胞毒实验 此类实验包括 T 细胞介导的细胞毒实验、NK 细胞活性测定以及 ADCC 作用的检测实验。其基本原理是用放射性核素对靶细胞进行标记，然后以效应细胞对标记靶细胞进行攻击，待靶细胞碎裂后，检测其释出的放射性核素含量，以评价效应细胞的功能。近年来，也有一些细胞毒实验采用 MTT 法测定，其原理是以 3 -（4，5 - 二甲基 - 2 - 噻唑）- 2，5 - 二苯基溴化四唑（MTT）作为细胞内线粒体琥珀酸脱氢酶的底物，反应后形成褐色的可溶解颗粒，通过测定颜色之深浅，反映细胞的存活率，以间接推测细胞毒作用。

4. 细胞吞噬功能测定 细胞吞噬功能测定包括巨噬细胞的吞噬功能测定和中性粒细胞的吞噬功能测定。实验原理为将可吞噬颗粒（鸡红细胞、细菌、真菌等）与待检细胞共同孵育一定时间，然后涂片镜检，计算细胞吞噬百分率与细胞吞噬指数。

第三节 细胞因子的检测

细胞因子在免疫细胞的发育、分化、增殖过程中起重要作用，也是调节免疫应答的主要因素。细胞因子检测不仅在基础免疫学的研究中具有重要意义，而且也是临床探索疾病成因、判断预后、考核疗效的辅助指标。故细胞因子检测已逐渐成为免疫诊断不可或缺的环节。检测细胞因子的方法主要有生物学检测法、免疫学检测法和分子生物学检测法。这三种方法在实际应用中可根据各自的实验室设备和实验目的进行选择。

1. 生物学检测法 其原理是通过相应靶细胞的生物活性反应，对特定细胞因子作生物活性测定。例如以 T 淋巴细胞的增殖测定 IL - 2，以建系细胞的细胞毒作用反映 TNF 的活性等。

2. 免疫学检测法 是将细胞因子作为抗原，通过抗原抗体反应加以检测。通常选用 RIA、ELISA 等方法。此法仅可测得细胞因子的含量，不能反映细胞因子的活性。

3. 分子生物学检测法 主要从 mRNA 水平上测定细胞形成细胞因子的能力，通常选用聚合酶链反应（RT - PCR）、RNA 印迹法和原位杂交等方法。分子生物学方法敏感性高，但不反映最终产生的细胞因子的浓度及活性，主要用于机制的探讨。

第十三章

免疫预防与治疗

第一节 免疫防治的概念及分类

机体获得免疫保护的途径有两条，一是经直接多次的抗原刺激建立的免疫保护，称为主动免疫，如感染某种传染病后，可获得相应的特异性免疫保护；二是通过输入免疫效应物质（主要为抗体）建立的免疫保护，称为被动免疫，如母体内的抗体越过胎盘进入胎儿体内，为新生儿建立免疫保护。同理，以人为方式输入抗原刺激物或免疫效应物质也能建立有效的免疫保护，这称为人工免疫（artificial immunization），可分为人工主动免疫（artificial active immunization）与人工被动免疫（artificial passive immunization）。（见表 13 - 1）

表 13 - 1　　　　　　　　　　　人工主动免疫与人工被动免疫的特点

	人工主动免疫	人工被动免疫
输入机体物质	抗原	抗体（免疫细胞）
免疫力产生时间	较慢	立即
免疫力维持时间	较长	较短
主要用途	预防	治疗、紧急预防

人工免疫的原理与方法已被广泛应用于临床医学领域，根据其应用目的，又可分为免疫预防与免疫治疗。

免疫预防是以人为方式输入抗原刺激物或免疫效应物质，以建立有效的免疫保护，防止疾病的发生与形成。其手段主要是利用抗原刺激物诱导机体产生免疫保护作用（人工主动免疫）或应用源于异种或同种异体的免疫效应物质中和致病因子（人工被动免疫）。

免疫治疗（immunotherapy）是指以药物或其他手段，改变和纠正免疫系统的病理状态及不恰当的免疫应答的治疗方法。这种人为地对免疫功能的强制性调节也称免疫干预（immunomodulation）。按其干预的结果可分为免疫激活疗法与免疫抑制疗法；按其干预的方式可分为主动免疫治疗与被动免疫治疗。而对出现不可逆转损伤的免疫系统进行修复或对免疫系统肿瘤实施根治术后的重新恢复则称为免疫重建。

第二节　人工主动免疫

运用经过处理的抗原刺激物，诱导机体产生免疫保护的方法，称为人工主动免疫。这些起预防作用的抗原刺激物统称为"疫苗"，可通过注射、口服、吸入等途径诱导建立免疫保护。传统意义上的疫苗主要是用于预防感染性疾病的发生与传播。按其性质与来源，分成菌苗（由细菌制备）、毒（疫）苗（由病毒制备）、类毒素（toxoid，由细菌毒素制备）。按其制备方式可分为灭活（死）疫苗、减毒活疫苗、类毒素、亚单位疫苗和基因工程疫苗等。

一、死疫苗

如用理化处理灭活的百日咳杆菌、副伤寒杆菌、霍乱弧菌等。此类疫苗主要诱导特异性抗体的产生，需多次接种才能维持血清抗体水平，且可引起较重的接种反应，免疫效果较局限。

二、减毒活疫苗

如通过体外培养、非宿主动物组织内培养等方法获得的脊髓灰质炎病毒、麻疹病毒、风疹病毒、黄热病病毒等；或是直接分离得到的无致病力毒株、抗原相关的非致病株等，如牛痘病毒、牛结核杆菌（卡介苗）等。这类疫苗是活的微生物，进入机体后有一个增殖过程，抗原刺激作用维持时间较长，可同时诱导机体形成体液免疫与细胞免疫，如采用自然感染途径接种还可激活局部的黏膜免疫，通常免疫效果较为理想。不足之处是活疫苗存在回复突变的潜在危险（尽管十分罕见），可能引起接种后感染。

三、类毒素

如用甲醛处理的白喉外毒素、破伤风外毒素、肉毒杆菌毒素等。这些外毒素经处理后丧失毒素活性，保留免疫原性，并可诱导机体形成特异性抗体。

四、新型疫苗

近年来，随着分子生物学、基因工程学、免疫学理论与技术的发展，诸如合成疫苗（synthetic vaccine）、重组疫苗（recombinant vaccine）、独特型疫苗等新型疫苗的研制正趋于成熟。

1. 合成疫苗　是指以人工构建并筛选获得的具有免疫原性的多肽片段制备的疫苗。其优点是可彻底避免由减毒活疫苗回复突变造成的危害。目前的问题主要是合成疫苗分子量较小，免疫原性弱，且对天然抗原决定簇的模拟尚不理想。

2. 重组疫苗　也称基因工程疫苗，可分为重组抗原疫苗与重组载体疫苗，前者为利用 DNA 重组技术制备的含有保护性抗原决定簇的纯化疫苗，后者是将编码保护性抗原决定簇的基因片段插入载体基因组，使其编码产物具有相应的免疫原性。前者已制成乙型肝炎疫苗、口蹄疫疫苗等；后者正在开发甲型肝炎、乙型肝炎、单纯疱疹等疫苗。目前存在的问题是载体表达的抗原决定簇在糖基化、高级结构形成等方面与天然抗原决定簇有一定差距。

3．独特型疫苗　是以天然抗原决定簇的内影像组抗体作为疫苗，其优点是完全脱离了病原体，故疫苗可能产生的不良反应被降低到最大限度。目前在研制的有乙型肝炎、李斯特假单胞菌、风疹、肺炎球菌等疫苗。其困难在于寻找合适的内影像组抗体。

4．亚单位疫苗　是将病原体分解后，去除其中与激发保护性免疫无关的成分，保留有效免疫原成分所制备的疫苗。这类疫苗因去除了病原体中绝大部分的有害因素，其安全性大大提高，副作用明显减少，是一种较为理想的新型疫苗。制备的困难在于能否准确寻找到产生保护性免疫的有效抗原决定簇，并在分离过程中保持其免疫原性的完整性。

第三节　人工被动免疫

应用源于异种或同种异体的免疫效应物质以建立免疫保护的方法，称为人工被动免疫。经典的人工被动免疫制剂主要是来自动物与人的抗体。近年来，也将一些细胞因子制剂列入其中。

一、免疫球蛋白制剂

抗体是被动免疫制剂的最经典形式，对感染性疾病、免疫缺陷病及组织器官移植后的排斥反应有较理想的临床治疗效果。近年来由于单克隆抗体制剂、免疫毒素及静脉用丙种球蛋白制剂的出现，这类抗体制剂也被用于肿瘤和自身免疫病的治疗。

1．免疫血清　经抗原刺激后产生的含有特异性抗体的动物或人血清称为免疫血清（immune serum）。作为治疗制剂包括起中和保护作用的抗毒素（针对白喉、破伤风、肉毒等外毒素）、抗病毒血清（针对狂犬病、麻疹、乙型脑炎等可产生过继保护免疫的感染性疾病）、抗蛇毒血清、抗蛛毒血清、抗蜂毒血清等，以及杀伤淋巴细胞的抗淋巴细胞丙种球蛋白（抑制移植物排斥反应）。

2．免疫毒素　将特异性的单克隆抗体与毒素（如蓖麻毒蛋白、白喉毒素）连接形成的被动免疫制剂称为免疫毒素（immunotoxin），是正在研制中的针对肿瘤的免疫治疗制剂。其临床应用受到肿瘤特异性抗原研究的限制，效果不甚理想。

二、细胞因子及细胞因子拮抗物制剂

细胞因子及细胞因子拮抗物制剂是最近出现的、较有希望的过继免疫治疗方法。目前已在临床应用或正在进行临床研究的疗法，有增强细胞因子作用疗法和拮抗细胞因子作用疗法两种。

1．增强细胞因子作用疗法　利用细胞因子的免疫活性，将重组细胞因子制剂作为过继免疫的手段，可达到免疫调节、抗肿瘤及促进血细胞分化增殖的效果，是目前主要的细胞因子临床疗法之一。其实例包括使用 IFN - α 治疗病毒性肝炎、疱疹性角膜炎，使用 IFN - β 治疗多发性硬化症，使用 IL - 2 治疗肾细胞癌和黑色素瘤，以及应用 GM - CSF 等纠正肿瘤化疗后的粒细胞减少，EPO 治疗肾性贫血等。

2. 拮抗细胞因子作用疗法 利用细胞因子受体的拮抗物或细胞因子阻断剂，阻断细胞因子与其相应受体的结合，可达到消除细胞因子造成的病理作用，纠正免疫偏差的目的。其实例有应用抗 TNF 单克隆抗体治疗中毒性休克和移植排斥反应，利用 IL - 1 受体拮抗物（interleukin 1 receptor antigonist，IL - 1ra）治疗炎症性疾病和自身免疫病等。

第四节 免疫细胞治疗

除抗体和可溶性细胞因子外，被动免疫治疗尚可应用免疫细胞过继的方法。过继免疫细胞治疗又分为同种异体过继免疫和自身过继免疫。前者包括同种异体造血干细胞移植（骨髓移植）和同种异体 LAK 细胞过继，后者包括自身骨髓移植和自身 LAK 细胞、自身 TIL 细胞过继。例如：

造血干细胞移植（骨髓移植）：是指将同种异体造血干细胞（骨髓或外周血干细胞、脐带血干细胞）输入患者体内，让造血干细胞在患者体内定居、分化、增殖，以重建免疫系统并恢复其功能。主要适用于免疫缺陷病、恶性免疫系统增生病以及再生障碍性贫血。

效应细胞过继：较为多见的是淋巴因子激活的杀伤细胞（lymphoking activated killer cell，LAK）和肿瘤浸润性淋巴细胞（tumor infiltrating lymphocytes，TIL）的过继免疫治疗，两者均适用于肿瘤的过继免疫治疗。

第五节 免疫干预制剂

免疫干预制剂一般是指非特异性调节免疫应答过程的物质，被广泛应用于感染、免疫缺陷病、肿瘤、自身免疫病的临床治疗。按其产生的结果分为免疫调节剂、免疫增强剂、免疫抑制剂。

一、免疫调节剂

广义的免疫调节剂包括所有可人为干预免疫应答的免疫制剂，而狭义的免疫调节剂主要是指能够对体液免疫效应和细胞免疫效应起平衡作用的免疫调节药物。近年来的免疫学研究揭示了在抗原刺激免疫应答过程中出现的 Th1 与 Th2 之间平衡的失调是临床多种免疫性疾病产生的原因，故而选择性促进 Th1 效应或 Th2 效应以平衡两者的反应强度，成为一种新的免疫治疗原则。能够适应这一要求的免疫调节剂多数为细胞因子制剂，如干扰素、白介素、集落刺激因子等，临床用于治疗各种因免疫调节紊乱而引起的疾病，如自身免疫病、感染性疾病、肿瘤等。

二、免疫增强剂

免疫增强剂可通过不同方式增强、促进、调节机体的免疫功能，目前临床上常用于治疗免疫功能低下的相关疾病。免疫增强剂有生物制剂（如卡介苗、短小棒状杆菌等）、中药制剂（如黄芪多糖、香菇多糖、刺五加多糖等）、机体致敏淋巴细胞产物（如转移因子）以及胸腺细胞分泌物（如胸腺素、胸腺肽等），这些物质都能非特异性地增强免疫应答。其作用机制可能涉及到免疫应答的多个环节。

三、免疫抑制剂

对免疫应答活动产生抑制作用的制剂称为免疫抑制剂，包括化学合成药物（抗细胞代谢药物和糖皮质激素）、真菌代谢产物（如环孢素 A、FK506 等）和中药（如雷公藤多苷）。这些药物虽然作用机理与作用方式各异，但在临床上都有明显的抑制免疫应答的效果，通常用于自身免疫病和超敏反应性疾病的治疗。其中真菌代谢产物类制剂是目前最有效的抗移植排斥反应药物。

第六节　中草药与免疫

中国传统医学在几千年的医学实践活动中，积累了极为丰富的使用天然药物的经验与知识，并在无数代人的努力下，使这些经验与知识上升到了准理论的高度，加上中国传统医学有着较早描述免疫现象和尝试免疫学应用的实践，使得我们今天所接受的这份珍贵的民族文化遗产中，蕴涵着大量的可产生免疫调节作用的天然药材与相应的方剂。利用现代生命科学的理论与方法对这些珍贵遗产进行挖掘和整理，既能光大和发扬中国传统医学的精髓，又可为免疫治疗和免疫预防提供更多、更有效的方法和手段。

通过广大医学工作者的不懈努力，已经发现了不少具有免疫调节作用的中草药及相应的方剂。目前，对中草药与免疫的研究主要集中在不同类型中草药的免疫调节作用、中草药免疫调节作用的有效成分和中草药免疫调节作用机理的研究等几个方面，并形成了一个重要的分支学科——中药免疫药理学。

一、不同类型中草药的免疫调节作用研究

中草药免疫调节作用的研究，较多集中在中药的补益、清热、活血及祛风湿等类药物。

1. 补益类中药　补益类中药多数都有调节机体免疫功能的作用。如人参、黄芪、党参、何首乌、白芍、淫羊藿、巴戟天、枸杞子、女贞子、山茱萸等。这些中药对免疫系统起作用的成分主要为皂苷类（人参皂苷、黄芪皂苷、大枣皂苷）、黄酮类（甘草黄酮、补骨脂甲素）和多糖类（黄芪多糖、刺五加多糖、香菇多糖）。其主要的免疫药理作用表

现为提高人淋巴细胞转化率，提高吞噬细胞的吞噬能力，提高抗体形成能力和诱生多种细胞因子的能力等。

2.清热类中药　清热类中药有调节机体免疫功能作用的包括：大青叶、金银花、蒲公英、黄连、黄芩、黄柏等。这些中药对免疫系统起作用的有效成分主要为生物碱类（小檗碱、黄柏碱、苦参碱）、有机酸类（齐墩果酸、棕榈酸）和糖苷类（黄芩苷）。其主要的免疫药理作用表现为提高吞噬细胞的吞噬能力，调节多种细胞因子的形成水平，增强 NK 细胞活性等。

3.活血类中药　活血类中药具有调节机体免疫功能作用的包括：丹参、红花、三七、益母草、莪术、川芎等。这些中药对免疫系统起作用的有效成分主要为多糖类（三七多糖、莪术多糖、川芎多糖）、黄酮类（丹参酮）和皂苷类（三七总皂苷）。其主要的免疫药理作用表现为提高人淋巴细胞转化率，调节多种细胞因子的形成水平等。

4.祛风湿类中药　祛风湿类中药可产生调节机体免疫功能作用的包括：桂枝、细辛、柴胡、雷公藤和汉防己等。此类中药对免疫系统起作用的有效成分包括生物碱类（雷公藤春碱、汉防己甲素）、挥发油类（桂皮油、桂皮酸、甲基丁香酚）和多糖类（柴胡多糖）。其主要的免疫药理作用表现为调节 T 细胞亚群间的平衡，抑制过敏介质的释放，拮抗过敏介质的效应作用等。

二、中草药免疫调节作用有效成分的研究

广泛的临床研究发现了许多能够对机体免疫系统与免疫功能起调节作用的中草药和方剂，对这些药材有效提取物的研究表明，其中表现出较有规律性的有效成分主要有皂苷类、三萜类、有机酸类和多糖类化合物。其中尤以多糖类化合物更受人关注，从中草药中提取的植物多糖与真菌多糖，如黄芪多糖、淫羊藿多糖、枸杞多糖、灵芝多糖、香菇多糖等已被证明具有多靶点促进免疫活动的作用。且不同来源的多糖类化合物，在免疫调节作用上具有相似性。中草药的多糖类化合物有望成为具有良好研发前景的免疫调节物。

中草药的皂苷类化合物因其结构差异，对免疫的调节作用也显示出很大差异。人参皂苷等少数皂苷类化合物已被确认具有明确的免疫药理作用，而其他的皂苷类化合物则未能显示明确的免疫药理作用。其余如药用植物中的三萜类、有机酸类、黄酮类化合物的研究也类似于皂苷类化合物。值得注意的是，近年来对天然动植物药材中蛋白聚糖成分的研究结果显示，这类化学成分具有潜在的免疫调节剂的作用。

三、中草药免疫调节作用机理的研究

据国内多家长期从事中药免疫药理学研究的权威实验室的研究结果显示，中草药及相应方剂的免疫调节作用可能源于两个方面，一是由药物有效成分对免疫细胞的直接影响作用，二是药物进入体内后，经神经 – 内分泌 – 免疫网络的综合效应所产生的间接作用。对于大多数药物和方剂而言，考虑到中药制剂最终作用于靶细胞的有效成分含量，其产生的间接作用可能较直接作用更大。因此，这使得对中草药免疫调节作用机理的研究被

置于一个较合成药物研究更为复杂、更为多样的背景之下。这种状况既是中药免疫药理研究的困难所在，也是中药免疫药理研究有望在药理学和免疫学研究领域中独辟蹊径的契机之所在。

第二篇

医学微生物学

第十四章
微生物学绪论

第一节 微生物的分类及其与人类的关系

一、微生物的概念与分类

微生物（microorganism）是存在于自然界的一群体积微小、结构简单、肉眼不能直接见到的微小生物，必须借助光学显微镜或电子显微镜放大数百倍、数千倍，甚至数万倍才能观察到。微生物体积虽小，但它们具有对外界环境适应性强、繁殖快、种类多、分布广、容易变异等特点。根据微生物有无细胞结构、分化程度和化学组成等差异，可将其分为三大类。

（一）非细胞型微生物

无典型的细胞结构和产生能量的酶系统，仅由单一的核酸（DNA 或 RNA）和蛋白质衣壳等组成，只能在易感的活细胞内增殖。病毒属此类。

（二）原核细胞型微生物

细胞核分化程度低，仅有 DNA 盘绕而成的拟核，无核膜和核仁。细胞器不完善，只有核糖体。DNA 和 RNA 同时存在。多数微生物属此类，如细菌、支原体、衣原体、立克次体、螺旋体和放线菌。

（三）真核细胞型微生物

细胞核分化程度高，有核膜、核仁和染色体；胞浆内细胞器完整。真菌和藻类属此类。

二、微生物与人类的关系

在自然界中绝大多数微生物对人类有益而无害，而且有些是必需的。例如空气中大量的游离氮依靠固氮菌等作用后才能被植物吸收；土壤中的微生物能将死亡动、植物的有机氮化合物转化为无机氮化合物，以供植物生长；而植物又为人类和动物所食用。如果没有微生物的存在，植物就不能很好地生长，人类将无法生存。微生物可用来造福于人类。

在农业方面，可利用微生物生产菌肥、植物生长激素或将其作为生物杀虫剂杀灭害虫等。在工业方面，微生物在食品发酵、制革、纺织、石油、化工、冶金和环保等行业的应用日趋广泛，且具有很多优点，如用盐酸水解法生产 1 吨味精需 30 吨小麦，而改用微生物发酵法只需 3 吨薯粉。在医药生产方面，可利用微生物生产抗生素、维生素、氨基酸等药品，有些微生物还可直接作为药品应用。

近年来，随着分子生物学的发展，微生物在基因工程技术中的应用更引人注目，如把微生物作为遗传与变异的研究材料，揭示生命活动规律；还可用细菌制备限制性核酸内切酶、DNA 聚合酶等工具酶，把噬菌体等作为基因转移的运载工具，以及把大肠杆菌、酵母菌等微生物作为工程菌生产乙型肝炎疫苗、胰岛素、干扰素等。

正常情况下，在人类和动物口、鼻、咽部表面以及与外界相通的腔道中寄生着多种微生物。机体免疫功能正常时，这些微生物与宿主之间以及微生物之间保持相对的平衡状态，对人体有益无害，称为正常菌群。如肠道中的正常菌群不仅参与蛋白质、糖类与脂肪的代谢，而且还能合成维生素 B、C、K 等供人体吸收利用。同时它们还能够阻止入侵病原微生物的定居和促进机体免疫系统的成熟与完善。但也有少数微生物能引起人类和动物、植物的病害，这些有致病性的微生物称病原微生物或致病微生物。如导致人类传染病的结核杆菌、伤寒杆菌、痢疾杆菌、肝炎病毒等。

第二节 微 生 物 学

微生物学（microbiology）是研究微生物的生物学性状、代谢、生长繁殖、遗传、进化，以及与人类、动物、植物、自然界等相互关系的一门科学。随着微生物学研究范围的日益广泛和深入，又形成了许多分支。如研究微生物基础的有普通微生物学、微生物分类学、微生物生理学、分子微生物学、微生物遗传学等；按研究对象又分为细菌学、病毒学、真菌学等；按应用领域分为医学微生物学、药学微生物学、兽医微生物学、农业微生物学、工业微生物学、食品微生物学、海洋微生物学等。这些分支学科的相互配合和促进，使整个微生物学不断、全面地向纵深发展。现将微生物学的发展过程介绍如下：

一、微生物学经验时期

古代人类虽不知道微生物，但在长期的生活和生产过程中，逐步积累了许多与微生物有关的知识和经验，并将其用于工农业生产和疾病的防治之中。如我国早在公元前 2000 多年，就有利用微生物酿酒，用豆类发酵制酱，用盐淹、风干、糖渍等方法保存食物的记载。北魏（386～534 年）贾思勰在《齐民要术》一书中，较详细记载了利用微生物制醋的方法。在这一时期，人们已经观察到传染病可通过直接、间接接触和空气传播等途径造成传染。

古代中医在很早以前对病原微生物就有初步认识，把其归到"六淫"、"疫疠"等病因中。11 世纪北宋末年刘真人指出肺痨是由"小虫"所致。16 世纪意大利人 Fracastoro 提出了传染生物学说，认为传染病的传播有接触传染、媒介间接传染和空气传染等多种途径。18世纪清朝乾隆年间，我国师道南在《天愚集》鼠死行篇中写道："东死鼠，西死鼠，人见死鼠如见虎，鼠死不几日，人死和圻堵，昼夜死人莫问数，日色惨淡愁云护，三人行未十多步，忽死两人横截路……"。生动地描述了当时鼠疫流行的情况，正确地指出了鼠疫的流行环节。18 世纪奥地利人 Plenciz 认为每种传染病均由独特的活物体所引起。在医药方面，我国很早就用中药防治微生物所致的感染性疾病，并把茯苓、猪苓、灵芝等真菌作为中药使用，收到了较好的效果，为中华民族的繁衍昌盛做出了重要贡献。

二、实验微生物学时期

1676 年荷兰人列文虎克（Antony Van Leeuwenhoek）用自制的显微镜观察了污水、齿垢、粪便等标本，发现有许多用肉眼看不见的呈球状、杆状和螺旋状的微小生物，证明了微生物的客观存在。从此人们对微生物的形态等进行了大量研究，进入了微生物的形态学时期。

19 世纪 60 年代，法国科学家巴斯德（Louis Pasteur）在解决葡萄酒变质的研究中，首先证明了有机物质发酵和腐败是由微生物引起，而酒味变酸是因其污染了酵母菌以外的杂菌所致。他创造了巴氏消毒法，将供发酵的基质加热 62℃30 分钟后再加入酵母菌，解决了杂菌污染问题。巴斯德的研究开创了微生物生理学时代。

19 世纪 70 至 80 年代，德国医生郭霍（Robert Koch）发明了固体培养基，大大方便了微生物的培养和研究；同时还创立了用染色法检查微生物和实验动物感染方法；相继分离培养出炭疽芽胞杆菌等病原体；提出了确定病原微生物的郭霍法则：①病原菌应在同一种疾病中查见，在健康者中则不存在；②病原菌能被分离培养获得纯种；③该纯培养物接种易感动物，能产生同样病症；④从实验动物体内能分离出相同病原菌。郭霍法则对鉴定病原菌起到了指导作用，但对于有些病原体如麻风杆菌还不能在体外人工培养，以及对于尚未发现有易感动物的病原体则存在一定的缺陷。然而，随着科学技术的发展，新的病原微生物的确定还可通过免疫学方法检测患者血清中的特异性抗体，以及分子生物学技术测定相关病原微生物中的特异基因等手段。

1892 年俄罗斯学者伊凡诺夫斯基（Iwanovsky）把患烟草花叶病的烟叶研磨后过滤制成无菌滤液，用之仍能使健康烟叶感染，首次证明比细菌更小的病毒的存在。1901 年美国科学家 Walter - Reed 首先分离出人类病毒（黄热病毒），1915 年英国学者 Twort 发现了噬菌体，病毒学进入了一个快速发展时期。

1910 年德国化学家欧立希（Ehrlich）首先合成砷凡纳明治疗梅毒，开创了微生物所致疾病的化学治疗时代。1929 年弗来明（Fleming）发现青霉素，1940 年弗洛瑞（Florey）等提纯出青霉素 G 并用于临床。此后人们又陆续研制成功了大批化学合成抗菌药物和抗生素，使许多微生物引起的疾病得到控制或治愈。

三、现代微生物学时期

20 世纪中期以后，随着生物化学、遗传学、分子生物学、免疫学、物理学等学科的发展，以及电子显微镜、电子计算机、细胞培养、分子生物学技术、标记技术、色谱技术等新仪器和新技术的广泛应用，促进了微生物学的迅速发展，人类对微生物的认识、检测、应用等进入了新的阶段，主要体现在以下几个方面。

（一）检测微生物的技术有很多创新

近几十年来，单克隆抗体技术、基因探针技术、聚合酶链反应（PCR）、氨基酸序列分析、质粒分析、免疫酶技术、免疫荧光技术、放射免疫技术等一些新技术和新方法用于微生物的检测，使人类对微生物的认识、鉴定和分类进入分子和基因水平；多种方便、敏感、特异的微生物诊断试剂盒也相继应用于临床，使临床检验更加方便、快速、准确。

（二）发现了一些新的病原微生物

1973 年以后又新发现了军团菌，幽门螺杆菌，霍乱弧菌 O139 血清群，大肠埃希菌 0157：H7 血清型，人类免疫缺陷病毒（HIV），丙、丁、戊、庚型肝炎病毒，汉坦病毒，轮状病毒等 30 余种病原微生物。由于新病原体的发现以及结核、霍乱等传染病发病率的增高，使人们对病原微生物的危害性有了新的认识。此外，1967 ~ 1971 年发现了亚病毒（subvirus），1982 年发现了朊粒（prion，其生物学位置尚未确定）。

（三）对微生物基因组以及病原微生物致病机制的研究取得了重要成果

目前已完成了数百株病毒的全基因测序和近百种原核细胞型微生物基因组的测序和注释工作，其中包括流感嗜血杆菌、幽门螺杆菌、结核分枝杆菌等近百种病原微生物，为人类在基因水平上认识、利用和控制微生物奠定了基础。近年来，借助分子生物学技术，对病原微生物致病机制的认识也进入了分子和基因水平。对一些主要病原菌的外毒素、内毒素等致病物质，病毒的结构蛋白和非结构蛋白的组成与功能，以及其相应的编码基因和调控基因等有了新的认识。进一步明确了微生物与宿主间的相互关系，以及体内微生态平衡在防止病原微生物侵袭等方面的重要作用和微生态失调对机体的不利影响；还发现一些方药可扶持正常菌群生长，使其充分发挥生物的拮抗作用，进而清除侵入机体的病原微生物。

（四）在防治病原微生物措施和利用微生物进行药物生产等方面取得了重大进展

疫苗的研制工作进展很快，近年正向亚单位疫苗、基因工程疫苗以及核酸疫苗等纵深、应用方面发展，其种类也趋向多样化，如多联疫苗、黏膜疫苗、缓释疫苗等。计划免疫的种类和范围也逐步扩大。又有多种新的抗微生物药物应用于临床，为人类控制某些微生物所致的疾病提供了有力的武器。但细菌的耐药性问题日趋严重，抗病毒药物也未取得突破性进展。

微生物在制药工业中具有举足轻重的地位，近年发展极为迅速。迄今从自然界中发现和分离的抗生素已达 10000 余种；近年人们对青霉素、头孢菌素等一些主要抗生素进行化学改造，制备了多种半合成抗生素。目前应用于临床的抗生素及其半合成衍生物共约 300 余种。微生物还被广泛应用于生产维生素、氨基酸、酶制剂、菌体制剂和微生态制剂等方面。

第三节　医学微生物学的概念及范畴

医学微生物学是研究人类病原微生物的生物学性状、致病性与免疫性，以及特异性诊断和防治措施，以达到控制和消灭感染性疾病和与之有关的免疫损伤等疾病的一门科学。医学微生物学的内容主要包括原核型微生物、真核型微生物和非细胞型微生物的形态结构、生长繁殖、遗传变异等生物学特性、病原微生物和宿主机体的相互关系，以及微生物学检查法和防治原则。学习医学微生物学的目的，是为学习其他基础医学打下基础，同时作为中药学类各专业学生的一门基础课程，掌握其基本理论、基本知识和基本技能，将有助于学生深入了解与微生物有关中药的研究、开发与生产，以及如何保证和控制中药的卫生标准等。

第四节　微生物学与中医药学

古代中医由于条件所限，虽未看到微生物，但在长期同病原微生物所致疾病做斗争的过程中，逐步掌握了一些传染病的规律，对病原微生物有了初步认识，并把其归纳到"六淫"、"疫疠"等中医病因学说中，把其所致的某些疾病列入"伤寒"和"温病"等范畴。中医在长期防治感染性疾病的过程中积累了丰富的临床经验，创立了一些行之有效的防治方法。如把水烧开后饮用预防肠道传染病，接种人痘预防天花；用黄连止泻，用白头翁、黄柏、苦参治痢，用雄黄、水银制剂治皮肤病，用大枫子油治麻风，用生砒、轻粉、水银治梅毒等是世界上最早应用的抗菌、抗传染疗法。

近年来经临床及实验室研究证明，绝大多数中医治疗热病有效的方药具有抗微生物作用，如普济消毒饮、黄连解毒汤、五味消毒饮等具有抑菌和/或杀菌作用；大青叶、板蓝根、满山香、金银花、连翘、贯众等许多中药具有抗病毒作用；其中不少方药具有广谱抗微生物作用。有些方药在试管内抗微生物的作用虽不强，但在临床有较好的治疗效果，如白虎汤治疗流行性乙型脑炎，麻杏石甘汤治疗大叶性肺炎，板蓝根治疗流行性腮腺炎和某些病毒性疾病，茵陈蒿汤治疗甲型肝炎等。

微生物与中药材生产有密切关系。中医把茯苓、猪苓、马勃、冬虫夏草、灵芝、僵蚕、银耳等真菌作为中药防治疾病的历史悠久，迄今药用真菌已达 120 余种；其中茯苓、猪苓、灵芝、雷丸、香菇、银耳等已能人工栽培进行大规模生产。并可利用微生物类中药为原料生产出不少药用或保健类制剂，既提高了人们的健康水平，又促进了经济的发展。还可利用微生物生产神曲、淡豆豉、僵蚕、半夏曲、红曲等中药。

由于微生物在自然界中分布非常广泛，故中药材表面可附着土壤和空气中的微生物；采收后如保存不当还可被微生物再次污染；制剂车间的空气中和制药工具表面也常有微生物；以中药为原料制成的丸、散、片等制剂中也多带有微生物。在适宜条件下，这些微生物即能生长繁殖，使中药材及其某些制剂发生腐烂或霉变而失效，甚至服用后致病。因此，要防止微生物污染中药材及其制剂，保证其品质。采收中药材后，应根据其种类的不同，在不影响其品质的前提下，分别采取妥善的方法，认真清除其表面附着的尘土；在中药材运输、加工和贮藏过程中，应注意清洁，保持通风、干燥，以避免微生物污染和生长繁殖；在制剂过程中要进行无菌操作，防止微生物污染；对制成的成品要按规定分别进行无菌检查、微生物总数和有关致病菌的检测，以保证其质量。

第十五章

细 菌 学 总 论

第一节 细菌的形态与结构

细菌（bacterium）是一类具有细胞壁的单细胞原核细胞型微生物，体积微小，结构简单，仅有原始的核质。各种细菌在适宜的条件下，有相对恒定的形态与结构。细菌的结构与其在宿主体内外生长繁殖、抵抗力、致病性和免疫性等有关。因此，了解细菌的形态与结构，不仅有助于鉴定细菌、诊断和防治疾病，而且与其生理功能、遗传变异、致病性、免疫性、消毒灭菌及药物的微生物学检查有着密切的关系。

一、细菌的大小、形态和排列方式

通常用光学显微镜（light microscope）观察细菌，其大小一般以微米（μm）作为测量单位。不同种类的细菌大小和形态各不相同，同一种类细菌也因菌龄和生存环境不同而有差异。大多数球菌的直径约 1μm，杆菌长 1～5μm，宽 0.3～0.5 μm。

细菌按其外形，主要有球菌、杆菌和螺形菌三大类。（图 15－1）

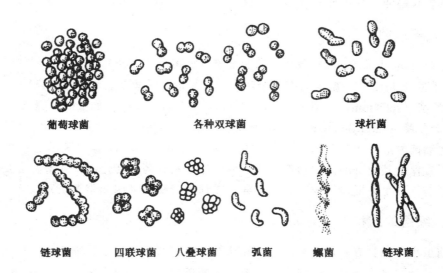

葡萄球菌　　　　各种双球菌　　　　球杆菌

链球菌　　四联球菌　　八叠球菌　　弧菌　　螺菌　　链球菌

图 15－1　细菌的基本形态

（一）球菌

球菌（coccus）呈球形或近似球形，如呈矛头状、肾形或豆形等。按其繁殖时分裂平面、分裂后菌体之间相互粘连程度及排列方式，可将球菌分为以下几种：

1．双球菌（diplococcus） 在一个平面上分裂，分裂后两个菌体成双排列。如肺炎链球菌、脑膜炎奈瑟菌和淋病奈瑟菌。

2．链球菌（streptococcus） 在一个平面上分裂，分裂后多个菌体粘连成链状。如乙型溶血性链球菌。

3．葡萄球菌（staphylococcus） 在多个不规则的平面上分裂，分裂后菌体无规则地粘连在一起似葡萄状。如金黄色葡萄球菌。

4．四联球菌（tetrad） 在两个互相垂直的平面上分裂，分裂后四个菌体粘连在一起呈正方形。如四联球菌。

5．八叠球菌（sarcina） 在三个互相垂直的平面上分裂，分裂后八个菌体粘连成包裹状立方体。如藤黄八叠球菌。

（二）杆菌

各种杆菌（bacillus）的大小、长短、粗细差异很大，大的杆菌如炭疽芽胞杆菌，长 3～10μm；中等的如大肠杆菌，长 2～3μm；小的如布鲁杆菌，长仅 0.6～1.5μm。

杆菌形态多数呈直杆状，也有的菌体稍弯；多数呈分散存在，也有的呈链状或其他方式排列；菌体两端大多呈钝圆形，少数两端平齐（如炭疽芽胞杆菌）或两端尖细（如梭杆菌），也有的杆菌末端膨大呈棒状（如棒杆菌）；有的菌体短小，近似椭圆形，称为球杆菌；有的常呈分支生长趋势，称为分枝杆菌。

（三）螺形菌

螺形菌（spiral bacterium）菌体呈弯曲螺旋状，可分为三类：

1．弧菌（vibrio） 菌体只有一个弯曲，呈弧形或香蕉状，如霍乱弧菌。

2．螺菌（spirillum） 菌体较长（3～6μm），有数个弯曲，如鼠咬热螺菌。

3．弯曲菌（campylobacter） 菌体有单个或多个弯曲，如空肠弯曲菌。

上述细菌的形态受培养温度、pH、培养基成分和培养时间等因素影响很大。细菌在适宜条件下，保持其固有的典型形态。当环境条件不利或菌龄老化时，其形态可发生改变，可呈现多形态（如呈梨形、气球状、丝状等）或细胞壁缺陷（如 L 型细菌）。

二、细菌的结构

细菌虽小，仍具有一定的细胞结构和功能。细胞壁、细胞膜、细胞质、核质等是所有细菌都具有的基本结构；荚膜、鞭毛、菌毛、芽胞等仅某些细菌具有，称为细菌的特殊结构。（图 15－2）

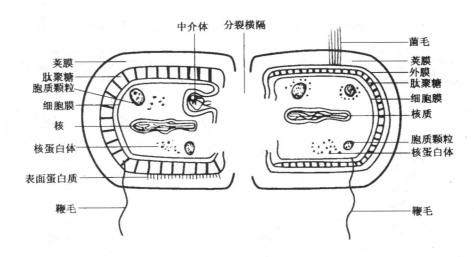

图 15 - 2　细菌细胞结构模式图

（一）细菌的基本结构

1．细胞壁（cell wall）　细菌的细胞壁位于菌细胞的最外层，紧贴在细胞膜外，坚韧而富有弹性。细胞壁的主要功能是：①维持细菌的外形；②保护细菌，承受细菌内部强大的渗透压（约 5~20 个大气压），使细菌不破裂和变形；③细胞壁上有许多微细小孔，与细胞膜共同完成菌体内外的物质交换；④细菌细胞壁上有多种抗原决定簇，决定着细菌菌体的抗原性。此外，细胞壁与细菌的染色反应性、致病性以及对某些药物的敏感性等也有一定的关系。

　　细胞壁的化学组成比较复杂，主要成分是肽聚糖（peptidoglycan），又称黏肽（mucopeptide）。用革兰染色法（Gram stain）可将细菌分为革兰阳性菌和革兰阴性菌两大类，这两大类细菌细胞壁的结构与化学组成有很大差异，肽聚糖为其共同组分，但其含量、结构、组成有所不同。（图 15 - 3）

　　（1）革兰阳性菌细胞壁的化学组成：革兰阳性菌的细胞壁较厚，约 20~80nm，由肽聚糖及穿插于其中的磷壁酸（teichoic acid）组成。（图 15 - 4）

　　①肽聚糖：又称黏肽，是革兰阳性菌细胞壁内主要成分，由聚糖骨架、四肽侧链和五肽交联桥组成。聚糖骨架是由 N - 乙酰葡糖胺（N - acetyl glucosamine）和 N - 乙酰胞壁酸（N - acetylmuramic acid）两种氨基糖间隔排列，经 β - 1，4 糖苷键连接而形成的聚糖链。在 N - 乙酰胞壁酸分子上连接四肽侧链（氨基酸依次为 L - 丙氨酸，D - 谷氨酸，L - 赖氨酸，D - 丙氨酸），其第 3 位的 L - 赖氨酸的氨基通过五肽（5 个甘氨酸）交联桥连接到相邻肽聚糖四肽侧链第 4 位的 D - 丙氨酸羟基上，形成具有高机械强度的三维空间结构，即肽聚糖层。革兰阳性菌细胞壁肽聚糖层可多达 50 层，是抗胞内高渗透压、保护细胞结构和功能完整的主体成分。因此，凡能破坏肽聚糖分子结构或抑制其合成的物质都有杀菌或抑菌作用。如溶菌酶能切断 N - 乙酰葡糖胺和 N - 乙酰胞壁酸之间的 β - 1，4 糖苷键，破坏肽聚糖骨架，引起细

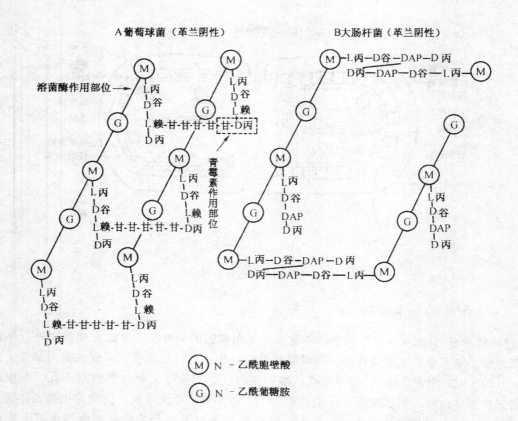

图 15－3　金黄色葡萄球菌与大肠杆菌细胞壁肽聚糖结构

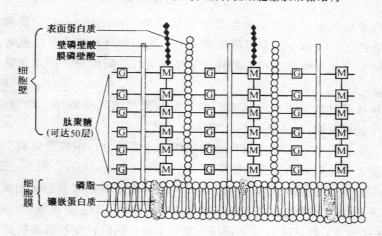

图 15－4　革兰阳性菌细胞壁结构模式图

菌裂解。青霉素可抑制肽链交联，使之不能合成完整的细胞壁。

②磷壁酸：组成长链穿插在肽聚糖层之中，按结合部位不同可将其分为壁磷壁酸（wall

teichoic acid）和膜磷壁酸（membrance teichoic acid）。壁磷壁酸一端结合于聚糖骨架上的 N - 乙酰胞壁酸分子，另一端游离于细胞壁外。膜磷壁酸一端结合于细胞膜，另一端穿过肽聚糖层，延伸至细胞外。

磷壁酸抗原性很强，是革兰阳性菌的重要表面抗原，与血清学分型有关。近年来研究发现，A 族溶血性链球菌的膜磷壁酸能黏附在宿主细胞表面，其作用类似菌毛，与致病性有关。

（2）革兰阴性菌细胞壁的化学组成：革兰阴性菌细胞壁较薄，化学组成及结构较为复杂，在肽聚糖层外侧还有外膜（outer membrane）。外膜由脂蛋白（lipoprotein）、脂质双层和脂多糖（lipopolysaccharide，LPS）三层聚合物组成。（图15 - 5）

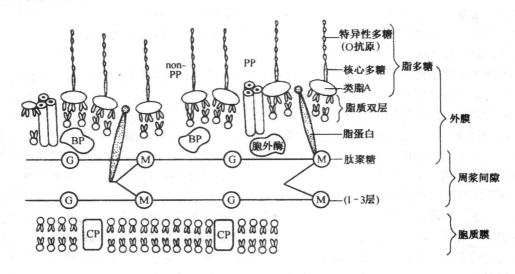

图 15 - 5　革兰阴性菌细胞壁结构模式图

①肽聚糖：革兰阴性菌肽聚糖含量较少，仅 1～2 层，约占细胞壁干重的 5% ～ 20%，其肽聚糖骨架与革兰阳性菌相同，但其他成分和结构有较大差异，如大肠杆菌的肽聚糖中，四肽侧链的第 3 位 L - 赖氨酸被二氨基庚二酸（diaminopimelic acid，DAP）所代替，并由此直接与相邻聚糖骨架的四肽侧链上第 4 位 D - 丙氨酸直接交联，且交联率低，不超过 25%。没有五肽交联桥，只有二维结构，形成单层平面网络，故其结构较疏松。

②脂蛋白：由脂质和蛋白质构成，是连接外膜与肽聚糖层的结构。其外端由脂质以非共价键结合于外膜脂质双层，其内端由蛋白质联结在肽聚糖四肽侧链中的 DAP 上，因此有稳定外膜的作用，使外膜和肽聚糖层构成一个整体。

③外膜：外膜由脂蛋白、脂质双层和脂多糖三部分构成。为革兰阴性菌胞壁特有的主要结构，其内缘的组成类似细胞膜，而外缘的磷脂多为脂多糖分子所取代，在磷脂基质中镶嵌有一些特异蛋白质如外膜蛋白，可贯穿外膜形成通道，调控糖类、氨基酸、某些离子等小分子亲水性物质的出入，而对抗生素等大分子物质的透过则有一定的屏障作用。革兰阴性菌无外膜，因此，革兰阴性菌对许多抗生素的抵抗力强于革兰阳性菌。

④脂多糖：位于细胞壁最外层，通过疏水键附着于脂质双层上，由脂质 A（lipid A）、核心多糖（cove polysaccharide）和特异多糖（specific polysaccharide）三部分组成。LPS 具有毒性作用，可引起机体的发热反应，故称内毒素或致热原。

脂质 A：是以磷酸化的葡糖胺二糖为单位，通过焦磷酸酯键连接的一种糖脂聚合物，其上结合有多种长链脂肪酸。为内毒素的毒性和生物学活性的主要组分，无种属特异性，故各种细菌产生的内毒素，其毒性作用相似。

核心多糖：由庚糖、半乳糖、2 - 酮基 - 3 - 脱氧辛酸（2 - keto - 3 - deoxyoctonic acid，KDO）等组成，通过 KDO 与脂质 A 共价连接。有种属特异性。

特异性多糖：位于脂多糖分子的最外层，是由几个至几十个单糖组成的低聚糖（3 ~ 5 个单糖）重复单位所构成的多糖链。为革兰阴性菌的菌体抗原（O 抗原），有种属特异性，可用于鉴别不同种的革兰阴性菌。细菌如缺失特异性多糖，则由光滑（smooth，S）型变为粗糙（rough，R）型。

动物和人体细胞无细胞壁，不含肽聚糖，所以溶菌酶和青霉素等对人体细胞无毒性作用。由于革兰阳性菌与革兰阴性菌的细胞壁结构有显著不同，以致它们的染色反应性、抗原性、毒性以及对某些药物的敏感性等都有很大差异。

2. 细胞膜（cell membrane） 细胞膜又称细胞质膜（cytoplasmic membrane），位于细胞壁内侧，紧包着细胞质。厚约 5 ~ 10nm，占细胞干重的 10% ~ 30%。细菌细胞膜的结构与真核细胞基本相同，由磷脂和蛋白质组成，但与真核生物细胞膜不同的是不含固醇类物质。

细胞膜在电镜下所见为双层膜结构，磷脂分子双层平行排列作为基本骨架，其间镶嵌有多种蛋白质。磷脂分子呈双相性，其极性端主要由磷酸基团和甘油组成，为亲水性，朝向双层磷脂的外表面；非极性端主要由脂肪酸组成，为疏水性，朝向双层膜结构的内侧。其间镶嵌的蛋白质多为各种酶类和载体蛋白，有些位于膜的内、外表面，一侧嵌入膜内，有些则贯穿磷脂双层，而露出于膜的两侧。脂质双层呈液态，镶嵌其中的蛋白质可自由移动，从而可以完成某些功能而不破坏膜结构。这种独特的结构排列又称液态镶嵌模式。

（1）细胞膜的功能

①物质转运：细菌细胞膜具有选择性通透作用，控制营养物质及代谢产物进出细胞。细胞膜上有许多小孔，允许小分子可溶性物质（如水、O_2、CO_2、某些单糖、离子等）通过，而大分子物质（如蛋白质）则无法进入。细胞膜中镶嵌的载体蛋白则能选择性结合营养物质，使其逆浓度梯度主动转运到细胞内。细菌通过胞膜小孔分泌出的水解酶，可将胞外的大分子营养物质分解为小分子化合物，使其能通过细胞膜进入胞内，作为营养物质的来源。菌体内代谢产物也能通过细胞膜排出体外。

②呼吸作用：需氧菌细胞膜上的各种呼吸酶类可转运电子，完成氧化磷酸化作用，参与呼吸过程，与能量的产生、储存和利用有关。

③生物合成作用：细胞膜上含有合成多种物质的酶类，细胞壁的许多成分（肽聚糖、磷壁酸、脂多糖）及胞膜磷脂都在细胞膜上合成。此外，细胞膜上还有一些与 DNA 复制相关的蛋白质。

（2）中介体（mesosome）：为细胞膜内陷形成的囊状或管状结构，多见于革兰阳性菌。一个菌体内可有一个或多个中介体。中介体的化学组成与细胞膜相同，由于它扩大了细胞膜的表面积，相应地也增加了酶的数量和代谢场所，可为细菌提供大量能量，故有"拟线粒体"（chondroid）之称。中介体还与细菌的 DNA 复制、细胞分裂有密切关系。

3．细胞质（cytoplasm） 细菌细胞质是包裹于细胞膜内的溶胶质，呈半透明状。细胞质中 80% 为水，还有蛋白质、脂质、核酸及少量糖类和无机盐。细胞质含有多种酶系统和许多重要结构，是细菌合成蛋白质、核酸的场所。

（1）核糖体（ribosome）：核糖体是细菌合成蛋白质的场所，游离于细胞质中，为由 RNA 和蛋白质组成的颗粒状结构。每个菌体内可有数万个核糖体。细菌核糖体沉降系数为 70S，由 50S 和 30S 两个亚基组成，其化学组成 70% 为 RNA，30% 为蛋白质。真核细胞核糖体沉降系数为 80S，由 60S 和 40S 两个亚基组成。

细菌核糖体常常是抗菌药物选择性作用的靶点。链霉素、庆大霉素作用于 30S 亚单位，氯霉素和红霉素则作用于 50S 亚单位，干扰细菌蛋白质的合成，从而杀死细菌。由于真核生物与原核生物核糖体不同，故这些抗生素能杀死细菌却不会影响人体细胞。

（2）质粒（plasmid）：质粒是细菌染色体外的遗传物质，存在于细胞质中。为闭合环状双链 DNA，携带某些遗传信息，控制细菌某些特定的遗传性状，可独立复制、编码决定细菌的耐药性、毒素、细菌素及性菌毛产生等性状。质粒并不是细菌生长所必不可少的，可自行丢失或经人工处理而消失。但失去质粒的细菌仍能正常存活。在自然条件下，质粒能通过接合、转导等方式将某些遗传性状传递给另一细菌，因而与细菌的遗传变异密切相关。

（3）胞浆颗粒：为细菌贮藏能量和营养的场所，包括多糖、脂类、多磷酸盐等，颗粒的数量随菌种、菌龄和环境条件的不同而异。当环境有利、营养充足时，数量较多；养料或能源短缺时，数量减少，甚至消失。胞浆颗粒用亚甲蓝染色时着色较深呈紫色，称为异染颗粒（metachromatic granule），在白喉棒状杆菌中异染颗粒常排列在菌体两端，有助于鉴别白喉棒状杆菌。

4．核质（nuclear material） 细菌属原核生物，无核膜和核仁。细菌的遗传物质称为核质或拟核（nucleoid），其实质为一闭合环状的双链 DNA 分子反复缠绕、折叠形成的超螺旋结构，集中于细胞质的某一区域，多在菌体的中央。核质的功能与真核细胞的染色体相似，是细菌遗传变异的物质基础。

（二）细菌的特殊结构

1．荚膜（capsule） 某些细菌在细胞壁外包绕一层黏液性物质，称为荚膜。大多数细菌如肺炎链球菌、脑膜炎奈瑟菌的荚膜由多糖组成，但少数细菌如炭疽杆菌、鼠疫杆菌的荚膜由 D-谷氨酸聚合而成的多肽组成。荚膜的折光性较强，且不易着色，普通染色法仅能见到菌体周围有一层透明带，用荚膜染色法或墨汁负染法观察时，荚膜较清晰。用特殊染色法可将荚膜染成与菌体不同的颜色。如果荚膜的厚度小于 $0.2\mu m$，则称为微荚膜（microcapsule）。

在固体培养基上，有荚膜的细菌形成光滑（smooth，S）型菌落，失去荚膜后则变为粗糙（rough，R）型菌落。荚膜的形成与细菌所处的环境密切相关，通常在人或动物体内或含有丰富血清的培养基中易形成荚膜，而在普通培养基中则易消失。

荚膜与细菌的致病力有关。可保护细菌抵抗吞噬细胞的吞噬和消化作用；还能使细菌免受补体、溶菌酶等杀菌物质的损伤，使病菌侵入人体后不被杀灭，大量繁殖而引起病理损害。失去荚膜的细菌致病力往往减弱或消失。此外，有荚膜的细菌抗干燥能力强。

2．鞭毛（flagellum） 许多细菌体表面附着有细长呈波状弯曲的丝状物，称为鞭毛。是细菌的运动器官，鞭毛长 5～20μm，直径 12～30nm，需用电子显微镜观察，或经特殊染色使鞭毛增粗后在光学显微镜下观察。在微生物学检查中，通常采用观察细菌在半固体培养基中的运动能力，来了解该菌是否有鞭毛。

根据鞭毛着生部位和数目的不同，可将有鞭毛的细菌分为四类（图 15－6）。①单毛菌：菌体一端有一根鞭毛，如霍乱弧菌。②双毛菌：菌体两端各有一根鞭毛，如空肠弯曲菌。③丛毛菌：菌体一端或两端有一束鞭毛，如绿脓杆菌、幽门螺杆菌等。④周毛菌：菌体四周有多根数量不等的鞭毛，如大肠埃希菌、伤寒沙门菌。

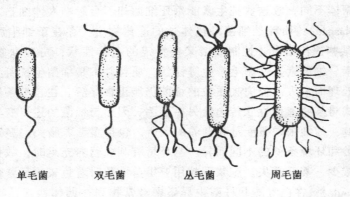

单毛菌　　双毛菌　　丛毛菌　　周毛菌

图 15－6　细菌鞭毛的各种类型

鞭毛的化学组成主要是蛋白质，由数千个蛋白亚基（称为鞭毛蛋白，flagellin）聚集而成，形成中空的螺旋结构，其氨基酸组成与骨骼肌中的肌动蛋白相似，鞭毛还具有较强的抗原性，称为 H 抗原，可用于某些细菌的鉴定与分型。

鞭毛也与细菌的致病性有关。如霍乱弧菌、空肠弯曲菌可以通过其鞭毛的运动穿过小肠黏液层，到达细胞表面生长繁殖，产生毒素而致病。

3．菌毛（pilusorfimbria） 许多革兰阴性菌和少数革兰阳性菌菌体表面遍布着短而细直的蛋白质丝状物，称为菌毛。根据功能不同，菌毛可分为普通菌毛和性菌毛两种。

（1）普通菌毛（commonpilus）：普通菌毛遍布菌体表面，与细菌的致病性有关，细菌通过普通菌毛黏附于多种哺乳动物细胞上，从而引起感染。一旦细菌失去菌毛，便失去黏附能力，也不会引起疾病。

（2）性菌毛（sex pilus）：仅见于少数革兰阴性菌，比普通菌毛略长稍粗，一个菌体只有1～4根，通常由质粒编码。带有性菌毛的细菌具有致育（fertility）能力，称 F$^+$菌或雄性菌。F$^+$菌的遗传物质可通过性菌毛传递给 F$^-$菌，这一过程称为接合（conjugation）。细菌可以通过此种方式传递耐药性及毒力。此外，性菌毛还是某些噬菌体感染宿主菌的受体。

4．芽胞（spore） 某些细菌在一定条件下，能在菌体内形成一个圆形或椭圆形小体，是细菌的休眠形式，称为芽胞。芽胞壁厚，通透性低，普通染色法不易着色，必须用特殊的染色方法才能使之着色。芽胞可位于菌体中心、末端或次极端，直径可小于、等于或大于菌体横径。由于其大小及在菌体内的位置因菌种不同而异，因此，可用于鉴别细菌。（图 15 – 7）

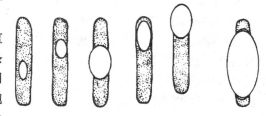

图 15 – 7　细菌的各种芽胞

不同细菌产生芽胞所需的条件不同。如炭疽芽胞杆菌需要有氧环境，破伤风杆菌则需厌氧条件。碳源、氮源和磷的缺乏是其最重要的诱发因素，另外温度、酸碱度、钾、镁等离子也与芽胞形成有关。芽胞在适宜的条件下，可被激活发芽，形成新的繁殖体，重新产生具有繁殖能力的菌体。

芽胞核心依次被内膜、芽胞壁、皮质层、外膜、芽胞壳和芽胞外壁所包裹，形成一个致密的多层膜结构。（图 15 – 8）

芽胞对热、干燥、化学消毒剂和辐射等理化因素均有很强的抵抗力。这与芽胞含水量少、包膜厚而致密、芽胞壳无通透性、核心中含有大量的吡啶二羧酸、与钙结合后生成的盐能使芽胞中各种酶具有很高的稳定性和耐热性有关。一般细菌繁殖体在 80℃水中迅速死亡，而有的细菌芽胞可耐 100℃沸水数小时。在自然界中芽胞可存活数十年，如土壤中破伤风杆菌或产气荚膜杆菌的芽胞一旦随泥土进入外伤深部创口而造成感染，进入伤口的芽胞在适宜的条件下即可发芽成繁殖体产生毒素致病。因此，对微生物学的实验器具、培养基，以及外科

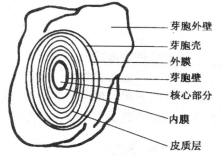

芽胞外壁
芽胞壳
外膜
芽胞壁
核心部分
内膜
皮质层

图 15 – 8　细菌芽胞的结构

手术器械、敷料、注射器等，必须以杀灭芽胞为标准进行彻底消毒灭菌。杀灭芽胞最可靠的方法是高压蒸气灭菌法。

三、细菌的形态学检查法

（一）不染色细菌标本的检查法

细菌标本采用压滴法或悬滴法不经染色直接放在显微镜下观察，只能观察到细菌的外表轮廓和有无动力。用暗视野显微镜（darkfield microscope）或相差显微镜观察，效果更好。

（二）染色标本检查法

不经染色的细菌在普通光学显微镜下难以清晰地观察其形态和结构，因此，观察细菌常用染色法。细菌染色多用碱性染料，如结晶紫、美蓝、碱性复红等。这是由于细菌的等电点较低（pI 2～5），故在中性环境中带负电荷，易与带正电荷的碱性染料结合而着色。细菌染

色法可分为：

1．单染色法　仅用一种染料染色，可以观察细菌的大小、形态与排列，但各种细菌均染成同一种颜色，不能鉴别细菌。

2．复染色法　用两种以上的染料染色，可将细菌染成不同颜色。除可观察细菌大小、形态和排列外，还能鉴别细菌的染色性。最常用的染色方法有革兰染色法和抗酸染色法。

（1）革兰染色法：革兰染色法是将细菌涂片标本先用结晶紫染色，再经碘液媒染，95％乙醇脱色，最后用稀释复红复染。此法可将细菌分为两大类：不被乙醇脱色仍保留紫色者为革兰阳性菌，被乙醇脱色后复红复染成红色者为革兰阴性菌。革兰染色法在鉴别细菌、选择抗菌药物、研究细菌致病性等方面具有重要的意义。

（2）抗酸染色法：抗酸染色法是用于鉴别分枝杆菌和其他细菌的特殊染色方法。分枝杆菌（抗酸性细菌）经石炭酸复红着色后，能抵抗盐酸酒精的脱色保持红色，而其他细菌（非抗酸性细菌）可被盐酸酒精脱色而经美蓝复染成蓝色。

第二节　细菌的生理

细菌虽然个体微小，结构简单，但具有进行独立生命活动的能力。细菌的生理活动主要包括摄取和合成营养物质、进行新陈代谢和生长繁殖等。细菌是单细胞生物，具有表面积大、摄取营养快、代谢活跃、繁殖能力快的特点。因此，研究细菌的生理不仅有助于了解细菌生命活动的规律，而且在医疗实践和工农业生产中具有重要的意义。

一、细菌的营养

（一）细菌的营养物质

细菌在生长繁殖过程中，必须从环境中获取各种营养物质，以合成菌体成分、提供能量及在新陈代谢中起调节作用。细菌生长繁殖所需的营养物质包括水、碳源、氮源、无机盐类和生长因子。

1．水　是细菌细胞所必需的成分之一，细菌对营养物质的吸收与代谢均需溶于水才能进行。

2．碳源　用于合成菌体的含碳物质及其骨架，也是细菌的主要能量来源。病原菌主要从糖类获得碳源。

3．氮源　主要功能是作为菌体成分的原料，自然界中有些细菌能直接从空气中获得游离氮或利用无机氮（如氨、硝酸盐、铵盐）作为氮源，但大多数病原菌则必须提供有机氮源（如蛋白胨和各种氨基酸）才能生长。

4．无机盐　细菌需各种无机盐来提供它生长的各种元素，包括调节细胞渗透压、电位、维持酶的活性等，并可作为某些细菌的能源。细菌需要的无机盐有多种，如钾、钠、钙、镁、铁、硫、磷、氯、锰、锌、钴、铜等，其中以磷、硫需要量最大，磷用于合成菌体结构成分（如磷脂、核酸、核蛋白、多种辅酶和辅基）和储存能量（高能磷酸键）。

5．生长因子 是指细菌自身不能合成，但在生长繁殖时所必需的微量有机物质，包括维生素、氨基酸、嘌呤、嘧啶等。维生素主要是 B 族维生素，大多是辅酶或辅基的成分，与物质代谢有关。氨基酸多为细菌本身难以合成的芳香族氨基酸。少数细菌还需要一些特殊的生长因子，如流感杆菌需 X、V 两种因子才能生长。X 因子的性质与氧化高铁血红素相同，是细菌呼吸酶的辅基；V 因子即辅酶 I 或辅酶 II 。两者均与细菌细胞的呼吸有关。

（二）细菌的营养类型

由于不同细菌所含的酶系统不同，代谢活性各异，因此对营养物质的需求也有所不同。根据细菌营养要求和能量来源的不同可将其分成两大类：

1．自养菌（autotroph） 以简单的无机物为营养原料。利用无机碳化合物（如碳酸盐、二氧化碳）作为碳源，利用无机氮化合物（如氮气、氨、硝酸盐、亚硝酸盐）作为氮源，合成菌体所需的有机物质。自养菌所需能量可以来自无机化合物的氧化，也可通过光合作用获得。自养菌均为非致病菌。

2．异养菌（hterotroph） 不能利用简单的无机化合物为原料，必须以有机物质作为营养来源。多数利用糖类作为碳源，利用蛋白质、蛋白胨、氨基酸作为氮源，才能合成菌体成分。异养菌代谢所需能量主要来自有机物的氧化。异养菌又分腐生菌（saprophyte）和寄生菌（parasite）两类：①腐生菌以无生命的有机物质（如动植物尸体、腐败食品等）作为营养；②寄生菌寄生于活的动、植物，从宿主体内的有机物中获得营养。所有病原菌都是异养菌，而且大部分属于寄生菌。

（三）细菌摄取营养物质的机制

细菌摄取营养物质通过细菌细胞壁和细胞膜的多孔结构，主要有以下两种方式进入菌体：

1．被动扩散 是指营养物质从浓度高向浓度低一侧扩散。细菌细胞膜是半透膜，允许水分和一定大小的物质通过。当细菌细胞外溶质浓度高于胞内时，溶质就自由扩散至胞内，直至内外浓度达到平衡为止，因此被动扩散的动力是细胞内外溶质的浓度差，此过程不消耗能量，也不需要任何细菌组分的帮助，故亦称简单扩散。

2．主动运输 是细菌吸收营养的主要方式。其特点是营养物质从浓度低向浓度高一侧转运，此过程需要透性酶（permease）参与，并消耗能量。透性酶是细胞膜上的特异性载体蛋白，它能在胞膜外表面与某种特定的营养物质发生可逆性结合，转运到膜内侧后载体蛋白发生构型变化，使营养物质释放于细胞内。不同的营养物质需不同的透性酶运输。由于此过程与细胞内外的溶质浓度无关，细菌可按代谢需要有选择地主动吸收某些营养物质。

二、细菌的生长繁殖

（一）细菌生长繁殖的条件

细菌生长繁殖的基本条件包括充足的营养物质、合适的酸碱度、适宜的温度和一定的气体条件。

1. 营养物质 包括细菌所需要的碳源、氮源、无机盐及必要的生长因子。

2. 酸碱度 各种细菌都有生长繁殖的 pH 范围及最适生长 pH。个别细菌需要在偏酸或偏碱的条件下生长，如乳酸杆菌在 pH 5.5 环境中生长最好，霍乱弧菌的最适 pH 为 8.4 ~ 9.2。多数病原菌最适 pH 为 7.2 ~ 7.6。大多数嗜中性细菌生长的 pH 范围是 6.0 ~ 8.0。

3. 温度 各类细菌对温度的要求不同，可将细菌分为嗜热菌、嗜温菌和嗜冷菌。大多数病原菌为嗜温菌，在 15℃ ~ 40℃ 范围内均能生长，最适生长温度为 37℃。

4. 气体 根据细菌生物氧化的方式不同，细菌对于氧气的需要也各不相同，据此可将细菌分为三种类型：

（1）专性需氧菌（obligate aerobe）：此类细菌具有完善的呼吸酶系统，需要分子氧作为受氢体以完成需氧呼吸，只能在有氧环境下才能生长。如结核分枝杆菌、霍乱弧菌等。

（2）专性厌氧菌（obligate anaerobe）：此类细菌缺乏完善的呼吸酶系统，只能在无氧环境中进行发酵。在游离氧存在时，细菌不能生长。如破伤风杆菌、肉毒杆菌、脆弱类杆菌等。

（3）兼性厌氧菌（facultaive anaerobe）：这类细菌兼有需氧呼吸和发酵两种酶系统，在有氧或无氧的环境中都能生长繁殖，但以有氧时生长较好。大多数病原菌属于此类。

（二）细菌的生长繁殖

1. 细菌个体的生长繁殖 细菌一般以简单的二分裂（binary fission）方式进行无性繁殖。在适宜条件下，多数细菌繁殖速度很快。如大肠杆菌分裂一次仅需 20 ~ 30 分钟。个别细菌繁殖速度较慢，如结核分枝杆菌分裂一次需要 18 ~ 20 小时。

细菌分裂时菌细胞首先增大，染色体复制。革兰阳性菌的染色体与中介体相连，当染色体复制时，中介体一分为二，各向两端移动，分别将复制好的一条染色体拉向菌细胞的一侧。接着染色体中部的细胞膜向内陷入，形成横隔。同时细胞壁亦向内生长，最后肽聚糖水解酶使细胞的肽聚糖的共价键断裂，分裂成为两个菌细胞。革兰阴性菌无中介体，染色体直接连接在细胞膜上。复制产生的新染色体则附着在邻近的一点上，在两点间形成的新细胞膜将各自的染色体分隔在两侧。最后细胞壁沿横隔内陷，整个细胞分裂成两个子细胞。

2. 细菌群体的生长繁殖 将一定数量的细菌接种于适宜的液体培养基中，一个细菌经 7 小时可繁殖到约 200 万个，10 小时后可达 10 亿个以上。实际由于细菌生长繁殖中营养物质的逐渐耗竭，有害代谢产物的逐渐积累，细菌不可能始终保持高速度的无限繁殖。经过一段时间后，细菌繁殖速度趋于停滞。如果连续定时取样检查活菌数，可以发现其生长过程具有规律性。以培养时间为横坐标，培养物中活菌的对数为纵坐标，可绘制出一条生长曲线（growth curve）。（图 15 - 9）

　　根据生长曲线，细菌群体的生长繁殖可分为四期：

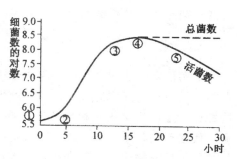

图 15-9　细菌的生长曲线
① ~ ②迟缓期　　② ~ ③对数期
③ ~ ④稳定期　　④ ~ ⑤衰亡期

　　(1) 迟缓期：是细菌进入新环境后的短暂适应阶段。该期菌体增大，代谢活跃，为细菌的分裂繁殖合成并积累充足的酶、辅酶和中间代谢产物；但很少分裂，菌数不增加。细菌的迟缓期长短不一，一般为1~4小时。

　　(2) 对数期：又称指数期 (exponential phase)。细菌在该期生长迅速，活菌数以恒定的几何级数增长，达到顶峰状态。此期细菌的形态、染色性、生理活性等都较典型，对外界环境因素的作用敏感。因此，研究细菌的生物学性状（形态染色、生化反应等）及药物敏感实验等应选用该期的细菌。一般细菌对数期在培养后的8~18小时。

　　(3) 稳定期：由于培养基中营养物质不断消耗，有害代谢产物积聚，该期细菌繁殖速度渐减，死亡数逐渐增加，繁殖数与死亡数趋于平衡，活菌数保持相对稳定。此时期细菌形态、染色性和生理性状常有改变。一些细菌的芽胞、外毒素和抗生素等代谢产物大多在稳定期产生。

　　(4) 衰亡期：此时期活菌数越来越少，死亡数越来越多，并超过活菌数。细菌发生变形、肿胀、自溶等衰退表现，生理代谢活动也趋于停滞。因此，陈旧培养的细菌难以鉴定。细菌的生长曲线，对研究工作和生产实践都有指导意义。掌握细菌生长规律，可以人为地改变培养条件，调整细菌的生长繁殖阶段，更为有效地利用对人类有益的细菌。例如在培养过程中，不断地更新培养液和对需氧菌进行通气，使细菌长时间地处于生长旺盛的对数期，这种培养称为连续培养。在进行细菌形态染色、生化反应、药敏实验中，应该使用对数期生长的细菌。

　　细菌生长曲线只有在体外人工培养的条件下才能观察到。在自然条件下或人类、动物体内繁殖时，受多种环境因素和机体免疫因素的多方面影响，不可能出现在培养基中的那种典型的生长曲线。

(三) 细菌生长计数方法

　　细菌生长繁殖计数方法有两种：即细菌总数计数法和活菌计数法。细菌总数（包括死菌和活菌）计数法有计数器测定法和比浊法。前者是用细菌计数器或血细胞计数器在显微镜下计数。即取一定稀释度的细菌悬液，放于计数室并盖一盖玻片，由于计数室的容积是一定的，只要数出一定容积的细菌数，就可算出细菌悬液中的菌数。比浊法是根据细菌悬液的光吸收值能反映出细菌浓度的原理设计的，即用比浊度计或分光光度计测出细菌悬液的光吸收值，由此算出细菌的总数。

　　活菌计数法常采用平板菌落计数法。即取一定量的稀释菌液与熔化的琼脂培养基混合制成含菌平板，经培养后计数生长的菌落数，再乘以稀释倍数，就可算出原液的活菌数。这种方法在药品的细菌总数测定中常采用。

三、细菌的新陈代谢

细菌的新陈代谢是指菌细胞内分解代谢与合成代谢的总和。细菌虽然体积微小，但表面积相对较大，与周围环境之间的接触广泛，物质交换、吸收与排泄均快，因而细菌与其他生物相比，呈现代谢旺盛和繁殖快的特点。同时由于各种细菌的营养要求、酶系统、能量来源、代谢产物各不相同，故又形成了细菌代谢类型的多样化。

细菌的分解代谢过程由胞外酶水解外环境中的大分子营养物质开始，产生单糖、短肽、脂肪酸等亚单位分子，然后经主动或被动转运机制进入胞质内，并在一系列酶的催化作用下，生成中间代谢产物丙酮酸，再从丙酮酸进一步分解和产生能量，这个过程称为分解代谢；合成代谢是指细菌分解代谢所产生的能量合成新的碳水化合物、氨基酸、脂类和核酸，用于细胞组分的合成。细菌在代谢过程中还将产生许多在医学上有重要意义的代谢产物。

（一）细菌的能量代谢

细菌通过生物氧化作用获取能量。物质在生物体内氧化分解释放能量的过程称为生物氧化。生物氧化的方式包括加氧、脱氢和脱电子反应，细菌则以脱氢或氢的转递较为常见。细菌的有机物分解或无机物氧化过程中释放的能量，通过底物磷酸化或氧化磷酸化合成ATP以储存能量。

细菌生物氧化的类型分为呼吸和发酵（fermentation）。各种细菌在有氧或无氧环境中的生物氧化过程、代谢产物和产生的能量各有不同。例如，以有机物为受氢体的生物氧化过程称为发酵；以无机物为受氢体的生物氧化过程称为呼吸，其中以游离分子氧为受氢体者称为需氧呼吸，以其他无机物（硝酸盐、硫酸盐等）为受氢体者称为厌氧呼吸。需氧呼吸在有氧条件下进行，厌氧呼吸和发酵均须在无氧条件下进行。

1. 需氧呼吸 在需氧呼吸过程中，葡萄糖经过糖发酵生成丙酮酸，后者脱羧产生乙酰辅酶A后进入三羧酸循环，通过一系列递氢体或电子传递，最后以分子氧为受氢体，结合成水。大多数病原菌合成细胞组分和获得能量基质，即生物氧化的底物主要是糖类，通过对葡萄糖的氧化释放能量。1分子葡萄糖在有氧情况下彻底氧化，生成 CO_2、H_2O，并产生38或36个ATP分子。需氧菌和兼性厌氧菌进行需氧呼吸。

2. 发酵 专性厌氧菌没有需氧电子传递链和完整的三羧酸循环，不能将生物氧化过程进行彻底，其最终受氢体（或电子受体）是有机基质未彻底氧化的中间代谢产物，如葡萄糖的乳酸发酵即以丙酮酸作为最终受氢体，丙酮酸接受氢后，还原成为乳酸。发酵的氧化不完全，对基质的分解不彻底，所产生的能量远比需氧呼吸为少。如1分子葡萄糖经厌氧糖发酵只能产生2分子ATP，仅为需氧呼吸所产生能量的1/19或1/18。厌氧发酵产生的能量有限，细菌不得不加强其代谢活动，以获取足够的能量。专性厌氧菌和兼性厌氧菌都能进行发酵。

（二）细菌的代谢产物

1. 分解代谢产物和细菌的生化反应 各种细菌具有不同的代谢酶系统，对糖和蛋白质等的分解能力和代谢途径不同，其代谢产物也各有差异，据此可以鉴别细菌。通过检测细菌对各种基质的代谢作用及其代谢产物来鉴别细菌的反应，称为生化反应。

（1）糖发酵实验：不同细菌分解糖类的能力和代谢产物不同。例如，大肠杆菌能分解乳糖和葡萄糖产酸，因其有甲酸解氢酶，能分解甲酸为 CO_2 和 H_2，故它又能产气。而伤寒杆菌没有分解乳糖的酶，不分解乳糖，只能分解葡萄糖，但没有甲酸解氢酶，故只产酸不产气。

（2）吲哚（indol）实验：有些细菌如大肠杆菌在蛋白胨水培养基中能分解色氨酸生成吲哚（靛基质），加入对二甲基氨基苯甲醛后形成红色的玫瑰吲哚，则为吲哚实验阳性反应。产气杆菌不产生吲哚，加入对二甲基氨基苯甲醛后无颜色变化，为阴性反应。

（3）甲基红（methyl red）实验：大肠杆菌在葡萄糖蛋白胨水培养基中能分解葡萄糖产生丙酮酸，使培养液的 pH 在 4.5 以下，加入甲基红指示剂呈红色，则为甲基红实验阳性。产气杆菌分解葡萄糖产生丙酮酸，后者经脱羧后生成中性的乙酰甲基甲醇，使培养液 pH > 5.4，加入甲基红指示剂呈橘黄色，为阴性反应。

（4）V–P（Voges–Proskauer）实验：产气杆菌在葡萄糖蛋白胨水培养基中能分解葡萄糖产生丙酮酸，后者经脱羧后生成中性的乙酰甲基甲醇，并能氧化成二乙酰和培养基中精氨酸的胍类衍生物生成红色化合物。加入 V–P 试剂后促进反应呈红色，则为 V–P 实验阳性。大肠杆菌不产生乙酰甲基甲醇，加入 V–P 试剂后无颜色变化，则为 V–P 实验阴性。

（5）枸橼酸盐利用（citrate utilization）实验：将细菌接种在枸橼酸盐琼脂斜面，产气杆菌能直接利用枸橼酸盐作为碳源，在枸橼酸盐琼脂斜面上生长，分解枸橼酸盐生成碳酸盐，分解铵盐生成氨，使培养基变为碱性，则为枸橼酸盐利用实验阳性。大肠杆菌不能直接利用枸橼酸盐作为碳源，故在培养基上不能生长繁殖，则为枸橼酸盐利用实验阴性。

（6）硫化氢实验：有些细菌如沙门菌、变形杆菌等能分解培养基中的胱氨酸、甲硫氨酸等含硫氨基酸，生成硫化氢，如遇培养基中的醋酸铅或硫酸亚铁则生成黑色的硫化铅或硫化亚铁，则为硫化氢实验阳性。

（7）尿素酶实验：变形杆菌有尿素酶，能分解培养基中的尿素生成氨，使培养基变碱性，则为尿素酶实验阳性。反之为阴性。

细菌的生化反应是鉴别细菌的有效方法，对于革兰染色阴性的细菌和培养特性相同或相似的细菌尤为重要。其中吲哚实验（I）、甲基红（M）、VP（Vi）、枸橼酸盐利用实验（C），这四种生化反应（总称 IMViC）实验常用于肠道杆菌的鉴定，如大肠杆菌对这四种实验的反应结果为"＋＋－－"，而产气杆菌则为"－－＋＋"。

此外，应用气相、液相色谱法鉴定细菌分解代谢产物中挥发性或非挥发性有机酸和醇类，能够快速确定细菌的种类。

2．合成代谢产物及其在医学上的意义　细菌利用分解代谢产生的能量及小分子前体合成核酸、蛋白质、多糖和脂类等菌体自身成分。同时还能合成一些在医学上具有重要意义的代谢产物。

（1）热原质（pyrogen）：或称致热原。许多细菌在代谢过程中能合成一种物质，注入人体或动物体内能引起发热反应，故称热原质。产生热原质的细菌大多是革兰阴性菌，其本质为细菌的脂多糖，是导致输液反应的主要因素。热原质耐高温，高压蒸气灭菌（121℃ 20 分钟）亦不被破坏，需加热 180℃ 4 小时，250℃ 45 分钟或 650℃ 1 分钟才能使其失去作用；用特殊吸附剂处理或超滤膜过滤可除去液体中的热原质。在制备生物制品及注射液过程中应严格遵守无菌操作，防止细菌污染产生热原质。

（2）毒素和侵袭性酶：许多致病菌均产生毒素，毒素分为内毒素和外毒素两类，外毒素是由革兰阳性菌和少数革兰阴性菌在生长繁殖过程中释放到菌体外的蛋白质；内毒素是革兰阴性菌细胞壁的脂多糖，当细菌死亡崩解后才能释放。某些细菌尚能合成一些对人体具有侵袭性的酶，如透明质酸酶、卵磷脂酶等，能损伤机体组织，促进细菌在体内扩散。

（3）色素：有些细菌在适宜的条件下能产生不同颜色的色素，有助于鉴别细菌。细菌色素分两类：一类为水溶性色素，如绿脓杆菌产生的水溶性色素，可弥散至培养基中或周围组织中使之呈绿色；另一类为脂溶性色素，不溶于水，只存在于菌体，不扩散于培养基内，如金黄色葡萄球菌能产生脂溶性色素，色素保持在菌体内不扩散到培养基中，而菌落呈金黄色。

（4）抗生素：是由某些放线菌、真菌或细菌在代谢过程中产生的一类能抑制或杀死某些微生物和肿瘤细胞的物质，称为抗生素。抗生素大多由放线菌和真菌产生，细菌产生的抗生素种类少，目前只有多黏菌素（polymyxin）和杆菌肽（bacitracin）等。

（5）细菌素（bacteriocin）：是由某些细菌产生的一类具有抗菌作用的蛋白质。细菌素与抗生素不同的是抗菌作用范围狭窄，如大肠杆菌产生的大肠菌素（colicin）、霍乱弧菌产生的弧菌素（vibriocin）等仅对产生菌有亲缘关系的细菌有杀伤作用。各种细菌产生的细菌素不同，具有型特异性，可用于细菌分型鉴定及流行病学的调查。

（6）维生素：细菌能合成某些维生素，除供自身需要外，还能分泌至周围环境中。如人体肠道内的大肠杆菌合成的维生素 B 和维生素 K，可被人体吸收利用。

四、细菌的人工培养

了解细菌的生理需要，掌握细菌生长繁殖的规律，即可用人工方法提供细菌所需要的条件来培养细菌。人工培养细菌对传染病的诊断、流行病学调查、生物制品的制备以及制药工业等具有重要意义。

（一）培养基

培养基（culture medium）是用人工方法将适合于细菌生长繁殖需要的各种营养物质按一定比例配制而成的供细菌生长繁殖的基质。培养基的一般 pH 为 7.2 ~ 7.6，对少数细菌按其生长要求调整 pH 为偏酸或偏碱。

培养基按其营养组成和用途不同，可分为以下几类：

1. 基础培养基（basal medium） 含有一般细菌生长繁殖所需的最基本营养物质。最常用的是肉浸液、肉膏汤，其组成为肉膏、蛋白胨、氯化钠和水。

2. 营养培养基（nutrient medium） 在基础培养基中添加某些特殊的营养物质（如葡萄糖、血液、血清、动物腹腔液、酵母浸膏、生长因子等），以满足营养要求较高的细菌生长。最常用的营养培养基是血琼脂平板。

3．选择培养基（selective medium） 利用不同细菌对某些化学物质的敏感性不同，在培养基中加入某种化学物质如胆酸盐等，抑制某一类细菌的生长，有利于另一类细菌生长，从而将后者选择出来。如分离肠道病原菌所用的 SS 培养基含胆盐，可抑制革兰阳性菌的生长，而枸橼酸盐和煌绿能抑制大肠杆菌，从而有利于肠道病原菌（沙门菌属、志贺菌属）的分离。

4．鉴别培养基（differential medium） 在培养基中加入某种底物和指示剂，使细菌培养后出现某种肉眼可见的变化，用以鉴别细菌。如在蛋白胨水中加入糖类和指示剂，可观察细菌对糖类的分解能力，以鉴别细菌。

5．厌氧培养基（anaerobic medium） 专供厌氧菌的分离和培养，因为专性厌氧菌须在无氧环境中才能生长。厌氧培养法主要有：①将普通培养基置于无氧环境中（专性厌氧缸或真空干燥缸内）培养；②在培养基中加入还原剂，以降低培养基的氧化还原电势，并加入美蓝作为氧化还原指示剂，同时可在液体培养基表面用凡士林或石蜡封闭以隔绝空气，造成无氧环境。常用的有庖肉培养基等。

另外，根据培养基的物理性状，可分为液体、固体和半固体培养基三大类。在液体培养基中加入 1.5%～2.5%的琼脂粉，即可制成固体培养基；琼脂粉含量在 0.3%～0.5%时，则为半固体培养基。液体培养基常用于大量繁殖细菌，固体培养基用于分离纯化细菌，半固体培养基常用于观察细菌的动力及保存菌种。

（二）培养细菌的方法

人工培养细菌，除营养物质外，还需要合适的酸碱度、温度和必要的气体环境。一般情况下，将细菌接种在适宜的培养基上，置于培养箱内，在 37℃下培养 18～24 小时，即有大量细菌生长繁殖。对有特殊要求或生长速度缓慢的细菌，可适当调整培养条件和培养时间。

（三）常用的培养方法及细菌在培养基中的生长现象

1．液体培养基 大多数细菌在液体培养基中生长繁殖后呈现均匀混浊状态；少数链状的细菌则呈沉淀生长；专性需氧菌如结核杆菌、枯草芽胞杆菌，则呈表面生长，形成菌膜。

2．固体培养基 将细菌划线接种于固体培养基表面，一般经过 18～24 小时培养后，单个细菌分裂繁殖成一堆肉眼可见的细菌集团，称为菌落（colony）。挑取一个菌落转种到另一个新鲜培养基中，生长出来的细菌均为纯种，称为纯培养（pure culture）。不同细菌在固体培养基上形成的菌落，在大小、形状、颜色、气味、透明度、表面光滑或粗糙、湿润或干燥、边缘整齐与否，以及在血琼脂培养基上有无溶血性等表现各不相同，有助于识别和鉴定细菌。

3．半固体培养基 用接种针穿刺接种细菌于半固体培养基中，培养后有鞭毛的细菌沿穿刺线向周围扩散生长，可见整个培养基呈云雾状，穿刺线模糊不清。无鞭毛的细菌只能沿穿刺线生长，不向周围扩散，培养基仍透明，穿刺线清晰可见。

（四）人工培养细菌的用途

1．在医学中的应用　人工培养细菌了解其代谢与致病的关系，设计和寻找有关诊断和防治的方法，具有重要的意义。例如，传染性疾病的病原学诊断，以及细菌的鉴定和药物敏感实验的结果均可指导临床用药。另外，研究有关细菌的生理、遗传变异、致病性和耐药性，以及供防治用的疫苗、免疫血清和诊断试剂如菌液和抗血清等，都离不开细菌的分离和培养。

2．在工农业生产中的应用　细菌经过培养和发酵，其多种代谢产物在工农业生产中有广泛的用途；例如，可制成抗生素、维生素、氨基酸、酒精、味精、酱油、醋、有机溶剂、菌体制剂、酶制剂等，还可制造菌肥和杀虫剂，同时也可用于处理废水和垃圾等。

3．在基因工程中的应用　细菌操作方便，易培养，繁殖快，基因表达产物容易提取纯化。例如，应用基因工程技术将带有外源性基因的重组 DNA 转化给受体菌，使其在菌体内能获得表达，并能在体外大量生长繁殖，生产基因工程产品，如胰岛素、干扰素、乙型肝炎疫苗等。

五、细菌的分类与命名

（一）细菌的分类

生物界最早分为动物界和植物界两类，目前生物学界分类学已发展到六界，即动物界、植物界、真菌界、原生生物界、原核生物界和病毒界。细菌分类学是一门按细菌的亲缘关系把它们安排成条理清楚的各种分类单元的科学。细菌的分类原则上分为自然分类和人工分类两种。自然分类法主要是比较细菌大分子（核酸、蛋白质）结构的同源程度进行分类。核酸分析法是常用的分析方法，包括：①DNA 碱基组成测定；②DNA 分子杂交同源性测定；③16S 核糖核酸（16S rRNA）相关度测定。人工分类法是以细菌的形态和生理特征为依据的分类方法，主要选择一些较为稳定的生物学性状，如细菌形态与结构、染色性、培养特性、生化反应、抗原性等作为分类的标记。

细菌的分类层次与其他生物相同，也是界、门、纲、目、属、种。但在细菌中常用属和种。种（species）是细菌分类的基本单位。生物学性状基本相同的细菌群体构成一个菌种；性状相近的若干菌种组成一个菌属（genus）。同一菌种的各个细菌，虽然基本性状相同，但在某些方面有些差异，可进一步再分，如差异较明显的称亚种（subspecies）或变种（variety），差异小的则为型（type）。如按抗原结构不同而分血清型（serotype）；如按对噬菌体和细菌素的敏感性不同而分为噬菌体型（phage‐type）和细菌素型（bacteriocin‐type）；按生化反应和其他某些生物学性状不同而分为生物型（biotype）。

不同来源的同一菌种的细菌称为该菌的不同菌株（strain），具有某种细菌典型待征的菌株，称为该菌的代表菌株（过去称为标准菌株）。

（二）细菌的命名

细菌的命名采用拉丁双名法，每个菌名由两个拉丁单词组成。前一单词为属名，用名词，第一个字母大写，后一单词为种名，用形容词，小写。中文命名次序与拉丁文相反，种名在前，属名在后；例如：*Staphylococcus aureus*，金黄色葡萄球菌，*Staphylococcus epidermidis*，表皮葡萄球菌等。属名亦可不将全文写出，只用一个字母代表，如 *S. aureus*。另外，有些常见菌有其习惯通用的俗名，如 typhoid bacillus，结核杆菌，meningococcus，脑膜炎球菌。

第三节 微生物在自然界和正常人体的分布

微生物广泛分布于自然界，在土壤、水、空气、人和动物的体表以及与外界相通的腔道中，常有各种细菌和其他微生物存在。它们在自然界物质循环上起着重要的作用，其中绝大多数微生物对人类有益，但也有一些能引起疾病。因此，了解微生物在自然界和正常人体的分布，对建立无菌观念、预防感染、开发微生物资源、造福人类，有着重大的意义。

一、微生物在自然界的分布

（一）土壤中的微生物

土壤中含有水分和空气，有各种有机物和无机盐类，有利于细菌的生长繁殖，因而土壤中的微生物数量很多，如细菌、放线菌、真菌等。其中以细菌最多，占土壤微生物总数的70%～90%，放线菌和真菌次之。土壤中微生物的分布，一般与土层的深度密切相关：表层因日光照射，缺水，细菌量少；在10～20cm深的土层中微生物数量最多，随土壤深度增加，微生物数量越来越少。

土壤中的微生物，绝大多数属非致病性的，对自然界的物质循环和农业生产有重要作用；但也有少数致病性微生物，来自于动物尸体、人和动物的排泄物。多数病原菌在土壤中很容易死亡，但形成芽胞的细菌，如炭疽杆菌、破伤风杆菌、肉毒杆菌等，在土壤中可长期存活，并能直接或间接地进入人体致病。植物药材由于可带有土壤中的各种微生物，采集后若未及时晒干或妥善处理，常可因微生物的繁殖、发酵而引起药材的霉变，丧失药用价值。

（二）水中的微生物

水中的微生物一般来自土壤、尘埃、人畜排泄物及垃圾、污水等。水中微生物的种类与数量因水源不同而异。一般是地面水多于地下水，静止水多于流动水，沿岸水多于中流水。

水中的病原微生物主要来自人和动物的粪便及污物。受污染的水中，常含有大肠杆菌、伤寒杆菌、痢疾杆菌、霍乱弧菌、钩端螺旋体、肝炎病毒、脊髓灰质炎病毒等，可引起传染病的流行。因此，保护水源和注意饮水卫生是预防消化道传染病的重要环节。

（三）空气中的微生物

空气中的微生物来源于人畜呼吸道的飞沫及地面飘扬起来的尘埃。由于空气中缺乏营养物质及适当的温度，而且常因阳光的照射和干燥的作用使微生物不能繁殖。

空气中微生物的数量因不同环境而异。一般近地面的大气比高空中多，人口密集的城市空气比农村旷野的空气中多，室内空气比室外空气中多。空气中常见的微生物主要是真菌和放线菌的孢子，或细菌芽胞，也可有常见的病原性微生物，如溶血性链球菌、结核杆菌、脑膜炎球菌、百日咳杆菌、流行性感冒病毒、麻疹病毒等存在于患者或带菌者的呼吸道，随咳嗽、喷嚏及高声说话产生的飞沫而播散到空气中，或附着于尘埃飞扬，引起疾病的传播。

二、人体各部位的正常微生物群

在正常人的体表和与外界相通的腔道中定居着不同种类和数量的微生物。当人体免疫功能正常时，这些微生物通常对人体无害，有些对人类还有利，为人体的正常微生物群（normal flora of microbe），称正常菌群（normal flora）。但如果这些正常菌群寄居部位发生改变或宿主免疫功能下降、体内正常菌群失调等，可成为条件致病菌，引起机体内源性感染。人体各部位正常微生物群分布见表 15-1。

表 15-1　　　　　　　　　　　　　人体各部位的正常微生物群

部位	主要的微生物种类
皮肤	葡萄球菌、类白喉杆菌、绿脓杆菌、丙酸杆菌、白色念珠菌、非致病性分枝杆菌等
口腔	甲型和丙型链球菌、葡萄球菌、肺炎链球菌、奈瑟球菌、大肠杆菌、乳酸杆菌、类白喉棒状杆菌、螺旋体、白色念珠菌、梭形杆菌、类杆菌、厌氧链球菌
鼻咽腔	葡萄球菌、甲型和丙型链球菌、肺炎链球菌、奈瑟球菌、类杆菌
外耳道	葡萄球菌、类白喉棒状杆菌、绿脓杆菌、非致病性分枝杆菌
肠道	大肠杆菌、产气杆菌、变形杆菌、绿脓杆菌、葡萄球菌、肠球菌、乳酸杆菌、白色念珠菌、类杆菌、脆弱类杆菌、消化链球菌、双歧杆菌、产气荚膜杆菌、破伤风杆菌
阴道	乳酸杆菌、大肠杆菌、白色念珠菌、类白喉杆菌

（一）正常菌群的生理作用

1. 生物拮抗作用 正常菌群中各种微生物除能相互制约外，还能阻止或干扰来自人体外的致病菌定植，有明显的生物拮抗作用。

2. 营养作用 正常菌群参与宿主的物质代谢、营养转化和合成。例如肠道中的大肠杆菌能合成维生素 K 等，供人体利用。

3. 免疫作用 正常菌群能刺激机体免疫系统发生免疫应答，产生的抗体对具有交叉抗原成分的致病菌有一定程度的抑制或杀灭作用。

4. 抗衰老作用 肠道正常菌群中的双歧杆菌等有抗衰老作用，其机制可能与分解肠道中的有害物质，以及转化某些致癌物质为非致癌性物质有关。

（二）条件致病菌

在正常情况下，宿主和正常菌群之间以及正常菌群中各种微生物之间，能保持一定的微生态平衡。如果这种平衡被打破，以致宿主某一部位正常菌群中各种细菌的比例关系发生变化，原来在数量和活性处于劣势的细菌或耐药性菌株转为优势，可出现菌群失调。常见的情况主要有：

1. 寄居部位的改变　正常菌群离开原寄居部位向其他部位转移。例如大肠杆菌从原寄居的肠道进入泌尿道，或手术时通过切口进入腹腔、血流等，可分别引起相应部位的感染。

2. 免疫功能低下　某些患者使用大剂量皮质激素或抗癌药物及同位素放射性治疗，造成机体免疫功能低下，使一些原寄居部位的正常菌群突破机体免疫防御屏障，进入血流，引起感染，严重者可导致败血症而死亡。

3. 菌群失调症　常发生于在长期应用抗菌药物治疗感染性疾病的过程中，体内大多数正常菌群被杀死或抑制，使原处于劣势的菌群或耐药菌大量繁殖而引起疾病。引起菌群失调的正常菌有金黄色葡萄球菌和白色念珠菌等。

第四节　消毒与灭菌

微生物广泛存在于自然界，易受外界环境因素的影响。当环境适宜时，微生物即可大量生长繁殖；当环境改变剧烈时，可导致微生物代谢障碍或菌体蛋白变性，使其生长繁殖受到抑制、甚至死亡。根据这一现象，可采用物理、化学或生物学等方法进行消毒灭菌，以杀死环境中的病原微生物，切断传播途径，控制或消灭传染病。消毒灭菌是微生物学和临床医学的基础知识，其中与之相关的概念有：

消毒（disinfection）：是指杀死物体上病原微生物的方法，但并不一定能杀死含芽胞的细菌或非病原微生物。用以消毒的化学药品称为消毒剂（disinfectant）。一般消毒剂在常用浓度下，只对细菌的繁殖体有效，对芽胞则需提高浓度或延长时间。

灭菌（sterilization）：灭菌是指杀灭物体上所有微生物的方法。包括细菌芽胞在内的全部病原微生物和非病原微生物。

防腐（antisepsis）：防腐指防止或抑制微生物生长繁殖的方法。细菌一般不死亡。使用同一种化学药品在高浓度时为消毒剂，低浓度时常为防腐剂。

无菌（asepsis）与无菌操作：无菌指不含活菌的意思。防止细菌进入人体或其他物品的操作技术，称为无菌操作。如无菌外科手术和实验室中的无菌操作，以防止微生物的侵入或污染。

一、物理消毒灭菌法

用于消毒灭菌的物理因素有热力、紫外线、辐射、超声波、滤过、干燥和低温等。

（一）热力灭菌法

高温可使细菌死亡。一般情况下，多数无芽胞细菌经 55℃ ~ 60℃ 作用 30 ~ 60 分钟后死亡。湿热 80℃ 经 5 ~ 10 分钟可杀死所有细菌繁殖体和真菌。细菌的芽胞对高温有很强的抵抗力，例如炭疽芽胞杆菌的芽胞可耐受 5 ~ 10 分钟煮沸，肉毒杆菌的芽胞则需煮沸 3 ~ 5 小时才死亡。

热力灭菌法分为干热灭菌和湿热灭菌两大类。在同一温度下，湿热灭菌的效力比干热灭菌大。这是因为：①含水分的菌体蛋白易凝固；②蒸气穿透力比干热强，传导快；③蒸气凝成水时可释放出潜热，能迅速提高被灭菌物体的温度。

1. 干热灭菌法 干热杀菌作用是通过脱水干燥使大分子变性。一般细菌繁殖体在干燥状态下，80℃ ~ 100℃ 经 1 小时可被杀死；芽胞则需 160℃ ~ 170℃ 经 2 小时才死亡。其方法有：

（1）焚烧：直接点燃或在焚烧炉内焚烧，适用于废弃物品或动物尸体等。是一种彻底的灭菌方法。

（2）烧灼：直接在火焰上灭菌，适用于微生物学实验室使用的接种环、接种针、试管口等的灭菌。

（3）干烤：利用干烤箱灭菌，一般加热至 160℃ ~ 170℃ 经 2 小时。适用于耐热（高温下不变质、不损坏、不蒸发）和怕潮湿的物品，例如玻璃器皿、瓷器、玻璃注射器等的灭菌。

（4）红外线：红外线是一种 0.77 ~ 1000μm 波长的电磁波，照射到的物体表面产生热效应，但不能使物体均匀加热。红外线的杀菌作用与干热相似，利用红外线烤箱灭菌所需的温度和时间亦同于干烤。此法多用于医疗器械的灭菌。

2. 湿热灭菌法

（1）巴氏消毒法（pasteurization）：用于酒类和牛乳的消毒。一般加热至 61.1℃ ~ 62.8℃ 30 分钟或 71.7℃ 15 ~ 30 秒，杀灭液体中的病原菌或特定微生物，而仍保持物品中所需的不耐热成分不被破坏的消毒方法。

（2）煮沸法：在 1 个大气压下，水的沸点温度为 100℃，一般细菌的繁殖体 5 分钟能被杀死，细菌芽胞常需煮沸 1 ~ 2 小时才被杀灭。此法常用于食具等的消毒。水中加入 2% 碳酸钠，既可提高沸点至 105℃，促进芽胞的杀灭，又可防止金属器械生锈。

（3）流动蒸气消毒法：用蒸笼产生的蒸气消毒，由于蒸气在蒸笼内流动不息，故称为流动蒸气灭菌法。一般温度不超过 100℃，细菌繁殖体经 15 ~ 30 分钟可被杀灭，但芽胞常不被全部杀灭。

（4）间歇蒸气灭菌法（fractional sterilization）：适用于不耐高温的营养物，如含糖或血清的培养基的灭菌。将需灭菌物置于流通蒸气灭菌器内，60℃ ~ 100℃ 中加热 15 ~ 30 分钟，杀死其中的繁殖体，但芽胞尚有残存。取出后放置培养箱中 37℃ 过夜，使芽胞发育成繁殖体，次日再蒸 1 次，如此连续 3 次，可杀死所含的芽胞，达到灭菌目的。

（5）高压蒸气灭菌法：常用于一般培养基、生理盐水、手术器械、注射器、手术敷料等耐高温、耐湿物品的灭菌。是一种最有效、最常用的灭菌方法。灭菌的温度取决于蒸气的压力。在 1 个大气压下，蒸气的温度是 100℃。如果蒸气被限制在密闭的容器中，随着压力升高，蒸气的温度也相应升高。在 103.4kPa（1.05kg/cm²）蒸气压下，温度达到 121.3℃，维持 15～30 分钟，可杀灭包括细菌芽胞在内的所有微生物。

（二）辐射杀菌法

1. 紫外线　波长 200～300nm 的紫外线（包括日光中的紫外线）具有杀菌作用，其中以 265～266nm 的紫外线杀菌力最强。紫外线主要杀菌机制是作用于 DNA，干扰 DNA 的复制与转录，导致细菌的变异或死亡。紫外线不仅对细菌繁殖体有杀灭作用，延长照射时间也可杀死芽胞。紫外线释放的能量较低，故穿透力较弱，普通玻璃、纸张、尘埃、水蒸气等均能阻挡紫外线，故只能用于手术室、传染病房、细菌实验室的空气消毒或用于不耐热物品的表面消毒。杀菌波长的紫外线对人体皮肤和眼睛有损伤作用，使用时应注意防护。

2. 电离辐射　具有很高的能量穿透力，包括高速电子、X 射线和 γ 射线等，可产生极强的致死作用。电离辐射常用于不耐热的一次性医用塑料制品的消毒灭菌；亦可用于食品和中药材的消毒，而不破坏其营养成分。

3. 微波　微波是一种波长为 1mm 到 1m 左右的电磁波，可穿透玻璃、塑料薄膜与陶瓷等物质，但不能穿透金属表面。消毒中常用的微波有 2450MHz 与 915MHz 两种，多用于检验室用品、非金属器械、无菌病室的食品用具、药杯等的消毒。

（三）滤过除菌法

滤过除菌（filtration）是用物理阻留的方法将液体或空气中的细菌除去，以达到消毒目的。所用的器具是滤菌器（filter），滤菌器含有微细小孔，大于孔径的细菌等颗粒不能通过。滤过法主要用于一些不耐高温的液体（如血清、毒素、药液等）以及空气的除菌。滤菌器除菌性能与滤器材料的特性、滤孔大小、静电作用等因素有关。滤菌器的种类很多，目前常用的有薄膜滤菌器、素陶瓷滤菌器、石棉滤菌器（亦称 Seitz 滤菌器）、烧结玻璃滤菌器等。一般除菌滤膜的孔径为 0.22μm，可除去细菌，但不能除去病毒、支原体和 L 型细菌。

（四）超声波杀菌法

不被人耳感受的高于 20 千周/秒的声波，称为超声波。超声波可裂解多数细菌，尤其是革兰阴性菌更为敏感，但往往有残存者。目前超声波主要用于粉碎细胞，以提取细胞组分或制备抗原等。超声波裂解细菌的机制主要是它通过水时发生的空（腔）化作用，在液体中造成压力改变，应力薄弱区形成许多小空腔，逐渐增大，最后崩破。崩破时的压力可高达 1000 个大气压。

（五）干燥与低温

干燥可使细菌脱水、蛋白质变性而死亡。但有些细菌的抗干燥力较强，如溶血性链球菌可在尘埃中存活 25 天，结核分枝杆菌在干痰中数月不死。芽胞的抵抗力更强，如炭疽杆菌的芽胞耐干燥 20 余年。通过干燥，可使某些细菌的生命活动停止，从而防止食物、中药材的变质。干燥常用于食物、中药材等的保存。

低温可使细菌的新陈代谢减慢，故常用作保存细菌菌种。当温度回升至适宜范围时，又能恢复生长繁殖。为避免解冻时对细菌的损伤，可在低温状态下真空抽去水分，此法称为冷冻真空干燥法（lyophilization）。该法是目前保存菌种的最好方法。

二、化学消毒灭菌法

化学消毒灭菌法是用化学药物杀死或抑制病原微生物生长繁殖的方法。具有杀菌作用的化学药物称为消毒剂，用于抑制微生物生长繁殖的化学药物称为防腐剂。消毒防腐药物一般都对人体组织有害，故只能外用或用于环境的消毒。

（一）消毒剂的主要种类及用途

常用消毒剂的种类、作用机制及用途见表 15 – 2。

表 15 – 2　　　　　　　　常用消毒剂的种类、作用机制与用途

类　别	作 用 机 制	常 用 消 毒 剂	用　途
酚类	蛋白质变性，损伤细胞膜，灭活酶类	3%～5%石炭酸 2%来苏尔 0.01%～0.05%洗必泰	地面、器具表面的消毒，皮肤消毒术前洗手、阴道冲洗等
醇类	蛋白质变性与凝固，干扰代谢	70%～75%乙醇	皮肤、体温计消毒
重金属盐类	氧化作用，使蛋白质变性与沉淀，灭活酶类	0.05%～0.01%升汞 2%红汞 0.1%硫柳汞 1%硝酸银 1%～5%蛋白银	非金属器皿的消毒 皮肤、黏膜、小创伤消毒 皮肤消毒、手术部位消毒 新生儿滴眼、预防淋病奈瑟菌感染
氧化剂	氧化作用，沉淀蛋白质	0.1%高锰酸钾 3%过氧化氢 0.2%～0.3%过氧乙酸 2.0%～2.5%碘酒 0.2ppm～0.5ppm氯 10%～20%漂白粉 0.5%～1.5%漂粉精 0.2%～0.5%氯胺 4ppm二氯异氰尿酸钠 3%二氯异氰尿酸钠	皮肤、尿道、蔬菜、水果消毒 创口、皮肤、黏膜消毒 塑料、玻璃器材消毒 皮肤消毒 饮水及游泳池消毒 地面、厕所与排泄物消毒 地面、墙壁、家具消毒，饮水消毒（0.3%～0.4%/kg） 室内空气及表面消毒、浸泡衣服（0.1%～1.2%） 水消毒 空气及排泄物消毒
表面活性剂	损伤细胞膜，灭活氧化酶	0.05%～0.1%新洁尔灭	外科手术洗手，皮肤、黏膜消毒，浸泡手术器械

续表

类　别	作 用 机 制	常用消毒剂	用　途
	抑制酶活性，沉淀蛋白质	0.05%～0.1%杜灭芬	皮肤创伤冲洗，金属器械、塑料、橡皮类消毒
烷化剂	使菌体蛋白质及核酸烷基化	10%甲醛 50 mg/L 环氧乙烷 2%戊二醛	物品表面消毒，空气消毒 手术器械、敷料等消毒 精密仪器、内窥镜等消毒
染料	抑制细菌繁殖，干扰氧化过程	2%～4%龙胆紫	浅表创伤消毒
酸碱类	破坏细胞膜和细胞壁，凝固蛋白质	5～10ml/m³ 醋酸加等量水蒸发	空气消毒
		生石灰（按 1:4～1:8 比例加水配成糊状）	地面、排泄物消毒

（二）化学消毒剂的杀菌机制

1. 促进菌体蛋白质变性或凝固　例如酚类（高浓度）、醇类、重金属盐类（高浓度）、酸碱类、醛类等化学消毒剂作用细菌后，能迅速使菌体蛋白质变性或凝固，导致细菌死亡。

2. 影响细菌的新陈代谢　例如某些氧化剂、重金属盐类（低浓度）与细菌的 – SH 基结合，使有关酶失去活性，影响细菌的代谢，导致细菌死亡。

3. 损伤细菌细胞膜　例如酚类（低浓度）、新洁尔灭、肥皂、脂溶剂等，能降低细菌细胞的表面张力，增加其通透性，使胞外液体内渗，致使细菌破裂。

（三）影响消毒灭菌效果的因素

1. 化学消毒剂对微生物的影响　各种化学消毒剂的理化性质不同，对微生物的作用效果也有差异。例如表面活性剂对革兰阳性菌的杀灭效果比对革兰阴性菌好；龙胆紫对葡萄球菌作用较强；结核分枝杆菌对 75%乙醇敏感。另外，同一种消毒剂的浓度不同，其消毒效果也有差异。绝大多数消毒剂在一定范围内随浓度的升高、抗菌作用增强，高浓度时杀菌作用大，当降至一定浓度时只有抑菌作用，但醇类例外，75%乙醇或 50%～80%异丙醇的消毒效果最好。消毒剂在一定浓度下，对细菌的作用时间愈长，消毒效果也愈好。

2. 温度、酸碱度、有机物对化学消毒剂杀菌作用的影响　温度升高可提高化学消毒剂的杀菌效果，例如 2%戊二醛杀灭每毫升含 104 个炭疽芽胞杆菌的芽胞，20℃时需 15 分钟，40℃时需 2 分钟，56℃时仅 1 分钟即可；酸碱度对化学消毒剂杀菌效果的影响，主要取决于化学消毒剂的种类，如季铵盐类阳离子消毒剂，在碱性条件下杀菌作用增强；酚类阴离子消毒剂，在酸性条件下杀菌作用增强。另外，环境中有机物的存在，会减弱化学消毒剂的杀菌效果。某些情况下病原菌常随同排泄物、分泌物一起存在，如对于痰、粪便等的消毒，宜选用受有机物影响小的药物，如生石灰、漂白粉等。

三、中药的抗微生物作用

中药的抗微生物作用是多方面的，一方面是中药对微生物及其毒性产物的直接作用；另一方面是中药对机体免疫功能的调节作用，以扶正固本类中药治疗，可以改善其免疫状态，增强机体抗感染免疫的能力。另外，中药与化学药物联合应用，还具有协同抗微生物作用的效应。

（一）中药对微生物及其毒性产物的影响

1．中药对微生物生长繁殖的影响 某些中药如黄连、黄柏、大蒜、大黄等的抗菌作用主要是影响细菌的新陈代谢，使其氧化磷酸化和细胞能量偶联系统遭到破坏，能量供应减少或停止，从而导致细菌生长抑制或死亡。有些中药能抑制微生物核酸和蛋白质的合成，如大黄素对金黄色葡萄球菌核酸和蛋白质合成有强烈的抑制作用。黄连素能与细菌 DNA 形成复合物，影响 DNA 复制，抑制菌体蛋白质合成。苦参总碱能抑制柯萨奇病毒蛋白质合成；芒果苷作用于单纯疱疹病毒 I 型复制的晚期。绿茶提取物和桑白皮中的黄酮均可抑制人类免疫缺陷病毒转录酶的活性；有些中药如蒲公英可使细菌细胞膨大，细胞壁增厚，拟核和核糖体均聚集成块状。桂皮的主要成分桂皮醛可破坏真菌细胞壁，使胞浆凝聚，细胞器消失。土槿皮、黄连、龙胆草可使石膏样毛癣菌细胞结构变性，线粒体等细胞器消失，细胞膜明显皱缩。

2．中药对细菌致病物质产生的影响 黄连、甘草、丹皮、栀子、知母等可抑制金黄色葡萄球菌血浆凝固酶的形成。射干有抗乙型链球菌透明质酸酶的作用。

3．中药对微生物毒素产生的影响 中药小檗碱能使霍乱弧菌外毒素所致的腹泻潜伏期延长和减轻腹泻程度。玄参、白芍、麦冬、贝母、地锦草有抗白喉外毒素的作用。野荞麦、黄连解毒汤可显著降低金黄色葡萄球菌溶血毒素的效价。板蓝根及其注射液、穿心莲及其注射液、蒲公英、玄参以及连翘、银花、黄芩等提取物有直接抗内毒素作用。黄连、青蒿醇提取物和青蒿素能降低内毒素对实验动物的致死率，大黄和蒙药兰盆花能抑制内毒素引起的发热。生津注射液（含北沙参、麦冬、石斛、芦根等）能明显拮抗内毒素所致的家兔血压下降，降低休克发生率和减轻休克程度。保元汤对大肠杆菌内毒素所致大鼠休克死亡有明显的防治效果，能延长大鼠生存时间。土常山、细辛、连线草、良姜、木香、兰草、山豆根、艾叶、荆芥等中药能强烈抑制黄曲霉毒素 B 的产生。茵陈蒿、柴胡、益母草、半夏、枳实、麻黄、天门冬等中药能强烈抑制杂色曲霉毒素的产生。菖蒲根和肉豆蔻对杂色曲霉的曲柄菌毒素和黄曲霉毒素 B 均有强烈的抑制作用。

4．中药对微生物黏附作用的影响 玉屏风散加当归能阻断绿脓杆菌对大鼠气管黏膜的黏附。黄连解毒汤可抑制幽门螺杆菌对胃壁上皮细胞的附着。甘草甜素、香菇多糖及虎杖的水提液可抑制人类免疫缺陷病毒对宿主细胞的吸附。

（二）中药抗感染免疫作用

许多中药能增强机体的抗感染免疫能力，如补气药、补阳药、补血药、补阴药等扶正固本类中药，能增强机体单核 – 吞噬细胞、中性粒细胞对病原微生物的吞噬功能，促进 B 细胞产生抗体，促进 T 细胞增殖和诱生干扰素。另外，也有一些清热解毒、活血化瘀、祛风除湿类中药，如黄芩、黄连、黄柏、茵陈、丹参、丹皮、赤芍、红花、柴胡、苍耳子、麻黄、桂枝、细辛等，能抑制免疫细胞介导的免疫病理损伤，起到抗炎作用。

（三）中药与化学药物的协同抗菌作用

中药黄连和增效磺胺（TMP）分别在 1:4 稀释度时对金黄色葡萄球菌有相近的抗菌活性，但两者联用后，抗菌活性较单用黄连增大 16 倍，较单用 TMP 增大 8 倍。对痢疾志贺菌，黄连活性较 TMP 大得多，两者联用后活性较黄连增大 32 倍，较 TMP 增大 256 倍。对痢疾志贺菌，黄连活性较 TMP 大，两者联用后抗菌活性较黄连增大 16 倍，较 TMP 增大 64 倍。

另外，有些中药具有消毒灭菌作用，如消毒药香、空气消毒香、苍术艾叶香、三木香等均为香剂，用于空气消毒，防治感冒。用苍术和艾叶等烟熏消毒空气，可以杀死葡萄球菌、绿脓杆菌、结核分枝杆菌和大肠杆菌。使用时，每 3 立方米空间用药各 30g，混合后放在已烧好的煤块上使之发烟，作用 2 小时，达到消毒灭菌的效果。

第五节 噬 菌 体

噬菌体（bacteriophage，phage）是感染细菌、真菌、放线菌或螺旋体等微生物的病毒。噬菌体体积微小，没有完整的细胞结构，只能在活的微生物细胞内才能复制增殖，对宿主细胞寄生具有严格的特异性。

一、噬菌体的生物学性状

噬菌体主要由核酸和蛋白质组成，在电子显微镜下有三种形态，即蝌蚪状、微球形和细杆状。典型的蝌蚪状噬菌体由头部和尾部两部分组成（见图 15 – 10）。噬菌体头部呈六边形立体对称，内含遗传物质核酸，与尾连接处有一尾领结构。尾部主体是一管状结构（由一个中空的尾髓和外围尾鞘组成），其末端有尾板、尾刺和尾丝组成。尾髓外壳蛋白形成管状结构，具有收缩功能，可将头部核酸注入宿主菌细胞内。噬菌体的核酸为 DNA 或 RNA，大多数 DNA 噬菌体的 DNA为线状双链。RNA 噬菌体多数为线状单链 RNA，少数为线状双链 RNA，可分成几个节段。尾板内有裂解宿主菌细胞壁的溶菌酶，尾丝为噬菌体的吸附器官（能识别宿主菌体表面的特殊受体）。

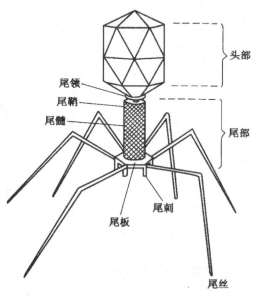

图 15 – 10 蝌蚪状噬菌体结构模式图

噬菌体蛋白质具有抗原性，能刺激机体产生中和抗体。该抗体与噬菌体结合后能使噬菌体丧失感染敏感菌的能力，但对已吸附或已进入宿主菌的噬菌体不起作用，噬菌体仍能复制增殖。

噬菌体能耐受低温和冰冻，在低温下可长期保持其活性，并能抵抗乙醚、氯仿和乙醇；但对紫外线和 X 射线敏感，一般经紫外线照射 10～15 分钟即失去活性。加热 75℃30 分钟以上可将其灭活。

二、噬菌体与宿主菌的相互关系

根据噬菌体与宿主菌的相互关系，噬菌体可分成两种类型：一种是能在敏感菌中增殖并裂解细菌，释放出子代噬菌体，称为毒性噬菌体（virulent phage）；另一种是噬菌体核酸与宿主菌染色体整合，随细菌分裂而传代，不出现子代噬菌体，称为温和噬菌体（temperate phage），或溶原性噬菌体（lysogenic bacteria）。

（一）毒性噬菌体

毒性噬菌体在敏感细菌内以复制方式增殖，其过程包括吸附、穿入、生物合成、成熟和释放五个阶段。首先噬菌体通过其尾部吸附结构，能特异性识别宿主菌表面的特殊受体，然后分泌酶类溶解细胞壁，使细胞壁出现小孔，尾髓再收缩，将头部的核酸注入宿主菌内，蛋白质外壳留在细菌细胞外（图 15-11）。进入细菌细胞内的噬菌体核酸利用宿主的酶系统转录产生早期蛋白质（其核酸复制所必需的酶类），并复制子代核酸，再进行晚期转录产生噬菌体的结构蛋白（头部外壳和尾部）。蛋白质与核酸分别合成后，按一定程序装配成成熟、完整的子代噬菌体。子代噬菌体达到一定数量时，由于噬菌体合成酶类的溶解作用，使细菌细胞突然裂解，释放出的噬菌体可再感染其他敏感细菌并重复其增殖周期。

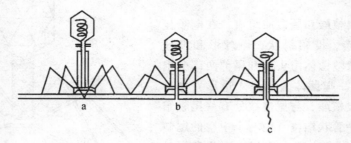

图 15-11　噬菌体吸附宿主菌模式图
a. 吸附于宿主菌　b. 尾部扩张，尾鞘收缩　c. 核酸注入菌体

（二）温和噬菌体

温和噬菌体感染敏感细菌后并不增殖，而是将其基因组与宿主菌染色体整合，随细菌的分裂而传至子代细菌的基因组中，不引起细菌裂解。整合在细菌基因组中的噬菌体基因组称为前噬菌体（prophage），而带有前噬菌体基因组的细菌称为溶原性细菌（1ysogenic bacterium）。前噬菌体偶尔可自发地或在某些理化和生物因素（如紫外线、X 线、致癌剂、突变剂

等）作用下而中止，此时前噬菌体脱离宿主菌基因组，在宿主菌细胞内增殖并产生成熟的子代噬菌体而进入溶菌性周期，导致细菌裂解。

三、噬菌体的应用

（一）细菌的鉴定和分型

噬菌体溶菌作用具有高度特异性，可用已知噬菌体去鉴定未知细菌，如在疑有某种细菌存在的标本中，加入一定数量的已知相应噬菌体，在 37℃孵育 6~8 小时，测定该噬菌体的效价，若效价明显增长，则表明标本中有某种细菌的存在；或用噬菌体进行细菌分型。如用伤寒杆菌 Vi 噬菌体可将有 Vi 抗原的伤寒杆菌分为 96 个噬菌体型，对流行病学调查、追查传染源等具有重要意义。

（二）分子生物学研究的工具

由于噬菌体可通过转导作用将外源性 DNA 带入受体菌中，因此在生物遗传工程中它常被用作载体。由于噬菌体具有基因数目少，增殖速度快，易于培养、分离等优点，也成为构建肽文库、抗体文库和蛋白质文库的重要载体，在生物基因组测定工作中发挥着重要作用。

第六节 细菌的遗传与变异

细菌和其他生物一样，具有遗传和变异的生命特征。细菌的亲代与子代之间生物学性状上的相似性称为遗传（heredity）。在一定条件下，细菌的子代与亲代之间在生物学性状上可出现一定程度的差异，称为变异（variation）。细菌的变异分为非遗传性变异和遗传性变异两种类型。

一、非遗传性变异（亦称表型性改变）

表型性改变是细菌在不利于生长繁殖的环境条件下产生的变异，其基因结构未改变，是可逆的，不能遗传。当环境中的影响因素去除后，变异的性状又可复原。如大肠杆菌在乳糖持续存在的环境下可合成与乳糖代谢有关的诱导酶，分解乳糖；当环境中不持续存在乳糖，则乳糖诱导酶也随之消失。常见的细菌表型性改变主要包括以下几个方面：

（一）形态、结构及菌落的变异

细菌的形态、大小、结构及菌落可因外界环境条件的影响而出现变异。如许多细菌在青霉素、抗体、补体或溶菌酶等作用下，细胞壁合成受阻或丧失，可变成 L 型细菌，即细胞壁缺陷型细菌，其形态为多形性；又如变形杆菌在含 1% 石炭酸培养基上，鞭毛生长受到抑制，仅在接种部位形成菌落，称为 O 菌落，如将变形杆菌再移种于普通培养基上，鞭毛又可恢复，有鞭毛的变形杆菌在培养基表面爬行生长，形成分层薄膜状菌落，称为 H 菌落，细菌这种失去鞭毛的变异，通常称为 H—O 变异；肠道杆菌在人工培养基上多次传代后，菌落由光滑型变为粗糙型，这种菌落的变异称为 S—R 变异，是因为失去 LPS 的特异性寡糖重复单位引起的；有荚膜的肺炎球菌在无血清的培养基中传代后荚膜可消失，当再接种于小鼠体内后荚膜又可恢复。

（二）细菌的毒力变异

细菌的毒力变异包括毒力的减弱和增强。强毒株长期在人工培养基上传代或加入特殊的不利于细菌生长的物质，可使细菌的毒力减弱或消失。如卡介苗（BCG）经过 13 年，连续传代 230 次，将有毒的牛型结核分枝杆菌在含胆汁的甘油马铃薯培养基上传代培养，获得了毒力减弱、但仍保持其免疫原性的变异株。如将弱毒株连续在动物体内传代，又可使毒力增强，无毒株也可向有毒方向变异，如白喉棒状杆菌感染 β-棒状杆菌噬菌体后，获得产生白喉毒素的能力，由无毒株变成了有毒株。毒力变异的机制比较复杂，有些毒力变异是环境因素造成的表型性改变，但也有些毒力变异与基因改变有关。

二、遗传性变异

遗传性变异是基因结构发生改变所致，亦称基因型变异，是不可逆的，变异产生新的生物学性状可稳定地遗传给下一代。细菌的遗传物质有细菌染色体和质粒。

（一）细菌染色体

细菌染色体不含组蛋白，由附着在横隔中介体上或细胞膜上的一团盘绕折叠有序的环状双螺旋 DNA 及核蛋白组成，无核膜包绕。染色体 DNA 上携带了细菌生存不可缺少的全部遗传基因。细菌染色体大小与菌种有关，大肠杆菌染色体 DNA 的分子量约为 $3 \times 10^9 kD$，约含 $4 \times 10^6 bp$（碱基对），染色体长约 $1000 \sim 2000 \mu m$，相当于菌体长度的 1000 倍，整个染色体含有 4000 ~ 5000 个基因。

（二）质粒

质粒（plasmid）是细菌染色体以外的遗传物质，能进行自主复制，是环状闭合的双链 DNA。质粒只决定细菌的某些遗传性状。目前已发现在数百种细菌中存在质粒，质粒有大小两类，大的含数百个基因，小的含数十个基因。质粒基因可编码很多重要的生物学性状，包括：①F 质粒（fertility plasmid），或称致育性质粒，能编码细菌性菌毛，有 F 质粒的细菌称为 F^+ 菌（或雄性菌），无 F 质粒的细菌称为 F^- 菌（或雌性菌）。F^+ 菌通过性菌毛接触可将质粒传递给 F^- 菌。②R 质粒（resistance plasmid），为耐药性质粒，能编码细菌对抗菌药物或重金属盐类药物的耐药性。③Vi 质粒（virulence plasmid），为毒力质粒，可编码与致病性有关的毒力因子，如致病性大肠杆菌产生的耐热性肠毒素就是由 Vi 质粒编码的。④细菌素质粒，该质粒可编码细菌素，如 Col 质粒编码大肠杆菌产生的大肠菌素。⑤代谢质粒，可编码产生相关的代谢酶，如假单胞菌的分解性质粒可使其能利用樟脑、辛烷为碳源。

质粒基因的差异也赋予其本身不同特性，如有的质粒与染色体同步复制，一个细菌中仅含 1～2 个拷贝；而有的则在染色体复制后继续复制，一个细菌中可有 10～30 个拷贝。质粒也可以通过接合方式，将质粒拷贝从一个细菌转至另一个细菌。又如同一不亲和群的质粒，由于 DNA 间的某些同源性可使其出现不相容性（incompatibility），造成它们无法在同一细菌内稳定共存。反之，属于不同不亲和群的质粒则可同时共存于一个细菌内。多数质粒可经紫外线、高温、吖啶橙、十二烷基磺酸钠、利福平等处理后从细菌中消除，有的也可自行丢失，随着质粒的消除或丢失，其编码的性状也随之而消失。

（三）转位因子

转位因子是能够在 DNA 分子内或 DNA 分子间移动的一段特异性核苷酸序列片段，在细菌中特指能在质粒间或染色体间移动的 DNA 片段。转位因子可使 DNA 分子中基因重排或表达发生改变，在促使生物变异及进化上具有重大意义。细菌的转位因子主要有三类：①插入序列（insertion sequence，IS）；②转座子（transposon，Tn）；③转座噬菌体或前噬菌体（prophage），是具有转座功能的溶原性噬菌体。

三、细菌变异的机制

细菌遗传性变异由基因结构改变引起，这种改变主要通过基因突变、基因的转移与重组等来实现。

（一）基因的突变

突变（mutation）是细菌染色体 DNA 在复制过程中核苷酸序列发生改变，导致细菌的某些性状发生遗传性变异。突变可以是自发产生的（细菌自发突变率一般在 10^{-6}～10^{-9}），也可由射线（如紫外线、X 射线等）或化学诱变剂（如烷化剂、亚硝酸盐等）诱导而产生（可使突变率提高 10～1000 倍）。

若细菌的 DNA 上核苷酸序列的改变仅为一个或几个碱基的置换、插入或丢失，出现的突变只影响到一个或几个基因，引起较少的性状变异，称为小突变或点突变（point mutation）；若涉及大段的 DNA 发生改变，称为大突变或染色体畸变（chromosome aberration）。

突变是随机的，无定向的。如耐药性突变是随机发生的，并非是细菌在药物环境中逐渐适应而成为耐药菌。耐药菌株日益增多，实际是由于使用药物造成对药物敏感的细菌均被抑制而不能生长所致，药物在此过程中起筛选作用。细菌 DNA 的突变产生性状的变异，也可再经一次突变使变异的性状又恢复成原先的表型，后者称回复突变。

（二）基因的转移与重组

供体菌的 DNA 转入某受体菌细胞内的过程称为基因转移（gene transfer），转移的基因与受体菌 DNA 整合在一起并能进行复制，称为基因的重组（recombination）；重组后基因型发生改变的细菌称重组体。细菌基因的转移和重组可通过转化、接合、转导、溶原性转换和细胞融合等方式进行。

1. 转化（transformation） 是受体菌直接摄取其他供体菌游离的 DNA 片段，并将其整合到自己的基因组中，从而获得供体菌的某些遗传性状的过程。游离的 DNA 片段可以是细菌裂解后释放或人工提取而来。转化现象的发现源于英国学者格里菲思（F. Griffith）在1928 年用肺炎链球菌进行的有关实验：用有荚膜的肺炎链球菌ⅢS（光滑型菌落，有毒力）和无荚膜的肺炎链球菌ⅡR（粗糙型菌落，无毒力）分别注射给小鼠，前者死亡，后者存活；如将从死鼠体内分离到的ⅢS 型菌杀死后再注射小鼠，则小鼠存活；若将杀死的ⅢS 型菌与活的ⅡR 菌混合在一起给小鼠注射，则小鼠死亡，并可从死鼠体内分离出活的ⅢS 型菌（图 15 - 12）。其后证实是ⅢS 型菌的 DNA 使活的ⅡR 型菌转化为ⅢS 菌，首次为 DNA 是遗传物质提供了直接证据。转化现象还可见于葡萄球菌、流感嗜血杆菌等。

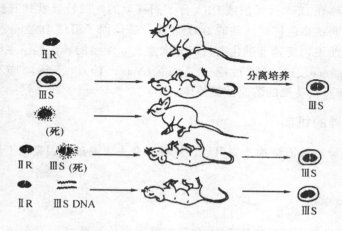

图 15 - 12　小鼠体内肺炎链球菌转化实验

2．转导（transduction）　　是以温和噬菌体为载体，把供体菌的一段 DNA 转移到受体菌内，使受体菌获得供体菌的部分遗传性状的过程。转导可分为普遍性转导（general transduction）和局限性转导（restricted transduction）。

（1）普遍性转导：某些噬菌体在增殖过程中，误将供体菌的 DNA 片段装入噬菌体的头部，成为一个转导噬菌体。转导噬菌体能以正常方式感染另一宿主菌，并将其所携带的供体菌 DNA 转入受体菌。因供体菌染色体的任何部分或质粒都有机会被转导，故称为普遍性转导。

（2）局限性转导：由温和噬菌体介导。溶原期噬菌体 DNA 从细菌染色体上分离时，发生偏差，噬菌体将其本身 DNA 上的一段留在细菌染色体上，却带走了临近的细菌 DNA 上的基因。由于所转导供体基因只是该噬菌体整合在细菌特定部位两侧的特定基因，故为局限性转导，亦称特异性转导。

3．溶原性转换（1ysogenic conversion）　　是指温和噬菌体感染宿主细菌时，以前噬菌体形式整合入宿主菌，使宿主菌获得了噬菌体基因编码的某些遗传性状，称为溶原性转换。如β - 棒状噬菌体感染白喉棒状杆菌后，由于噬菌体携带编码毒素的基因，使无毒的白喉棒状杆菌获得产生白喉毒素的能力。

4．接合（conjugation）　　指供体菌通过性菌毛，将遗传物质传给受体菌的过程。接合性质粒包括 F 质粒、R 质粒、Col 质粒等。

（1）F 质粒接合：带有 F 质粒的 F⁺ 菌产生性菌毛，相当于雄性菌（F⁺），无 F 质粒的细菌，相当于雌性菌（F⁻）；当 F⁺ 菌性菌毛末端与 F⁻ 菌表面受体结合时，使两菌之间形成通道，F⁺ 菌的质粒 DNA 中的一条链断开并通过性菌毛通道进入 F⁻ 菌胞浆内，出现的单股 DNA 链均以滚环式进行复制，可在杂交的两菌中各自形成完整的 F 质粒；F⁻ 菌获得 F⁺ 质粒后也成为 F⁺ 菌。部分 F 质粒也可整合（插入）在细菌的染色体上，与染色体一起复制，仍可形成性菌毛。该细菌能进行基因片断转移，称为高频重组细菌。高频重组细菌向 F⁻ 菌转移 DNA 时，受到震动，可造成一条 F 质粒 DNA 的一端与染色体断裂；另一端连同染色体的一条 DNA 片断通过性菌毛通道转移到 F⁻ 菌，与 F⁻ 菌染色体 DNA 重组后，获得供体菌的某些遗传性状。

（2）R 质粒接合：R 质粒又称耐药质粒。很多细菌的耐药性与 R 质粒的接合转移有关。R 质粒由耐药传递因子和耐药决定因子两部分组成，前者作用类似于 F 质粒，编码性菌毛的产生，通过性菌毛接合将 R 质粒基因传递给受菌体；后者则编码耐药的酶类，决定菌株的耐药性。耐药传递因子和耐药决定因子可以独立存在，也可结合成一个整体。可获得多重耐药性。

四、细菌遗传变异的实际意义

（一）在疾病的诊断、治疗及预防中的应用

细菌变异可发生在形态、结构、染色性、生化反应、抗原性及毒力等方面，例如，细菌失去细胞壁形成 L 型细菌，在临床用常规方法分离培养阴性时，可采用含血清的高渗培养基培养 L 型细菌。又如从伤寒患者体内分离到的伤寒沙门菌中，约 10% 的菌株出现鞭毛消失，体内也没有抗鞭毛抗体，影响对疾病的正确诊断；又如金黄色葡萄球菌随着耐药性菌株的增加，绝大多数菌株所产生的色素也由金黄色变为灰白色，给识别该菌带来困难。因此，在进行细菌学检查时不仅要熟悉细菌的典型性状，而且还要了解细菌的变异规律，才能较全面地做出正确的诊断。另外，由于抗生素的广泛使用，临床分离的细菌中耐药菌株日益增多，并有同时对多种抗生素耐药的菌株；而且有些耐药质粒还带有毒力基因，使其致病性增强，这些变异的结果给临床应用抗生素治疗细菌感染性疾病带来了很大的困难。为提高抗菌药物的疗效，对临床分离的致病菌，应采用药物敏感实验选择最敏感的抗生素、防止耐药菌株扩散的同时，还应考虑合理的联合用药等方法来杀灭致病菌。另外，在预防传染病的发生方面，还可用人工的方法使细菌诱变成保留原有抗原性的减毒株或无毒株，制备成各种疫苗，用于细菌感染性疾病的预防。

（二）在测定致癌物质方面的应用

用于测定致癌物质的 Ames 实验，是根据能导致细菌基因突变的物质均为可疑致癌物的原理而设计的。肿瘤的发生，一般认为是细胞内遗传物质发生了改变，使正常细胞变为转化细胞，因此凡是能诱导细菌基因突变的物质都可能是致癌物。实验采用几株鼠伤寒沙门菌的

组氨酸营养缺陷型（his⁻）作为实验菌，用被检测的化学物质作为诱变剂。因 his⁻ 菌在组氨酸缺乏的培养基上不能生长，若发生突变成为 his⁺ 菌，则能在组氨酸缺乏而带有待检化学物质的培养基上生长，如待测物处理后在无组氨酸的培养基上生长的 his⁺ 菌落数远多于对照组自发突变后产生的 his⁺ 菌落数，则可判断其为诱变剂，有致癌可能性。

（三）在基因工程方面的应用

基因工程是通过细菌基因的转移或重组而获得新的生物学性状的原理来设计的。基因工程的主要步骤有：①从供体细胞（细菌或其他生物细胞）的 DNA 上切取一段需要表达的基因，即所谓目的基因。②将目的基因结合在合适的载体（质粒或噬菌体）上。③通过载体将目的基因转移到受体菌内，并随着细菌在体外大量生长繁殖，可表达产生大量所需要的基因产物。如通过基因工程技术已能大量生产胰岛素、生长激素、干扰素、白细胞介素和乙肝疫苗等制品，用于疾病的治疗和预防。

第七节　菌种的选育与保藏

在医药研究领域中，诊断制品的制备、菌苗的生产、微生物致病性的研究、药物的抑菌实验及药品的微生物检验等都需要具备典型标准的菌种。因此，菌种的选育和保藏是一项十分重要的工作。菌种选育可以提高和改进已知菌种的原有生物活性，而良好的菌种保藏则有利于原有菌种的继续存活及保持其原有的良好生物学性状。

一、菌种选育

菌种选育是应用微生物遗传与变异的基本原理，在已经发生自发突变、诱发突变或遗传重组后的微生物群体中，筛选出人们所需要的优良菌种。菌种选育的目的主要是提高单位产量、改进产品质量和创造新品种。育种常用途径有：

（一）自然选育

自然选育（selection by spontaneous mutation），是在自然条件下选育出那些由于自发突变而产生正向变异的个体。所谓正向变异，即微生物变异的表型有利于生产的需要，反之称负向变异。自然选育可从高产量的发酵罐中取样，进行分离，从中选出高产率的菌株。也可从污染噬菌体的发酵液中，分离得到抗噬菌体的突变株。通过自然选育可以达到纯化菌种，防止菌种衰退，稳定生产，提高产量的目的。但是自然选育效率低、进展慢。

（二）诱变育种

诱变育种（selection by induced mutation），是利用理化因素等诱变剂提高微生物的突变率（即所谓诱变），再经筛选，获得有益于生产的正向变异菌株。诱变育种的过程可分为以下三个方面：

1. 化学诱变剂诱发突变菌株的产生 用于诱变育种的原始菌种要求必须是纯种、产量较高、生物学性状稳定、对诱变剂敏感等。原始菌种通过化学诱变剂处理后出现变异菌株。常用的诱变剂有物理和化学诱变剂。物理诱变剂有紫外线、X 射线、γ 射线、快中子及激光，其中以紫外线最为常用。化学诱变剂的种类较多，如亚硝酸、烷化剂、碱基类似物等，均可直接作用于核苷酸碱基引起结构变化而导致变异。

2. 突变菌株的筛选 在诱变育种过程中，高产菌株的获得需要一系列的筛选工作配合才能完成。因为化学诱变剂处理后的菌株大部分会很快死亡，只有小部分发生突变的菌株存活，并且存活的变异菌株其形态、菌落等多种多样，突变高产菌株和低产菌株在培养基上混杂生长，不容易区别。因此，要从培养基上挑选出突变高产菌株，接种在合适的培养基上生长繁殖，进行生物学性状的测定，才能获得需要的突变高产菌株。

3. 突变高产菌株基因的表达 最佳的培养基和最佳的培养条件对突变高产菌株的生长繁殖影响很大，如在土霉素生产菌株的选育中，培养基中应适当增加糖和蛋白质氨基酸的含量，促进突变菌株对糖和氮源的利用，在体外大量生长繁殖过程中表达产生所需的抗生素。

（三）杂交育种

杂交育种（selection by crossing）是指两个不同基因型的菌株，通过接合使遗传物质重新组合，进而分离和筛选出具有新基因型个体的一种育种方法。杂交育种的目的是把双亲（或多亲）的不同遗传性状集中到杂种个体中，以创造出具有双亲（或多亲）的优点，或获得不同于亲代遗传性状的菌株。

（四）原生质体融合

原生质体融合或细胞融合（protoplast or cell fusion）是使遗传性状不同的两个细胞的原生质体发生融合，并产生重组子的过程。利用该技术在微生物的种内、种间及属间均可形成重组子。

（五）基因工程

基因工程是根据需要，用人工方法获取供体 DNA 上的目的基因，在体外与载体 DNA 分子进行重组（分子克隆 molecular cloning），再把重组载体转入受体细胞，使其复制并表达，经选育从中获得预期性状的新菌株的一种育种技术。通过基因工程改造后的菌株俗称为"工程菌"。

二、菌种保藏和复壮

（一）常用的菌种保藏法

菌种保藏（culture collection）的目的是尽量保持菌种的存活率，减少菌种变异，保持菌种的优良性能，并避免污染杂菌。菌种保藏的原则是在人工创造的环境下，使微生物的生长繁殖受限制，代谢活动处于休眠状态。菌种的保藏方法很多，常用的保藏法有：

1. 斜面低温保藏法 将菌种接种在无糖斜面培养基上，生长繁殖后置于4℃冰箱保藏。每保藏一定时期后需重新移种，再行保藏。此法简便，但保藏期短。

2. 液体石蜡保藏法 在已经适度生长的斜面培养物上，加入无菌的液体石蜡，使培养物与空气隔绝，4℃冰箱保存。细菌、真菌和放线菌用此法保存期可达1年。

3. 沙土管保藏法 取过筛的河沙和黄土，经处理后，按比例混合，烘干、分装、高压灭菌。用无菌水将经培养产生芽胞或孢子的微生物混入沙土管内，真空干燥。置于有干燥剂的容器内，4℃冰箱保存。保存期可达2~10年。

4. 真空冷冻干燥保藏法 取已培养好的微生物，混入无菌的脱脂牛奶或血清保护剂中，制成菌悬液，并用二甲基亚砜为保护剂，分装入安瓿，经真空冷冻干燥后熔封安瓿。低温避光保存。此法可用于多数微生物的保存。保存期5~10年。

5. 超低温保藏法 以甘油、二甲基亚砜等为保护剂，制成菌悬液，保存于液氮（-156℃~-196℃）或-70℃超低温冰箱中。此法可长期保存菌种。

（二）菌种的衰退和复壮

1. 菌种的衰退 经过长期人工传代培养或保藏，使菌种的某些优良特性变弱或消失的现象，称为菌种的衰退（degeneration）。防止菌种衰退的措施有：

（1）减少传代次数：传代次数愈多，突变的概率越大。

（2）用不同类型的细胞传代：如放线菌与丝状真菌的菌丝细胞常为多核细胞，用菌丝传代易出现分化或衰退；而用单核的孢子传代较为稳定。

（3）选择合适的生长条件：根据菌种的来源及营养要求，提供适合菌种生长繁殖的条件，可防止菌种的衰退。

（4）采用合适的保藏法：不同菌种应选用其适宜的保藏法，可最有效地保存菌种。

2. 菌种的复壮 使已衰退的菌种恢复原有性状的措施，称为复壮（rejuvenation）。常用措施如下：

（1）分离纯化：在衰退的微生物群体中，选择典型的细菌通过分离、纯化，获得原有性状的菌种。

（2）选择合适的宿主：许多衰退的微生物接种于相应的动物体内可以复壮。如将经过人工培养毒力减退的肺炎链球菌，用小白鼠传代，可恢复其毒力。

第八节 细菌的致病性

细菌的致病性（pathogenicity）是指细菌侵入机体生长繁殖、破坏组织、引起病理变化的过程。能使宿主致病的细菌称为致病菌（pathogen）或病原菌（pathogenic bacteria）。细菌致病的特性是受细菌种属遗传所决定，不受外界环境影响。不同种类的致病菌对宿主可引起不同的病理变化，如结核杆菌引起结核，伤寒杆菌引起伤寒等。细菌的致病能力通常称为细菌的毒力（virulence）。毒力具有量的概念，常用半数致死量（median lethal dose，LD50）或半数感染量（median infective dose，ID50）表示。构成毒力的物质基础主要为侵袭力和毒素。

一、细菌的致病机制

细菌侵入机体能否引起感染，一方面取决于细菌的毒力、数量及侵入部位；另一方面也取决于机体的免疫状态。构成细菌毒力的物质是侵袭力和毒素。

（一）侵袭力

侵袭力（invasiveness）是指致病菌能突破机体的免疫防御机制，进入体内生长繁殖和扩散的能力。侵袭力包括荚膜、黏附因子和侵袭性物质等。

1. 荚膜 荚膜可抵抗宿主体内吞噬细胞的吞噬作用和体液中杀菌物质的溶菌作用，使致病菌能在宿主体内大量生长增殖，引起病变。如肺炎球菌、炭疽杆菌表面由荚膜保护，以及 A 群链球菌表面有 M 蛋白、伤寒杆菌表面有 Vi 抗原、大肠杆菌表面有 K 抗原保护，通常称为微荚膜。具有荚膜的细菌侵袭力强，进入宿主体内可引起不同的病变。

2. 黏附因子 黏附因子是细菌表面的蛋白质，如细菌的菌毛等。致病菌进入宿主体内引起感染与黏附因子有着密切的关系，致病菌通过菌毛黏附于宿主的呼吸道、消化道或泌尿生殖道等黏膜上皮细胞，可以避免因呼吸道的纤毛运动、消化道的肠蠕动、泌尿生殖道尿液冲洗而被清除。故能在局部生长繁殖，引起病变。

3. 侵袭性物质 某些致病菌进入宿主体内，在生长繁殖过程中能产生侵袭性物质，如 A 群链球菌产生的透明质酸酶、链激酶和链道酶，能降解细胞间质透明质酸、溶纤维蛋白、液化脓汁，有利于 A 群链球菌在组织中扩散；又如致病性葡萄球菌产生的血浆凝固酶，可使纤维蛋白包被菌体抵抗吞噬细胞的吞噬。

（二）毒素

细菌的毒素（toxin）按其来源、性质和作用等不同，可分为外毒素（exotoxin）和内毒素（endotoxin）两种。

1. 外毒素 主要由革兰阳性菌和部分革兰阴性菌产生的毒性蛋白质。大多数外毒素由细菌产生后被释放至细胞外，如破伤风痉挛毒素；亦有少数存在于菌体内，待细菌裂解后释放出来，如痢疾志贺菌和肠产毒型大肠杆菌的外毒素。

细菌外毒素不耐热，60℃~80℃30 分钟即被破坏。大多数外毒素是蛋白质，具有良好的抗原性。经 0.3%~0.4% 甲醛液处理，可以脱去毒性，但仍保留免疫原性，称为类毒素（toxoid）。类毒素注入机体后，可刺激机体产生具有中和外毒素作用的抗毒素（抗体）。类毒素和抗毒素可用于传染病的预防和治疗。

外毒素的毒性强，如 1mg 精制肉毒毒素能杀死 2 亿只小鼠，毒性比氰化钾（KCN）大 1 万倍。不同细菌产生的外毒素，对机体的组织器官具有选择作用，引起特殊的临床症状。例如破伤风痉挛毒素作用于神经细胞引起肌肉痉挛；霍乱肠毒素作用于小肠黏膜上皮细胞引起剧烈呕吐和腹泻；肉毒杆菌产生的毒素可引起肌肉麻痹瘫痪，严重者因呼吸麻痹而死亡。典型外毒素蛋白分子是由 A、B 两个亚单位组成：A 亚单位是外毒素毒性部位；B 亚单位无毒性，但能与宿主靶细胞表面的特殊受体结合，介导 A 亚单位进入靶细胞。A 或 B 亚单位单独对宿主无致病作用，其分子结构的完整性是致病的必要条件。

外毒素的种类较多，常根据外毒素对宿主细胞的亲和性及效应等，分为神经毒素、细胞毒素和肠毒素三大类。

2. 内毒素 是革兰阴性菌细胞壁中的脂多糖（LPS），当细菌裂解后才释放出来。螺旋体、衣原体、支原体、立克次体亦有类似的 LPS，有内毒素活性。内毒素的分子结构由 O 特异性多糖、非特异性核心多糖和脂质 A（毒性部位）三部分组成。内毒素耐热，对理化因素稳定；抗原性弱，可刺激机体产生相应抗体，但无保护作用；不能经甲醛液脱毒成类毒素。

内毒素的毒性作用相对较弱，各种革兰阴性菌产生的内毒素，致病作用大致相似：①发热反应：其机制是内毒素激活单核－巨噬细胞，使其产生 IL－1、IL－6 和 TNF－α，这些细胞因子作为内源性致热原（endogenous pyrogens），通过下丘脑释放的介质，作用于体温调节中枢，引起机体发热。②白细胞反应：内毒素入血后，可致暂时性血循环中的中性粒细胞数减少（与其移动并黏附至组织毛细血管壁有关）；其后则诱导骨髓中的中性粒细胞大量释放入血，使血循环中较幼稚的白细胞数量增加（但沙门菌内毒素例外）。③中毒性休克：大量内毒素入血，可引起内毒素血症。内毒素及所诱生的细胞因子 TNF－α、IL－1、IL－6 等能损伤血管内皮细胞，刺激白细胞和血小板释放生物活性物质，活化补体系统和凝血系统等，使小血管通透性增加，血压下降，出现内毒素休克。④弥散性血管内凝血（DIC）：大量的内毒素直接活化凝血系统，或通过损伤血管内皮细胞，间接活化凝血系统。

细菌外毒素与内毒素的主要区别见表 15－3。

表 15－3 外毒素与内毒素的主要区别

区别要点	外 毒 素	内 毒 素
来源	革兰阳性菌及部分革兰阴性菌	革兰阴性菌
存在部位	由活菌分泌或菌体溶解后释放	细胞壁组分，细菌裂解后释放
化学成分	蛋白质	脂多糖
稳定性	不稳定，60℃～80℃30min 被破坏	稳定，160℃ 2～4h 才被破坏
抗原性	强，刺激机体产生抗毒素；可经甲醛液处理脱毒制成类毒素	弱，刺激机体产生的中和抗体作用弱；不能经甲醛液脱毒制成类毒素
毒性作用	强，对组织器官有选择性毒害作用，引起特殊的临床表现	较弱，各种细菌内毒素的毒性作用大致相同，引起发热、白细胞增多、休克、DIC 等

（三）细菌侵入的数量及侵入部位

病原菌的致病作用，除致病菌必须具有一定的毒力外，还需有足够的数量和合适的侵入部位。一般情况下，细菌致病的数量与其毒力成反比，细菌毒力愈强，致病所需菌量愈小；反之则所需菌量愈大。例如毒力强的鼠疫耶氏菌，在无特异性免疫力的机体中，有数个细菌侵入就可发生感染；而毒力弱的某些引起食物中毒的沙门菌，常需摄入数亿个细菌才引起急性胃肠炎。适当的侵入部位也是细菌感染的重要环节。如痢疾杆菌必须经口进入，破伤风杆菌只有经缺氧的深部创伤才能致病等。

（四）宿主的免疫功能状态

在正常情况下，机体与病原微生物接触后，能主动发挥免疫防御功能，消除致病菌及其毒性产物，在感染的发生和转归方面起重要作用。但个体的免疫功能有差异，抵抗致病菌的能力也不同。另外，可用人工主动免疫的方法给人体注射抗原性物质如疫苗、类毒素等，刺激机体免疫系统产生特异性免疫力，预防传染病的发生。

二、细菌感染的途径和类型

（一）感染的来源

1．外源性感染（exogenous infection）　是指来源于宿主体外的病原体所引起的感染。

（1）病人：病人在疾病潜伏期一直到病后一段恢复期内，都可作为传染源。

（2）带菌者：无临床症状，但体内带有某种致病菌并不断排出体外传染健康人群，称为健康带菌者。有些传染病患者，恢复后可在一定时间内继续排菌称恢复期带菌者，如伤寒患者。

（3）病畜和带菌动物：有些细菌是人畜共患病的致病菌，故而病畜或带菌动物的致病菌，如鼠疫耶氏菌、炭疽芽胞杆菌等也可传播给人类。

2．内源性感染（endogenous infection）　指来源于患者自身体内或体表的病原菌引起的感染。这类感染的致病菌多来自于宿主的正常菌群，少数是以隐伏状态存留的致病菌，当机体大量使用广谱抗生素或长期应用激素类药物而使机体免疫力降低时，这些细菌就有可能引起疾病。

（二）传播方式与途径

1．经黏膜感染　通过吸入污染致病菌的飞沫和尘埃等经呼吸道黏膜感染，如肺结核、白喉、百日咳等。食入被患者及带菌者粪便污染的饮食物经消化道黏膜感染，如伤寒、菌痢、霍乱、食物中毒等胃肠道传染病。水、手指和苍蝇等昆虫是消化道传染病传播的重要媒介。泌尿生殖道黏膜也是细菌易于侵入的途径，如淋病奈瑟菌、大肠杆菌等。

2．创伤感染　皮肤、黏膜的细小破损，可引起各种化脓菌直接或间接感染。深部创伤混有污染的泥土，有可能引起破伤风杆菌等厌氧菌感染。此外，节肢动物叮咬也可归为一种创伤感染，如鼠疫由鼠蚤传播。

3．多途径感染　有些致病菌的传播可经呼吸道、消化道、皮肤创伤等多种途径感染，如结核分枝杆菌、炭疽芽胞杆菌等。

（三）感染的类型

1．隐性感染　致病菌侵入体内，但由于宿主的抗感染免疫力较强，感染后对机体损害较轻，不出现或出现不明显的临床症状，称隐性感染。隐性感染后，机体常可获得特异性免疫力，能抵御同一病原菌的再次感染；亦可携带病原菌作为重要的传染源。

2. 显性感染 致病菌侵入宿主体，引起机体的组织细胞受到不同程度的损害，出现一系列临床症状和体征，称为显性感染。由传染性病原菌引起的显性感染称传染病（infectious disease）。

临床上按病情急缓程度，分急性感染和慢性感染；按感染的部位，分局部感染和全身感染。全身感染指感染发生后，致病菌或其毒性代谢产物向全身播散引起全身性症状。临床上常见的有下列几种情况：

（1）毒血症（toxemia）：致病菌侵入宿主体内，在局部生长繁殖，产生的外毒素进入血循环，到达特定靶器官，引起特殊的毒性症状。如白喉、破伤风等。

（2）内毒素血症（endotoxemia）：革兰阴性菌侵入血流，并在其中大量繁殖，崩解后释放出大量的内毒素；也可由病灶局部的革兰阴性菌死亡后，分解释放大量的内毒素入血所致。

（3）菌血症（bacteremia）：致病菌由局部侵入血流，未在其中生长繁殖，只是短暂、一过性通过血循环到达体内适宜部位后，再进行生长繁殖而致病。如伤寒早期。

（4）败血症（septicemia）：致病菌侵入血流后，在血中大量繁殖并产生毒性产物，引起严重的全身性中毒症状。如高热、皮肤和黏膜瘀斑、肝脾肿大等。革兰阳性菌和革兰阴性菌均可引起。

（5）脓毒血症（pyemia）：指化脓性病菌侵入血流后，在血中大量繁殖，并通过血流扩散至宿主体内的其他组织或器官，产生新的化脓性病灶。例如金黄色葡萄球菌引起的脓毒血症，常导致多发性肝脓肿、皮下脓肿和肺脓肿等。

3. 带菌状态 有时致病菌在显性或隐性感染后并未立即消失，在体内继续存留一定时间，与机体免疫力处于相对平衡状态，称为带菌状态，该宿主称为带菌者（carrier）。例如伤寒、白喉等病后常可出现带菌状态。

第十六章

细菌学各论

第一节 病原性球菌

球菌（coccus）种类很多，根据革兰染色性的不同，可分为革兰阳性菌和革兰阴性菌两类。前者有葡萄球菌、链球菌、肺炎链球菌等；后者有脑膜炎球菌、淋球菌等。因能引起化脓性炎症，故又称为化脓性球菌（pyogenic coccus）。

一、葡萄球菌属

葡萄球菌（*staphylococcus*）为最常见的化脓性球菌，广泛分布于自然界，如土壤、空气、水及物品表面，人和动物的皮肤表面以及与外界相通的腔道中。多数为非致病性葡萄球菌。少数人可携带致病性葡萄球菌，医务人员的带菌率可高达 70%，而且多为耐药性菌株，是医院内感染的重要传染源。

（一）生物学性状

1. 形态与染色 菌体呈球形或椭圆形（图 16-1）。直径约 0.5~1μm，细菌繁殖时呈多个平面分裂后，不规则地堆积成葡萄串状排列。在脓汁或肉汤培养时，可呈现单个或短链状排列。革兰染色阳性。葡萄球菌无鞭毛，无芽胞。

2. 培养特性 葡萄球菌需氧或兼性厌氧。营养要求不高，在普通培养基上生长良好。耐盐性强，在含有 10%~15% 的氯化钠培养基中仍能生长，可用高盐培养基分离菌种。普通琼脂平板上形成圆形、表面光滑湿润、不透明的菌落，在血平板上多数致病性葡萄球菌可形成明显的透明溶血环。能产生金黄色、白色、柠檬色脂溶性色素，不溶于水。在肉汤培养基中呈均匀混浊生长。

3. 抗原结构

（1）葡萄球菌 A 蛋白（staphylococcal protein A，SPA）：存在于细胞壁的一种表面蛋白。90% 以上的金黄色葡萄球菌菌

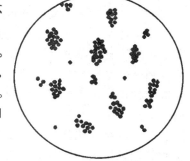

图 16-1 葡萄球菌

株有此抗原，有种属特异性，但不同菌株间含量差异悬殊。SPA 是一种单链多肽，与细胞壁肽聚糖共价连接，但有 1/3 分化于胞外。SPA 的作用：①SPA 可与人 IgG 的 Fc 段非特异性结合，IgG 的 Fab 段仍可与相应抗原发生特异性结合，出现肉眼可见的凝集反应，可用于致病

菌的快速诊断。②抗吞噬作用，SPA 可与吞噬细胞争夺 IgG 抗体的 Fc 段，有效地降低抗体介导的调理作用。③SPA 对 T、B 细胞有促分裂作用。

（2）多糖抗原：为半抗原，具有种特异性，存在于细胞壁上。化学组成为磷壁酸中的 N – 乙酰葡萄糖胺核糖醇残基。磷壁酸可介导葡萄球菌在黏膜表面的黏附。磷壁酸免疫原性弱，但与肽聚糖结合时可刺激机体产生特异性抗体，可用于全身性葡萄球菌感染的诊断。

4．抵抗力 葡萄球菌抵抗力较强。在干燥脓汁中能生存数月，加热 80℃30 分钟方可杀死，5% 石炭酸经 10 ~ 15 分钟才死亡。对某些染料敏感，如 1:100000 ~ 1:200000 龙胆紫稀释液能抑制其生长。对青霉素、磺胺、红霉素、金霉素敏感，因广泛使用抗生素，耐药菌株逐年增多。目前，金黄色葡萄球菌对青霉素 G 的耐药性菌株高达 90% 以上。

5．分类 根据色素和生化反应的不同，葡萄球菌可分为金黄色葡萄球菌（*S. aureus*）、表皮葡萄球菌（*S. epidermidis*）和腐生性葡萄球菌（*S. sarophyticus*）。其中金黄色葡萄球菌多为致病菌，表皮葡萄球菌和腐生性葡萄球菌一般不致病。

（二）致病性与免疫性

1．致病物质

（1）凝固酶：是一种能使人或家兔血浆发生凝固的酶类物质。金黄色葡萄球菌可产生两种凝固酶：①游离凝固酶（free coagulase）。分泌至菌体外，被血浆中凝固酶反应因子激活，形成葡萄球菌凝固酶（staphylothrombin），使血浆中的纤维蛋白原变为纤维蛋白，导致血浆凝固；②结合凝固酶（bound coagulase）或凝聚因子（clumping facton）。在菌体表面并不释放，能直接使纤维蛋白原变为纤维蛋白而使细菌凝聚。游离凝固酶采用试管法检测，使血浆凝固成胶冻状者为阳性；结合凝固酶可用玻片法测定，细菌被凝聚者为阳性。凝固酶阳性的葡萄球菌均为金黄色葡萄球菌，故凝固酶实验是鉴定葡萄球菌有无致病性的重要标志。

凝固酶与致病性金黄色葡萄球菌的致病力有密切关系，可使血浆纤维蛋白包被在菌体表面，妨碍吞噬细胞的吞噬或胞内消化作用，还能保护细菌免受血清杀菌物质的作用。同时病灶周围有纤维蛋白的凝固和沉积，使细菌不易向外扩散，故葡萄球菌感染易于局限化。

（2）葡萄球菌溶血毒素：金黄色葡萄球菌产生 4 种溶血素，分别称为 α、β、γ 和 δ，都是蛋白质，具有抗原性，可被相应抗体中和，其中 α 溶血素由质粒或染色体编码，除对多种哺乳动物红细胞有溶血作用外，对白细胞、血小板、肝细胞、成纤维细胞、血管平滑肌等均有毒性作用，可引起组织坏死。该毒素经甲醛处理后可制成类毒素，用于葡萄球菌感染的预防和治疗。

（3）杀白细胞素：由大多数致病性葡萄球菌产生，又称 Panton – Valentine（PV）杀白细胞素。能杀伤人和动物的中性粒细胞和巨噬细胞。其机制是改变细胞膜的结构，使细胞对阳离子的通透性增加，最终导致细胞死亡。PV 杀白细胞素的抗吞噬作用，增强了细菌的侵袭力。

（4）肠毒素（enterotoxin）：30% ~ 50% 金黄色葡萄球菌可产生肠毒素，按抗原性和等电点不同，分为 A、B、C1、C2、C3、D、E、G 和 H 9 个血清型别。均能引起急性胃肠炎即食物中毒，葡萄球菌肠毒素是一种可溶性蛋白质，耐热，100℃加热 30 分钟不被破坏，并能抵抗胃肠液中蛋白酶的水解作用。近来研究发现，葡萄球菌肠毒素是超抗原，与普通抗原相比，可激活更多的 T 细胞释放过量的细胞因子（如 TNF，IL－1，IFN－1）而致病。食物如被葡萄球菌产毒株污染，在合适温度下，经 8～10 小时，即可产生大量的肠毒素。食用含有肠毒素的食物，可发生急性胃肠炎。

此外，金黄色葡萄球菌还能产生表皮剥脱毒素（exfoliatin）、毒性休克综合征毒素 1（toxic shoek syndrome toxin 1，TSST－1）和其他毒性物质。

2．所致疾病 有侵袭性和毒素性两种类型。

（1）侵袭性疾病：主要引起化脓性炎症。葡萄球菌可通过多种途径侵入机体，引起局部组织、内脏器官的化脓感染，甚至败血症。

①皮肤化脓性感染：如毛囊炎、疖、痈、甲沟炎、麦粒肿、蜂窝组织炎、伤口化脓等。感染特点是脓汁呈黄色而黏稠，感染局限。

②内脏器官感染：如气管炎、肺炎、脓胸、中耳炎、脑膜炎、心包炎、心内膜炎等。全身感染如败血症、脓毒血症等。

（2）毒素性疾病：由金黄色葡萄球菌外毒素引起。

① 食物中毒：人摄入被肠毒素污染的食物 1～6 小时后，即可出现头晕、恶心、呕吐等急性胃肠炎症状。发病 1～2 天可自行恢复，预后良好。

② 假膜性肠炎：由于滥用抗生素造成菌群失调，使少数耐药性金黄色葡萄球菌大量繁殖，产生肠毒素，使肠黏膜发生炎症，形成有炎性渗出物、肠黏膜坏死块和细菌组成的一层膜状物（假膜）。假膜性肠炎主要表现为顽固性腹泻。

③ 烫伤样皮肤综合征：由表皮剥脱毒素引起。多见于新生儿及免疫功能低下者。病人皮肤呈弥漫红斑，起皱，继而形成水疱，导致表皮脱落。

④ 毒性休克综合征：由毒性休克综合征毒素引起。主要表现为高热、低血压、呕吐、腹泻、猩红热样皮疹，严重时可出现休克。

3．免疫性 人对金黄色葡萄球菌有一定的天然免疫力。当皮肤黏膜发生损伤或机体抵抗力降低时，才易引起感染。病后能获得一定的免疫力，但作用不强，不足以预防再次感染。

（三）微生物学检查

1．标本 根据临床病种采取不同的标本，如化脓性病灶取脓汁、渗出液；疑为败血症时采取血液；脑膜炎采取脑脊液；食物中毒则分别采取呕吐物、粪便和可疑的食物。

2．直接涂片、染色、镜检 取标本涂片，革兰染色后镜检。根据形态、染色性及排列特征可作出初步诊断。经分离培养后取菌作生化特性鉴定及药敏实验。

3．分离培养和鉴定 将标本接种到血液琼脂培养基上（血液、脑脊液应先增菌培养），经分离培养后，根据菌落特点、色素、溶血性、甘露醇分解试验等，鉴定是否为致病性葡萄球菌。对分离出的致病菌株应作药敏试验，以供临床治疗用药时参考。

（四）防治原则

注意个人卫生，对皮肤黏膜损伤应及时处理，防止葡萄球菌感染。对饮食服务业加强卫生管理，防止食物中毒。对于耐药菌株，要根据药敏实验结果选用敏感的抗菌药物。

二、链球菌属

链球菌（*streptococcus*）是化脓性球菌中的一大类常见细菌。菌体呈球形，链状排列，广泛分布于自然界及人的鼻咽部、消化道和泌尿生殖道中，大多数不致病，构成正常菌群，有些致病性链球菌可引起化脓性、中毒性和超敏反应性疾病。

（一）生物学性状

1. 形态与染色　菌体呈球形或卵圆形，直径约 0.6～1μm，链状排列，链的长短不一（图 16－2）。在液体培养基中易呈长链，在固体培养基中常呈短链。革兰染色阳性。无芽胞，无鞭毛，有菌毛样结构。大多数幼龄菌可形成透明质酸荚膜，但培养一定时间后荚膜可因透明质酸酶的形成而消失。

2. 培养特性　链球菌对营养要求较高，在普通培养基中需加血液或血清后，才能生长。需氧或兼性厌氧菌，在血琼脂平板上经 37℃ 18～24 小时培养，可形成灰白色圆形、凸起、表面光滑的细小菌落。链球菌因种类不同，在菌落周围有不同的溶血现象。

链球菌能分解葡萄糖产酸不产气，但不分解菊糖，不被胆汁或 10% 去氧胆酸钠溶解，故菊糖发酵和胆汁溶解实验常被用来鉴别甲型溶血性链球菌和肺炎球菌。

3. 分类　链球菌的分类，以下列两种方法最为常用。

（1）根据溶血现象分类：链球菌在血琼脂平板培养基上生长繁殖后，按产生溶血与否及溶血性质可分为 3 类。

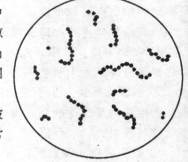

图 16－2　链球菌

①甲型（α）溶血性链球菌（*α - hemolytic streptococcus*）：菌落周围有狭窄的草绿色溶血环，故又称草绿色链球菌。此种草绿色溶血环并非红细胞溶解，而是细菌产生的 H_2O_2 使血红蛋白氧化为正铁血红蛋白所致。这类链球菌多为人类呼吸道正常菌群，但在一定条件下可引起亚急性细菌性心内膜炎等病。

②乙型（β）溶血性链球菌（*β - hemolytic streptococcus*）：菌落周围形成完全透明的溶血环，故亦称溶血性链球菌。此型链球菌致病力强，可引起人和动物多种疾病。

③丙型（γ）链球菌（*γ - streptococcus*）：菌落周围无溶血环，故亦称不溶血性链球菌。一般不致病，偶尔引起感染。

（2）按抗原结构分类：根据链球菌细胞壁中多糖抗原不同，可分为 A、B、C、D、E、F、G、K、L、M、N、O、P、Q、R、S、T、U、V 群，共 20 个群，对人致病的链球菌株，90% 左右属 A 群，同群链球菌间因表面蛋白质抗原不同，还可分成若干型。如 A 群链球菌根据其表面 M 蛋白的不同，又可分成约 100 多型，B 群分 4 型，C 群分 13 型。

4. 抵抗力　链球菌抵抗力比葡萄球菌弱。60℃ 30 分钟可被杀死，对一般消毒剂敏感。乙型溶血性链球菌对青霉素、红霉素和磺胺药敏感，极少有耐药株出现。

（二）致病性和免疫性

1. 致病物质 A 群链球菌（group A *streptococcus*）又称化脓性链球菌。具有较强的侵袭力，并产生多种外毒素和胞外酶。致病物质中，具有与生物膜高度亲和力的胞壁脂磷壁酸（LTA），是使 A 群链球菌能定植在机体皮肤和呼吸道黏膜等表面的主要侵袭因素。A 群链球菌侵入人体后，其细胞壁中的 M 蛋白，具有抗吞噬作用，能使病菌在体内大量繁殖，并产生多种外毒素和胞外酶，造成机体病变。

（1）链球菌溶血素（streptolysin）：按对氧的稳定性分为链球菌溶血素 O（streptolysin O，SLO）和链球菌溶血素 S（streptolysin S，SLS）两种。

①溶血素 O：为含有 – SH 基的蛋白质，能溶解红细胞。对氧敏感，遇氧时，– SH 被氧化成 – SS – 基而失去溶血能力，若加入亚硫酸钠或半胱氨酸等还原剂后可恢复溶血能力。此毒素能破坏白细胞和血小板，对心肌有急性毒性作用。抗原性强，85% ~ 95% 链球菌感染的病人，于感染后 2 ~ 3 周至病愈后数月至 1 年内可检出抗 "O" 抗体。尤其是活动性风湿热，抗 "O" 抗体升高更显著。因此检测抗 "O" 抗体，可作为链球菌感染和风湿热的辅助诊断。

②溶血素 S：对氧稳定，对热和酸敏感，在血琼脂平板上菌落周围的溶血环即为溶血素 S 所致。它是一种小分子糖肽，无抗原性，对白细胞和多种组织细胞有破坏作用。

（2）致热外毒素（pyrogenic exotoxin）：又称红疹毒素或猩红热毒素，是人类猩红热的主要毒性物质，能引起发热和皮肤红斑疹等。该毒素由温和噬菌体感染的链球菌发生溶原性转换而产生，有 A、B、C3 个血清型，抗原性较强，能刺激机体产生抗毒素，对热稳定，煮沸 1 小时才被破坏。致热外毒素是超抗原，具有致热性等生物学活性。

（3）侵袭性酶

①透明质酸酶：又名扩散因子，可分解组织中的透明质酸，导致组织通透性增加，使病菌易在组织中扩散。

②链激酶（wtreptokinase，SK）：又称纤维蛋白溶酶，能使血液中的溶纤维蛋白酶原变成溶纤维蛋白酶，故可溶解血块或阻止血浆凝固，有利于病菌在组织中扩散。

③链道酶（streptodornase，SD）：又称脱氧核糖核酸酶，能降解脓液中高度黏稠的 DNA，使脓液变稀，细菌易于扩散。因此，链球菌引起的感染易向周围组织或经淋巴、血流扩散。

2. 所致疾病 A 群链球菌引起人类疾病大致可分为化脓性、中毒性和超敏反应性三类。

（1）急性化脓性炎症：经皮肤伤口感染，可引起脓疱疮、丹毒、蜂窝组织炎、痈等。还可引起淋巴管炎及淋巴结炎。经呼吸道感染可引起咽喉炎、扁桃体炎、鼻窦炎等。

（2）猩红热：小儿被产生致热外毒素的 A 群链球菌菌株感染后所致的一种急性传染病。传染源为病人和带菌者，经呼吸道传播，潜伏期平均为 3 天。临床特征为发热、咽峡炎、全身弥漫性鲜红色皮疹和疹退后皮肤脱屑。少数病人可因超敏反应出现心肾损害、坏死性筋膜炎、链球菌毒性休克综合征、产褥热、淋巴管炎、肺炎等各组织系统的感染。

（3）链球菌感染引起的超敏反应性疾病：风湿热和急性肾小球肾炎是由 A 群 12 型链球菌引起，5 ~ 12 岁的孩子较多见，感染后引起两种主要超敏反应性疾病：①风湿热，链球菌 M 蛋白与机体产生的相应抗体形成免疫复合物黏附于心瓣膜、心包、心肌、关节滑膜、皮下等处结缔组织上，引起Ⅲ型超敏反应。临床主要表现为多发性关节炎、心肌炎、心内膜炎、心包炎等。②急性肾小球肾炎，链球菌M蛋白与机体产生的相应抗体形成中等大小的免疫复合物，沉积于肾小球基底膜上，激活补体，导致基底膜损伤。临床主要表现为浮肿、少尿、血尿、蛋白尿、高血压等。

3．免疫性 链球菌感染后，机体可获得一定的免疫力，主要是抗M蛋白抗体。但因其型别多，各型之间无交叉免疫性，故可反复感染。猩红热病后，对具有同型致热外毒素的链球菌再感染有较强的免疫力，对异型则无，故仍可能有另一型致热外毒素的链球菌致病。

（三）微生物学检查

1．标本 根据不同疾病采取不同标本，如脓液、咽拭、血液等。

2．直接染色镜检 脓汁可直接涂片后采用革兰染色，在显微镜下观察细菌的排列，如有典型的链状排列的球菌就可作出初步诊断。

3．分离培养与鉴定 脓汁、咽拭可直接接种在血液琼脂平板培养基上，37℃培养24小时，如有β溶血的菌落应与葡萄球菌鉴别；有α溶血的菌落要与肺炎球菌鉴别。血液标本应先增菌后再接种于血液琼脂平板培养基上，进行分离鉴定。

4．血清学实验 抗链球菌溶血素O实验，简称抗O实验，常用于风湿热的辅助诊断。抗O实验是用链球菌溶血素O作为抗原，检测血清中抗O抗体，风湿热患者血清中抗O抗体比正常人显著增高，一般在250单位左右；活动性风湿热患者大多超过400单位。

（四）防治原则

注意个人卫生，保护皮肤黏膜，防止化脓性感染。空气、器械、敷料等应严格消毒。对急性咽峡炎和扁桃体炎病人，尤其是儿童，应及时彻底治疗，以防风湿热和急性肾小球肾炎的发生。青霉素G为首选治疗药物。

三、肺炎链球菌

肺炎链球菌（S. *pneumoniae*）简称肺炎球菌（pneumococcus）。常寄居在正常人的鼻咽腔中，多数菌株不致病或致病力弱，仅少数菌株对人致病，是细菌性肺炎的主要病原菌。

（一）生物学性状

肺炎球菌为革兰阳性球菌，多成双排列，菌体呈矛头状，钝端相对，尖端向外。有荚膜，无鞭毛，无芽胞（图16－3）。营养要求较高，需在含有血液或血清的培养基中才能生长，在血液琼脂平板上生长的肺炎球菌菌落与甲型溶血性链球菌相似，有α溶血环。该菌在繁殖过程中可产生自溶酶，破坏细胞壁，若孵育时间大于48小时，则菌体溶解，菌落中央下陷呈脐状。自溶酶可被胆汁或胆盐激活，

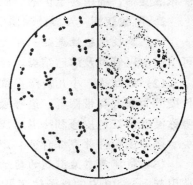

图16－3 肺炎球菌

使细菌加速溶解，故常用胆汁溶菌实验与甲型链球菌区别。多数新分离的肺炎球菌能分解菊糖产酸。

肺炎球菌根据荚膜特异性多糖抗原性不同，可将肺炎球菌分为84个血清型。肺炎球菌细胞壁中有一种特异性C多糖，在钙离子存在时，可与血清中C反应蛋白结合。临床上常用肺炎球菌C多糖测定C反应蛋白，对活动性风湿热的诊断有一定意义。

肺炎球菌对理化因素抵抗力弱，对青霉素、红霉素等敏感。

（二）致病性和免疫性

肺炎球菌在正常人的口腔及鼻咽部经常存在，一般不致病，只形成带菌状态。当机体抵抗力下降时才致病。肺炎球菌主要引起人类大叶性肺炎，细菌主要依靠荚膜的抗吞噬作用，毒力强，病死率高。另外，肺炎球菌产生的神经氨酸酶能水解宿主细胞膜黏蛋白和糖蛋白末端的N-乙酰神经氨酸，一方面可增强肺炎球菌在深部组织的侵入，另一方面使宿主细胞表面的受体暴露，以便于细菌的黏附。成人大叶性肺炎多数由第1、2、3型肺炎球菌引起，儿童的大叶性肺炎以第14型最常见。肺炎后可继发中耳炎、乳突炎、肺脓肿、脑膜炎和败血症等。肺炎球菌感染后，可获得特异性免疫，其免疫力与产生特异性荚膜抗体及增强吞噬细胞的吞噬能力有关。病后对同型肺炎球菌的再感染少见。

（三）微生物学检查

根据病种，采取痰液、脓液、血液或脑脊液等。可直接涂片镜检，如发现典型的革兰阳性具有荚膜的双球菌，即可初步诊断。血平板上肺炎球菌的鉴定，主要应与甲型溶血性链球菌鉴别，因为两者在血平板上的菌落很相似，都有草绿色的α溶血环。常用的鉴别实验有：胆汁溶菌实验、菊糖发酵和奥普托辛（Optochin）实验。

（四）防治原则

制备多价荚膜多糖菌苗是预防肺炎球菌感染的主要措施。目前美国已制成23价荚膜多糖菌苗，对预防老年、儿童、慢性病病人等高危人群的感染具有重要价值。

肺炎球菌感染可用青霉素G治疗，对少数青霉素G、头孢菌素类耐药菌可选用万古霉素治疗。

四、奈瑟菌属

奈瑟菌属（*Neisseria*）是一群革兰阴性双球菌。无芽胞，无鞭毛，有菌毛。专性需氧，能产生氧化酶和触酶。人类是奈瑟菌属细菌的自然宿主，对人致病的只有脑膜炎球菌和淋球菌，其余均为鼻、咽腔黏膜的正常菌群。

（一）脑膜炎球菌

脑膜炎球菌（meningococcus）的学名是脑膜炎奈瑟球菌（*N. meningitidis*），是流行性脑脊髓膜炎（流脑）的病原菌。

1．生物学性状 脑膜炎球菌为肾形或豆形革兰阴性双球菌，两菌接触面平坦或略向内陷，直径 0.6～0.8μm，在病人脑脊液涂片中，形态典型，多位于中性粒细胞内。新分离的菌株大多有荚膜和菌毛。（图 16－4）

脑膜炎球菌营养要求高，需在含有血清、血液等培养基中才能生长。常用经 80℃以上加热的血琼脂培养基（巧克力培养基）。专性需氧，在 5%～10% CO_2 的环境中生长更佳。最适生长温度为 37℃，低于 30℃不生长。最适 pH 为 7.4～7.6，经 37℃24 小时培养，形成 1.0～1.5μm 无色、圆形、凸起、光滑、透明、似露滴状的菌落。脑膜炎球菌能产生自溶酶，培养物如不及时转种，超过 48 小时后细菌即死亡。

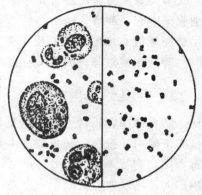

图 16－4 脑膜炎球菌

根据脑膜炎球菌的荚膜多糖抗原不同，可将其分为 13 个血清型。目前国外已分成 A、B、C、D、X、Y、Z、29E、W135 和 L 等 10 个血清群。我国建立了 H、I、K3 个新血清群，故总计 13 个血清群。我国以 A 群流行为主，其次是 B 群和 C 群。

脑膜炎球菌对外界抵抗力极弱，对干燥、热、寒冷、紫外线等均敏感，室温中 3 小时即死亡，常用消毒剂可迅速将其杀死。对磺胺、青霉素、氯霉素、红霉素等敏感。

2．致病性与免疫性

（1）致病物质：脑膜炎球菌的致病物质是内毒素。此外，脑膜炎球菌的荚膜能抵抗吞噬细胞的吞噬作用，菌毛可使细菌黏附于宿主黏膜细胞上，利于侵入。脑膜炎球菌侵入机体繁殖，因自溶或死亡而释放的内毒素，引起高热、白细胞升高。内毒素对血管损害极大，引起血管坏死性出血。当累及皮内小血管或毛细血管时，皮肤出现瘀血斑。严重败血症病人，可引起肾上腺出血，并因大量内毒素的释放造成中毒性休克和弥散性血管内凝血（DIC）。

（2）所致疾病：脑膜炎球菌主要通过飞沫经空气直接传播，多于冬春季流行。病原菌首先侵入人体的鼻咽部，病情的发展取决于病菌的毒力、数量和机体的免疫力。当免疫力强时，入侵的细菌迅速消灭；如免疫力不强，则细菌在鼻咽部繁殖，但大多数人不出现任何症状而成为带菌者，少数人可有轻度上呼吸道感染症状；当人免疫力低下或细菌毒力强时，则病原菌从咽部侵入血循环，引起菌血症，细菌释放内毒素引起发热。极少数病人，病原菌可经血流侵入脑脊髓膜，引起化脓性炎症，出现剧烈头痛、呕吐、颈项强直等脑膜刺激症状，产生化脓性脑膜炎，脑脊液为脓性。流行性脑脊髓膜炎一般表现为三种临床类型，即普通型、暴发型和慢性败血症型。潜伏期 2～3 天，长者可达 10 天。其中普通型占 90% 左右。

（3）免疫性：机体对脑膜炎球菌的免疫主要是体液免疫。在感染 2 周后，血清中群特异性抗体（主要是 IgG 和 IgM）可促进吞噬细胞的吞噬作用，激活补体引起溶菌。特异性脑膜炎球菌抗体的来源除患病和免疫接种外，还可因带菌状态、正常寄居于鼻咽部的不致病脑膜炎球菌间的交叉抗原而获得一定的免疫力。儿童因免疫力弱，流行性脑脊髓膜炎发病率较高。

3．微生物学检查 采取病人的脑脊液、血液或刺破出血瘀斑取其渗出液，直接涂片镜检，如在中性粒细胞内、外有革兰阴性双球菌，可作出初步诊断。

因本菌对低温和干燥极敏感，故作分离培养时，标本采取后应注意保暖、保湿，并立即送检，接种于预温的培养基内，最好是床边接种。培养阳性者，应进行生化反应和血清凝集实验鉴定。

脑膜炎球菌易自溶，故可用对流免疫电泳、SPA 协同凝集、ELISA 等方法对病人脑脊髓和血清中的可溶性抗原进行快速检测。

4. 防治原则　要早期隔离治疗病人，消除传染源。治疗首选青霉素和磺胺药，因此类药物能通过血脑屏障。我国已推广应用 A 群和 C 群脑膜炎球菌荚膜多糖菌苗进行特异性免疫接种，保护率在 90% 以上。

（二）淋病奈瑟菌

淋病奈瑟菌（*N. gonorrhoeae*）简称淋球菌（gonococcus），是人类淋菌性尿道炎（淋病）的病原菌。1879 年由德国 Albert Neisser 首次发现，主要引起人类泌尿道生殖系统黏膜的急性或慢性化脓性感染。人对该菌有易感性，是其唯一的天然宿主，淋病也是我国目前发病人数最多的性传播疾病。

1. 生物学性状　革兰阴性双球菌，形态、排列与脑膜炎球菌极相似，有荚膜，致病株有菌毛。培养条件亦与脑膜炎球菌相似，为提高淋球菌检出率，可用加入万古霉素、多黏菌素等的选择性培养基来抑制其他杂菌生长。该菌抵抗力较弱，对干燥、寒冷、热及常用消毒剂均敏感。

2. 致病性与免疫性　淋球菌的致病机制还未完全阐明，可能与毒株具有某些表面物质有关。菌毛在淋病发病中具有重要意义，能使菌体更易黏附在人体泌尿生殖系统黏膜、精子、红细胞等敏感细胞表面，菌毛还有抗吞噬及防止细胞内杀菌物质的作用。淋球菌表面的外膜蛋白 P I 可直接插入中性粒细胞膜，使中性粒细胞受损；外膜蛋白 P II 可介导细菌与敏感细胞的黏附；外膜蛋白 P III 则可阻抑抗体的杀菌活性。淋球菌还能产生 IgA1 蛋白酶，破坏黏膜表面存在的特异性 IgA1 抗体，有利于细菌对黏膜表面的黏附。

人类是淋球菌的唯一宿主。淋病主要通过性接触传播，淋球菌侵入尿道和生殖道而感染。感染初期仅引起男性前尿道炎、女性尿道炎和子宫颈炎，如不及时治疗，则感染可扩散到整个生殖系统，引起慢性感染和不孕症。母体患有淋菌性阴道炎或子宫颈炎时，婴儿出生时可患淋球菌性结膜炎，有大量脓性分泌物，又称脓漏眼。

人类对淋球菌无天然免疫力，均易感。病后免疫力不强，不能防止再次感染。

3. 微生物学检查　取泌尿生殖道脓性分泌物，涂片镜检，如在中性粒细胞内发现有革兰阴性双球菌时，有诊断价值。另外，应用免疫酶实验（EIA）、直接免疫荧光法（DFA）、PCR 技术可直接检测标本中淋球菌的抗原或核酸，为诊断淋病提供了快速、简便的方法。

4. 防治原则　淋病是一种性传播疾病，大力开展性病知识宣传教育是预防淋病的重要手段。对病人要早发现、早用药，彻底治疗。目前普遍使用大观霉素（壮观霉素）治疗。女性感染淋球菌后，有 60% 可呈现无症状感染，故婴儿出生时，不论母亲有无淋病，即以 1% 硝酸银滴眼，以预防新生儿淋菌性结膜炎。近年来耐药菌株不断增加，特别是多重耐药的淋病奈瑟菌给防治性病带来困难。为此，还应作药物敏感实验以指导合理用药。

第二节 肠杆菌科

肠杆菌科（Enterobacteriaceae）是一大群寄居在人和动物肠道内、生物学性状近似的革兰阴性杆菌，随人和动物的排泄物广泛分布于土壤、水和腐物中。其中大多数肠道杆菌是肠道的正常菌群，但当宿主抵抗力下降或寄生部位发生改变时，可以成为条件致病菌而引起疾病。少数是致病菌，如伤寒沙门菌、痢疾志贺菌、致病性大肠杆菌等，可引起肠道传染病。

根据生化反应、血清学实验、抗原构造、DNA 同源性、种和型特异性噬菌体裂解性研究，目前肠杆菌科有 30 个菌属，120 个以上的菌种。其中与医学关系密切的见表 16 - 1。

表 16 - 1   肠杆菌科中与医学有关的细菌

菌　属	代　表　菌	致　病　性
埃希菌属	大肠杆菌	肠道外感染及急性腹泻
志贺菌属	痢疾志贺菌	细菌性痢疾
沙门菌属	伤寒杆菌	伤寒与副伤寒、急性肠炎、败血症
克雷伯菌属	肺炎杆菌	肺炎、泌尿系、创伤感染、败血症
变形杆菌属	普通变形杆菌	食物中毒、泌尿系、呼吸道感染
耶尔森菌属	鼠疫耶尔森菌	鼠疫

注：耶尔森菌属在动物源性细菌中讲授。

肠杆菌科具有下列共同特点：

1．形态与结构 为中等大小、两端钝圆的革兰阴性杆菌（$0.3 \sim 1.0 \mu m \times 1.0 \sim 6.0 \mu m$），多数有鞭毛和菌毛，少数有荚膜或包膜，无芽胞。

2．培养特性 为兼性厌氧菌，营养要求不高，在普通琼脂培养基上生长良好，形成中等大小的湿润、光滑、灰白色光滑型菌落。在液体培养基中呈均匀混浊生长。

3．生化反应 生化反应活泼。能发酵葡萄糖，还原硝酸盐，触酶实验阳性，氧化酶实验阴性。根据乳糖发酵实验能初步鉴定肠道致病菌和非致病菌，前者一般不分解乳糖，而后者能分解乳糖。

4．抗原结构 肠杆菌科细菌的抗原构造较为复杂。主要有菌体（O）抗原、鞭毛（H）抗原及荚膜（K）或包膜抗原。另外，还有菌毛抗原。

（1）O 抗原：存在于所有革兰阴性菌的细胞壁脂多糖层，具有属、种特异性。特异性取决于特异多糖的种类和排列顺序。O 抗原耐热，100℃20 分钟不被破坏。有 O 抗原的菌落呈光滑（S）型，在人工培养基上多次传代后，易失去 O 抗原，菌落变为粗糙（R）型，菌落发生"S - R"变异，毒力一般减弱。

（2）H 抗原：为鞭毛蛋白，不耐热，加热 60℃30 分钟即被破坏。H 抗原的特异性取决于多肽链上的氨基酸排列顺序和空间构型。失去鞭毛，则暴露 O 抗原，为"H - O"变异，细菌动力随之消失。

（3）荚膜或包膜抗原：在 O 抗原外围，可阻止 O 凝集现象。不耐热，加热 60℃，30 分钟可灭活。重要的包膜抗原有沙门杆菌的 Vi 抗原；以及大肠杆菌的 K 抗原，类似细菌荚膜，具有抗吞噬功能。

（4）菌毛抗原：为蛋白质成分，可阻止 O 抗原凝集。因其不耐热，加热可破坏菌毛。

5．抵抗力 因无芽胞，对理化因素抵抗力不强。加热 60℃，30 分钟即死亡。易被一般化学消毒剂杀灭，常用氯进行饮水消毒。但在自然界生存能力强，在水或冰中可生存数月。胆盐和煌绿等染料对非致病性肠道杆菌有选择性抑制作用，借此可制备不同选择培养基来分离致病性肠道杆菌。

6．变异 肠杆菌科细菌极易出现变异株。其变异在宿主体内和自然环境中均可发生。其中最常见的是耐药性变异。另外，还有毒素产生、生化反应特性改变，以及 S－R 菌落和 H－O 抗原变异等。这些变异在细菌的致病性、疾病的诊断和防治中都有重要意义。

一、埃希菌属

埃希菌属（*Escherichia*）是人类和动物肠道中的正常菌群。常见的有大肠埃希菌（E. coli），简称大肠杆菌，婴儿出生后数小时肠道就出现大肠杆菌，并伴随终生。一般不致病，并能利用肠道内食物残渣合成维生素 B 和 K，供宿主吸收和利用；其分解代谢产物和大肠菌素能抑制致病菌生长；但当宿主抵抗力下降或细菌移居肠道外，可引起肠道外感染。有些型别的大肠杆菌为致病菌，能引起腹泻。

大肠杆菌在环境卫生和食品卫生学中，常被作为粪便污染的检测指标。在分子生物学和基因工程研究中，大肠杆菌是重要的实验材料和研究对象。

（一）生物学性状

1．形态与结构 大肠杆菌为中等大小的革兰阴性杆菌。两端钝圆，无芽胞，大多数菌株有周身鞭毛，有普通菌毛和性菌毛。有些菌株有多糖包膜。（图 16－5）

2．培养与生化反应 大肠杆菌在普通培养基上 37℃培养 24 小时后形成直径 2～3mm 的圆形凸起灰白色菌落，有些菌株在血琼脂培养基上呈 β 溶血。大肠杆菌生化反应活泼，能分解多种糖类，产酸产气。典型大肠杆菌的 IMViC 实验结果为 ＋＋－－〔包括吲哚实验（I），甲基红实验（M），VP 实验（Vi），枸橼酸盐利用实验（C）四项〕，则表明被检物已被粪便污染，有传播肠道传染病的危险。另外，在肠道杆菌鉴别培养基上，能分解乳糖使菌落着色，可与致病性肠道杆菌区别。

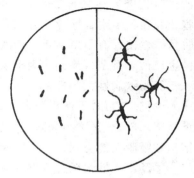

图 16－5 大肠杆菌

3．抗原结构 大肠杆菌抗原有 O、H 和 K 三种抗原。O 抗原有 170 多种，H 抗原有 60 多种，K 抗原有 100 多种，根据耐热性不同，K 抗原有 L、B、A 三型。一个菌株中，一般只含一个型别的 K 抗原。按

O∶K∶H 排列表示大肠杆菌的血清型，如 O111∶K58（B4）∶H2。

（二）致病性

1．致病物质

（1）侵袭力：大肠杆菌具有 K 抗原和菌毛，K 抗原有抗吞噬作用。菌毛能帮助细菌黏附于肠黏膜表面，使细菌不被肠蠕动和肠分泌液清除。

（2）肠毒素：由产毒性大肠杆菌产生的肠毒素有两种。①不耐热肠毒素（heat labile enterotoxin, LT）：化学成分是蛋白质，对热不稳定，加热 65℃30 分钟可被灭活。抗原性强。LT 的氨基酸组成与霍乱肠毒素有 75% 的同源性。与霍乱肠毒素的致病机理相似，其 B 亚单位与肠黏膜结合的受体都是同一个 GM1 神经节苷脂。LT 由 1 个 A 亚单位和 5 个 B 亚单位构成。B 亚单位是毒素的结合位点，能与肠道细胞表面受体 GM1 神经节苷脂和某些糖蛋白结合，使 A 亚单位穿过细胞膜，激活腺苷酸环化酶，使 ATP 转变为 cAMP，导致胞浆内 cAMP 浓度升高，促进肠黏膜细胞的分泌功能，使肠液分泌增多，导致腹泻。②耐热肠毒素（heat stable enterotoxin, ST）：对热稳定，加热 100℃20 分钟不被灭活。是一种可溶于甲醇的小分子蛋白，抗原性弱。ST 的作用机制与 LT 不同，ST 是通过激活肠黏膜细胞上的鸟苷酸环化酶，使细胞内 cGMP 量升高，导致肠液分泌增加，引起水样腹泻。

2．所致疾病

（1）肠外感染：由条件致病性大肠杆菌引起。大肠杆菌在肠道内不致病，若侵入肠道外组织或器官时可引起化脓性炎症。如尿道炎、膀胱炎、肾盂肾炎，亦可引起腹膜炎、阑尾炎、胆囊炎、术后创口感染等。免疫力低下者可引起败血症。甚至引起新生儿大肠杆菌性脑膜炎。

（2）肠道内感染：目前将引起腹泻的致病性大肠杆菌分为五种类型：

①肠产毒性大肠杆菌（enterotoxigenic E. coli，ETEC）：是婴幼儿和旅游者腹泻的主要病原菌。致病物质是 ST 或 LT。其临床表现可从轻度腹泻至严重的霍乱样腹泻。

②肠侵袭性大肠杆菌（enteroinvasive E. coli，EIEC）：是引起较大儿童和成人腹泻的病原菌。EIEC 不产生肠毒素，对胃酸和胆汁有抵抗力，易通过胃和小肠，侵袭结肠黏膜上皮细胞，并在其中生长繁殖，细菌死亡释出内毒素，破坏细胞，形成炎症和溃疡，引起腹泻。有时呈脓血便，有里急后重，所致疾病很像细菌性痢疾。许多菌株无动力，生化反应及抗原结构也近似志贺菌，易误诊为痢疾杆菌。

③肠致病性大肠杆菌（enteropathogenic E. coli，EPEC）：是引起婴儿腹泻的主要病原菌。成人少见。EPEC 不产生肠毒素，主要靠侵袭力侵入十二指肠、空肠回肠上段黏膜表面，大量繁殖。EPEC 又称为黏附性大肠杆菌，能黏附于微绒毛，破坏刷状缘，使肠黏膜上皮细胞结构和吸收功能受损，导致严重腹泻。

④肠出血性大肠杆菌（enterohemorrhagic E. coli EHEC）：引起出血性结肠炎。以 5 岁以下儿童易感，暴发性流行为主。最常见的流行株是 O157∶H7。1982 年首次在美国发现，1996 年日本大阪地区发生流行，患者达万人，其中死亡 11 人。感染主要由于食用消毒不完全的牛奶、肉类，EHEC 进入肠道与肠上皮细胞结合，产生的毒素与痢疾志贺菌的毒素相

似，亦称志贺样毒素（shiga – like toxin，SLT）。患者感染后突然出现腹部痉挛性疼痛、发热、呕吐、水样便等前驱症状，进而转为血性腹泻，不发热或低热，伴有上呼吸道症状、中度脱水、白细胞稍高等。10 天左右多可自愈。约 10％的患儿可发展成溶血性尿毒综合征（hemolytic uremic syndrome，HUS），出现少尿、溶血性贫血等症状。

⑤ 肠集聚性大肠杆菌（*enteroaggregative E. coli*，EAEC 或 EggEC）：引起婴幼儿持续性腹泻，伴有脱水。可产生毒素和黏附素。肠集聚性大肠杆菌黏附于小肠上皮细胞，阻止液体吸收，引起腹泻。

（三）微生物学检查

1．临床标本细菌学检查

（1）标本采集：肠外感染根据疾病取不同的标本。无菌操作采集中段尿、血液、脑脊液、脓汁等。尿路感染除检测大肠杆菌外，还应计数细菌总数，当尿液含菌量 $\geqslant 10^5/ml$ 时，才有诊断价值；肠道内感染采集粪便。

（2）细菌的分离与鉴定：血液标本需先经肉汤培养基增菌，待生长后再接种于血琼脂培养基。体液标本的离心沉淀物和其他标本直接接种到血琼脂培养基培养，37℃孵育 18～24 小时后观察菌落形态。挑取可疑菌落，涂片染色镜检。初步鉴定根据 IMViC（＋＋－－）实验，最后通过生化反应和血清学实验，对病原性大肠杆菌鉴定血清型。也可用 DNA 探针或 PCR 的方法检测。

2．卫生细菌学检查　大肠杆菌随粪便排出，易污染环境、水源和食品；故饮水、食品、药品等，取样品检查时如发现样品中有大量大肠杆菌，则间接表明有肠道致病菌污染的可能。因此，需要对饮水、饮料、食品、药品等进行卫生细菌学检查。卫生细菌学检查常以细菌总数和大肠菌群数作为指标。

（1）细菌总数：检测每毫升或每克样品中所含细菌数。将样品作系列稀释后倾注培养，37℃，24～48 小时后，计菌落数。我国规定的饮用水卫生标准是：每毫升饮水中细菌总数不得超过 100 个。

（2）大肠菌群数：指每立升中大肠菌群数，应用乳糖发酵法检测，我国的卫生标准是：每 1000ml 饮用水中大肠菌群数不得超过 3 个；瓶装汽水、果汁等每 100ml 中大肠菌群不得超过 5 个。

（四）防治原则

加强饮食卫生检查，避免食用不清洁的食物或饮用被污染的水。EPEC 多发生在医院内感染和密切接触人群。因此，防止护理人员传播疾病，实施严格的消毒措施，避免与患者密切接触，改善公共卫生条件，控制传染源等措施都非常重要。EHEC 可存在于牛肠道中，因此，食用加热不彻底的被牛粪污染的牛肉、牛奶等，都可引起出血性结肠炎。

对于大肠杆菌引起的感染，可选用磺胺药物、链霉素、卡那霉素、诺氟沙星等进行治疗，但由于许多菌株具有 R 因子，易产生耐药菌株，应根据药物敏感实验结果，选择有效药物进行治疗。

二、沙门菌属

沙门菌属（*Salmonella*）是一群形态结构、生化反应和抗原构造近似的革兰阴性杆菌。根据 O 抗原和 H 抗原的不同组合，沙门菌共有 2000 多个血清型，其中仅少数对人致病，如引起肠热症的伤寒杆菌和甲、乙、丙型副伤寒杆菌。其他对人和动物均能致病的有猪霍乱杆菌、鼠伤寒杆菌和肠炎杆菌等，可引起食物中毒、败血症。

（一）生物学性状

1. 形态与结构　为（0.6~1.0）×（2~3）μm 革兰阴性杆菌，无芽胞，无荚膜，大多数有周身鞭毛及菌毛，能运动。（图 16-6）

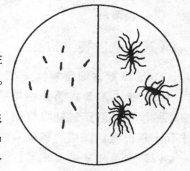

图 16-6　伤寒杆菌

2. 培养与生化反应　营养要求不高，在普通培养基上形成中等大小、圆形、无色半透明的 S 型菌落。肉汤培养基中加入胆汁或胆盐，可促进沙门菌的生长。用于患者血液或骨髓标本的增菌培养。

沙门菌不分解乳糖和蔗糖，能发酵葡萄糖、麦芽糖和甘露糖，除伤寒沙门菌只产酸不产气外，其他沙门菌均产酸产气。生化反应对沙门菌属中各菌种和亚种鉴定具有重要意义（见表16-2）。

3. 抗原结构　沙门菌的抗原主要有 O 和 H 抗原，少数菌还有表面抗原，见表 11-5。

（1）O 抗原：有 67 种，可将菌进行分组以 1，2，3……阿拉伯数字表示。O 抗原有抗吞噬的作用，刺激机体产生 IgM 类的抗体。

（2）H 抗原：为蛋白质，不耐热，60℃15 分钟后灭活。H 抗原有两相，第 1 相特异性高，又称特异相，可用于分型，用 a，b，c 等表示。第 2 相特异性低，又称非特异相，为多种沙门菌共有。用1，2，3 等表示。

（3）Vi 抗原：与毒力（virulence）有关，故又称毒力抗原，有抗吞噬作用。可抑制 O 抗原与相应抗体发生凝集。

表 16-2　　　　　　　　　　　　　　主要沙门菌的生化反应特点

菌　　名	葡萄糖	乳糖	甲基红	H₂S	枸橼酸盐	VP	赖氨酸脱羧酶	阿拉伯胶糖
伤寒杆菌	+	-	+	- / +	-	-	+	+
甲型副伤寒杆菌	⊕	-	+	- / +	-	-	+	-
乙型副伤寒杆菌	⊕	-	+	+ + +	+	-	+	⊕
鼠伤寒杆菌	⊕	-	+	+ + +	+	-	+	⊕
猪霍乱杆菌	⊕	-	+	+ / -	-	-	+	-
丙型副伤寒杆菌	⊕	-	+	+ / -	+	-	+	⊕
肠炎杆菌	⊕	-	+	+ + +	+	-	+	⊕

在细菌分型方面，可应用伤寒杆菌 Vi 特异性噬菌体，对实验菌进行裂解实验，可将伤寒杆菌分为 96 个噬菌体型，乙型副伤寒杆菌可分为 60 个型，甲型副伤寒杆菌可分为 6 个型。噬菌体分型在流行病学调查和追踪传染源上有重要意义（见表 16 - 3）。

表 16 - 3　　　　　　　　　　　　**常见沙门菌抗原组成**

血　清　组	血　清　型	O 抗原		H 抗原	
A	甲型副伤寒沙门菌	1，2，12	a	—	
B	乙型副伤寒沙门菌	4，5，12	b	1，2	
	鼠伤寒沙门菌	1，4，5，12	i	1，2	
C	猪霍乱沙门菌	6，7	c	1，5	
	丙型副伤寒沙门菌	6，7，Vi	c	1，5	
D	肠炎沙门菌	1，9，12	g，m	—	
	伤寒沙门菌	9，12，Vi	d	—	

4．抵抗力　对理化因素抵抗力不强，60℃30 分钟，5％碳酸、70％酒精 5 分钟均可将其杀死。但在水中能存活 2~3 周，粪便中存活 2~3 个月，冰冻土壤中可过冬。

5．变异　主要有 S－R 菌落变异、H－O 抗原变异和位相变异等。近年来，发现耐药性变异在增加，可形成带有耐药质粒的菌株。

（二）致病性与免疫性

1．致病物质　沙门菌有较强的内毒素和一定的侵袭力，有些菌株能产生肠毒素。

（1）**侵袭力**：具有 Vi 抗原的沙门菌靠菌毛吸附于小肠黏膜上皮细胞表面，并可穿过小肠上皮细胞层达到皮下组织。并具有抵抗吞噬细胞的吞噬和杀伤作用，能在巨噬细胞内生长繁殖。

（2）**内毒素**：由沙门菌死亡时释放。可引起发热，使白细胞减少，刺激肠黏膜炎症反应等。大剂量时可导致中毒症状和休克。

（3）**肠毒素**：个别沙门菌如鼠伤寒沙门菌可产生类似产毒性大肠杆菌的肠毒素，可引起腹泻。

2．所致疾病　沙门菌主要通过食物、饮水经口感染，根据侵入人体沙门菌的不同，在临床上引起的感染主要有 4 种类型：

（1）**伤寒与副伤寒**：也称肠热症。分别由伤寒沙门菌和副伤寒沙门菌（甲、乙、丙三型）引起，临床表现相似，副伤寒症状较轻。传染源是患者或带菌者。沙门菌经粪－口途径传播。细菌经消化道进入小肠，以菌毛黏附在小肠黏膜表面，然后穿过黏膜上皮细胞，到达肠壁固有层淋巴组织，被巨噬细胞吞噬，在其中生长繁殖。细菌经淋巴管到达肠系膜淋巴结大量繁殖后，经胸导管入血，引起第一次菌血症。病人出现发热，乏力，全身酸痛等前驱症状（相当于病程第 1 周）。随后细菌随血流进入肝、脾、肾、骨髓、胆囊等器官，并在其中大量繁殖，再次入血造成第二次菌血症，并释放大量内毒素，引起病人持续高热（39℃以上），胸腹部有玫瑰疹，缓脉，肝脾肿大，外周血中白细胞明显减少。胆囊中细菌可随胆汁进入肠道，一部分随粪便排出体外，另一部分再次侵入肠壁淋巴组织，引起局部超敏反应，导致溃疡和坏死，严重者发生肠出血、肠穿孔等并发症。肾脏中的细菌随尿排出。典型病例病程约3~4周，若无并发症，病情开始好转。第4周随着特异性免疫功能的建立，病人逐渐恢复。部分病人细菌存留在胆囊，成为无症状带菌者，并不断随粪便排菌污染环境，是重要的传染源。

（2）胃肠炎（食物中毒）：是最常见的沙门菌感染，约占75%，多为集体食物中毒。主要由于摄入被大量鼠伤寒沙门菌、肠炎沙门菌、猪霍乱沙门菌、丙型副伤寒沙门菌等污染的食物而感染。食物中毒潜伏期较短，一般为4~24小时，细菌在肠道内繁殖，释放毒素，出现发热、恶心、呕吐、腹痛、水样便，偶有黏液或脓性便。细菌一般不入血，病人血培养阴性，粪便培养阳性。一般多在2~3天自愈，不易形成带菌者。

（3）败血症：多由猪霍乱杆菌引起，也可由丙型副伤寒杆菌、鼠伤寒杆菌和肠炎杆菌引起。多见于儿童和免疫力低下的成人。细菌从肠道入血，症状严重，有高热、寒战、厌食和贫血等，可导致脑膜炎、骨髓炎、胆囊炎、心内膜炎等。肠道症状不明显，粪便培养阴性，血培养阳性。

（4）无症状带菌者：约有1%~5%伤寒或副伤寒患者，在症状消失后1年，细菌仍存留在胆囊，并不断随粪便排菌污染环境，成为无症状带菌者，是重要的传染源。

3. 免疫性 伤寒与副伤寒病后可获得牢固的免疫力，一般不再感染，由于沙门菌主要在细胞内生长繁殖，因此以细胞免疫为主。对致病过程中存在于血流和细胞外的沙门菌，体液免疫的特异性抗体有辅助杀菌作用。胃肠炎的免疫与肠道局部产生SIgA有关。

（三）微生物学检查

1. 标本采集 根据疾病的类别、病程和病情，采集不同的标本。如食物中毒患者，应采集可疑食物、粪便、呕吐物。败血症患者取血液。伤寒患者在发病第1~2周内应采取血液；发病2~3周，则采取粪便、尿液；整个发病期均可取骨髓液。（图16-7）

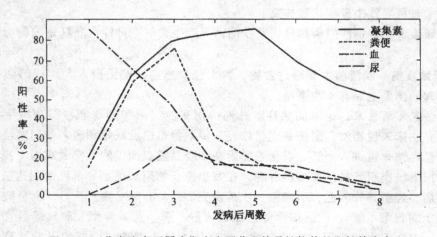

图16-7　伤寒患者不同病期中病原菌和特异性抗体的阳性检出率

2. 分离培养与鉴定　血液和骨髓标本应先接种于 0.5% 胆盐肉汤或葡萄糖肉汤中，进行增菌培养。粪便和尿沉淀可直接接种于肠道杆菌选择鉴别培养基上进行分离培养。培养后，挑取可疑菌落，涂片染色镜检，同时接种于双糖铁斜面培养基上，培养后根据细菌发酵乳糖和葡萄糖、动力和 H_2S 产生情况，再采用沙门菌多价血清作玻片凝集实验，阳性者可作出初步诊断。

3. 血清学检查　临床上常用肥达实验，用已知的伤寒沙门菌 O 抗原和 H 抗原及副伤寒沙门菌（甲、乙、丙型）H 抗原与病人血清进行试管定量凝集实验，以检测病人血清中有无相应的特异性抗体及其效价，作为伤寒与副伤寒的辅助诊断。

肥达实验结果必须结合临床表现、病程、病史等分析判断。

①正常人抗体水平：因隐性感染或其他菌的交叉感染，正常人体内有少量抗体。一般伤寒沙门菌 O 抗体效价 ≥1:80，H 抗体效价 ≥1:160，副伤寒沙门菌 H 抗体效价 ≥1:80 时才有诊断价值。②动态观察：发病初期及 2 周后分别测一次，若后者效价高出前者 4 倍以上，有诊断意义。③O 抗体和 H 抗体的诊断意义：O 抗体为 IgM，出现早，消失快，不易受非特异性刺激产生；H 为 IgG，出现晚，消失慢，容易受非特异性刺激产生。因此 O 抗体和 H 抗体效价均超过正常值，则伤寒与副伤寒可能性大，还需对致病菌作鉴定；若两者均低，患伤寒与副伤寒的可能性小，应排除待检者免疫功能低下等；若 O 高 H 低，可能是感染早期或其他沙门菌（如肠炎沙门菌）的交叉感染；若 O 低 H 高，可能是曾经感染或预防接种或非特异性回忆反应。

4. 伤寒带菌者检查　一般先用血清学方法检测可疑带菌者血清中 Vi 抗体效价，若 ≥1:10 时，再取粪便或尿液进行病原菌分离培养，以确定是否为带菌者。

（四）防治原则

沙门菌多经消化道感染，因此预防沙门菌重要的是加强饮水、食品等的卫生监督管理，切断传播途径。

特异性预防常接种伤寒、副伤寒三联菌苗，以提高人群免疫力。近年来试用减毒口服活疫苗是发展方向，伤寒沙门菌 Ty21a 活疫苗，为尿苷二磷酸半乳糖-4-差向异构酶缺失株（gelE 突变株），可被肠黏膜表面 M 细胞摄取，能刺激肠道特异 IgA 反应、细胞免疫、抗体依赖的细胞杀菌活性及血清抗体等。该疫苗效果较好，有明显的保护作用，且副作用小，使用方便，可与霍乱活疫苗制成二价联合疫苗口服，安全可行，有效期 3 年。近几年亦有用伤寒 Vi 多糖疫苗，效果也较为理想。

治疗可选用氯霉素或头孢菌素等，可抑制胞外菌生长，但对胞内菌无作用，停药后易复发，因此，疗程要足够长。

三、志贺菌属

志贺菌属（*Shigella*）的细菌通称痢疾杆菌（dysentery bacterium），是引起人类细菌性痢疾的病原菌。

（一）生物学性状

1. 形态与结构　大小为（0.5～0.7）×23μm，革兰阴性杆菌，有菌毛，无芽胞，无荚膜，无鞭毛，不能运动。（图16－8）

2. 培养与生化反应　营养要求不高，在普通培养基上生长良好，形成中等大小、半透明的光滑型菌落。在选择培养基上形成无色透明的小菌落。志贺菌属细菌均能分解葡萄糖，产酸不产气，除宋内志贺菌可迟缓发酵乳糖（3～5天），一般均不发酵乳糖。不产生 H_2S，可与沙门菌区别。根据对甘露醇和乳糖发酵能力的不同，可鉴别本菌属中痢疾杆菌。

3. 抗原结构和分类　志贺菌属细菌有菌体 O 抗原和 K 表面抗原。O 抗原有群、型特异性，可藉此将志贺菌分为 4 群 40 多个血清型及亚型（见表16－4）。除 A 群外，志贺菌均能发酵甘露醇，并且 D 群还有鸟氨酸脱羧酶。我国常见的病原菌为福氏志贺菌和宋内志贺菌。

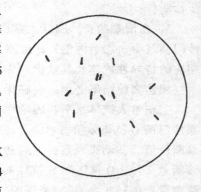

图16－8　痢疾杆菌

4. 抵抗力　痢疾杆菌较其他肠道杆菌抵抗力弱。宋内志贺菌对外界环境的抵抗力最强，鲍氏、福氏志贺菌次之，痢疾志贺菌最弱。在污染食品及瓜果、蔬菜上，志贺菌可生存 10 天左右。在适宜温度下，可在水和食品中繁殖，引起暴发流行。加热 60℃15 分钟或阳光照射 30 分钟均能杀菌。对酸敏感，在粪便中如有其他产酸菌即可使志贺菌在数小时内死亡，因此，在采集患者粪便标本分离培养时，应立即送检。

5. 变异　志贺菌易发生变异。①S－R 菌落变异：常伴随毒力和抗原构造的变异。②耐药性变异：志贺菌最易产生耐药性。对链霉素、氯霉素、磺胺的耐药率高达 80%～100%。有时伴有毒力的改变，如链霉素依赖株（Sd 株），毒力弱，可制成活疫苗。

表16－4　　　　　　　　　　　　　志贺菌属的抗原分类

菌　　种	群	型	亚　　型	甘露醇	鸟氨酸脱羧酶
痢疾志贺菌	A	1～10	8a, 8b, 8c		－
福氏志贺菌	B	1～6	1a, 1b, 2a, 2b, 3a, 3b, 3c, 4a, 4b	＋	－
鲍氏志贺菌	C	1～15		＋	－
宋内志贺菌	D	1		＋	＋

（二）致病性与免疫性

1. 致病物质　主要是侵袭力和内毒素，有的细菌可产生外毒素。

（1）侵袭力：志贺菌的脂多糖对胃酸和胆汁具有一定的抵抗力，其外膜蛋白具有较强的侵袭力。菌毛能黏附于回肠末端和结肠黏膜的上皮细胞上，穿入上皮细胞内生长繁殖，裂解并释放内毒素，引起局部黏膜炎症反应并出现溃疡，但细菌不入血液。

（2）内毒素：志贺菌各菌株都有强烈的内毒素。细菌溶解后释放内毒素，作用于肠黏膜，使其通透性增高，促进内毒素的吸收，引起发热、神智障碍，甚至中毒性休克等。内毒素破坏肠黏膜上皮细胞，形成炎症、溃疡、出血，呈现典型的脓血黏液便。内毒素还能作用于肠壁植物神经系统，导致肠功能紊乱，肠蠕动失调和痉挛，出现腹痛、腹泻，尤其是直肠括约肌痉挛明显，产生里急后重等症状。

（3）外毒素：由痢疾志贺菌产生的一种外毒素称为志贺毒素（Shiga toxin，ST），ST 有三种生物学活性：①神经毒性：可破坏中枢神经系统，引起麻痹。②细胞毒性：能损伤肝细胞和肠黏膜细胞，使其变性坏死。③肠毒素性：类似霍乱肠毒素，在疾病早期导致水样腹泻。

2. 所致疾病　志贺菌引起细菌性痢疾（简称菌痢）。传染源是病人和带菌者，无动物宿主。主要通过粪–口途径传播。人对志贺菌较易感，约 200 个痢疾杆菌就可发病。痢疾杆菌随饮食进入肠道，潜伏期一般为 1~3 天。由于菌群和人体反应性不同，临床症状亦不同。一般有以下三种类型：

（1）急性菌痢：其特点是起病急，症状典型，有发热、腹痛、里急后重、脓血黏液便等。

（2）中毒性痢疾：常见于小儿。其特点是在胃肠道症状没出现前，由于内毒素从肠壁迅速吸收入血，所以表现以全身中毒症状为主。出现高热、昏迷，并造成机体微循环障碍，导致感染性休克。死亡率高。

（3）慢性菌痢：病程 2 个月以上，反复发作，呈慢性过程。急性菌痢治疗不彻底或机体抵抗力低下者易患慢性菌痢。

3. 免疫性　志贺菌感染主要为消化道黏膜局部免疫，可产生 SIgA。由于细菌不入血，而且型别多，病后不能获得牢固的免疫力。

（三）微生物学检查

1. 标本采集　取患者在服药前的新鲜脓血便或黏液便立即送检。若不能及时送检，则保存于 30% 的甘油缓冲盐水中。中毒性菌痢可取肛拭。

2. 病原菌的分离与鉴定　标本接种于选择鉴别培养基，培养后作生化反应和血清学鉴定，确定菌群和菌型。并进行药敏实验，选择有效的抗菌药物。

3. 毒力实验　用 Senery 实验测定志贺菌的侵袭力，将受试菌 18~24 小时的固体培养物，用生理盐水制成 9 亿/ml 菌悬液，接种于豚鼠眼结膜囊内。若发生角膜结膜炎则为 Senery 实验阳性，表明受试菌有侵袭力。

4. 快速诊断

（1）免疫荧光菌球法：将标本接种于含有荧光素标记的志贺菌免疫血清液体培养基中，37℃培养 4~8 小时。若标本中有相应型别的志贺菌存在，则与荧光抗体凝集成荧光菌球，在荧光显微镜下易被检出。本法简便，快速，特异性高。

（2）协同凝集实验：先将志贺菌的 IgG 抗体与葡萄球菌 A 蛋白结合成诊断试剂，用于检测粪便标本中有无志贺菌的可溶性抗原。

（3）分子生物学方法：用 PCR 技术直接检测产毒基因 stxA 和 stxB，以及 140MD 大质粒等。

（四）防治原则

对急、慢性菌痢患者进行早期诊断、早期隔离、早期治疗，以控制和消灭传染源。

特异性预防主要采取口服减毒活疫苗如链霉素依赖株（Sd）活疫苗。目前，正在研究多价或多种杂交株活疫苗。

治疗可用磺胺类药物或黄连素等，也可用吡哌酸、诺氟沙星、氧氟沙星等。应作药物敏感性实验，以防耐药菌株产生。

第三节 弧 菌 属

弧菌属（Vibrio）细菌是一群菌体短小、弯曲成弧形的革兰阴性菌。弧菌属细菌分布广泛，以水中最多，菌体一端有一单鞭毛，运动活泼。目前，已知有 36 个种，其中至少有 12 种与人类感染有关，如霍乱弧菌和副溶血性弧菌等。

一、霍乱弧菌

霍乱弧菌（V. cholerae）是引起烈性传染病霍乱的病原体。自 1817 年以来，曾引起 7 次世界性霍乱大流行，死亡率高。前 6 次大流行均由霍乱弧菌古典生物型引起，第 7 次大流行由霍乱弧菌 El Tor 生物型引起。1992 年以来，一个新的流行株 O139 群（Bengal）霍乱弧菌在印度、孟加拉等地区出现，并首次由非 O1 群霍乱弧菌在亚洲引起流行。

（一）生物学性状

1. 形态与染色 霍乱弧菌菌体弯曲呈弧状或逗点状，无芽胞，有菌毛，有些菌株有荚膜，在菌体一端有一根单鞭毛。革兰染色阴性。若直接用患者的米泔水样粪便或培养物做悬滴观察，可见细菌运动活泼，呈流星状或穿梭样运动。（图16－9）

2. 培养特性与生化反应 营养要求不高。耐碱不耐酸，pH8.8～9.2。故可用碱性蛋白胨水作为选择培养基。霍乱弧菌为过氧化氢酶阳性，氧化酶阳性，能分解葡萄糖、蔗糖和甘露糖，产酸不产气，吲哚实验阳性。

3. 抗原结构与分型 霍乱弧菌有耐热的 O 抗原和不耐热的 H 抗原。根据 O 抗原的不同，可将霍乱弧菌分为 155 个血清群，其中 O1 群和 O139 群可引起霍乱流行。其余的血清群不引起霍乱，但可引起人类胃肠炎等疾病。O1 群霍乱弧菌根据其菌体抗原由 3 种抗原因子 A、B、C 组成，可分为 3 个血清型（表 16－5）。同时，根据 O1 群霍乱弧菌的每一个血清型还可分为 2 个生物型，即古典生物型和 El Tor 生物型。

表 16 – 5　　霍乱弧菌 O1 群的血清型

血 清 型	O 抗原成分	出现频率
稻叶型（Inaba）	A、C	常见
小川型（Ogawa）	A、B	常见
彦岛型（Hiko jima）	A、B、C	少见

O139 群霍乱弧菌与 O1 群霍乱弧菌之间的抗原无交叉，序列分析发现 O139 群霍乱弧菌中无 O1 群霍乱弧菌的 O 抗原基因，但出现了一个约 36kb 的新基因，编码与 O1 群不同的脂多糖抗原和荚膜多糖抗原。在致病性方面，其毒性基因等与 O1 群中的霍乱弧菌相似。

4. 抵抗力　较弱。对热、干燥、日光及一般化学消毒剂均很敏感。55℃湿热 15 分钟，100℃煮沸 1～2 分钟可被杀死。不耐酸，在正常胃酸中仅能存活 4 分钟。对氯敏感，如 0.5ppm 氯 15 分钟能杀死霍乱弧菌。以 1:4 的比例加漂白粉处理患者排泄物或呕吐物，1 小时可达到消毒目的。El Tor 生物型抵抗力较古典生物型强，可在河水及海水中存活 1～3 周。

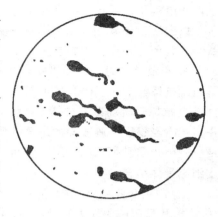

图 16 – 9　霍乱弧菌

（二）致病性与免疫性

1. 致病物质

（1）鞭毛与菌毛：霍乱弧菌进入小肠后，依靠鞭毛运动穿过肠黏膜表面的黏液层，并通过菌毛黏附于肠壁上皮细胞上生长繁殖。

（2）霍乱肠毒素（cholera enterotoxin, CT）：是最强烈的致泻毒素，由 1 个 A 亚单位和 5 个 B 亚单位组成一个完整的霍乱肠毒素分子。A 亚单位由 A1 和 A2 借二硫键连接而成，具有肠毒素的生物活性。A1 为毒素的活性部分。A2 可与 B 亚单位连接。B 亚单位能与易感细胞上的 GM1 神经节苷脂受体结合，引起肠毒素分子变构，使 A 亚单位穿过细胞膜，A1 与 A2 间的二硫键断裂，A1 活化而具有酶活性，通过一系列生化反应使胞内腺苷酸环化酶活性增加，促进细胞内 ATP 转变为 cAMP，cAMP 浓度升高后，主动分泌 Na^+、K^+、Cl^- 和水等，小肠外液增多，最终导致严重的腹泻和呕吐。患者大量丧失水分及电解质，发生代谢性酸中毒、无尿、循环衰竭和休克等症状。

2. 所致疾病　人类是霍乱弧菌的唯一易感者。传播途径主要通过污染的水或食物经消化道感染。正常情况下，霍乱弧菌进入胃后很快被胃酸杀死。但当胃酸低时或大量饮水造成胃液稀释，菌量在 $10^3 \sim 10^5$ 时即可引起感染。病菌很易到达小肠，黏附于肠黏膜表面，并迅速繁殖产生霍乱肠毒素而致病。患者剧烈腹泻，排出米泔样腹泻物，造成迅速而严重的脱水、血容量明显减少，出现微循环衰竭。若患者大量丧失水分及电解质，发生代谢性酸中毒、无尿、肾功能衰竭、休克，甚至死亡。霍乱弧菌古典生物型所致疾病较 El Tor 生物型严重。典型病例一般在吞食霍乱弧菌后 2～3 天突然出现剧烈腹泻和呕吐，在病情严重时每小时丧失水量可达 1000ml。如不及时治疗处理，死亡率高达 60%～70%。患者及时补充大量液体和电解质，死亡率可降至 1%。O139 群霍乱弧菌感染比 O1 群严重，死亡率高。

病愈后，部分患者在两周内短期带菌，个别 El Tor 型病例，患者病后可带菌长达数月至数年，病菌主要存在于胆囊中。

3. 免疫性 患者病后可获得免疫力，再次感染者少见。病后以体液免疫为主，血清中可出现抗菌性 IgM 抗体和抗毒素 IgG 抗体，肠道内有特异性分泌型 IgA 抗体。抗菌抗体主要针对 O 抗原，抗肠毒素抗体主要针对霍乱毒素 B 亚单位。肠黏膜表面的 SIgA 具有以下几点作用：①凝集肠黏膜表面的细菌，使其失去动力，并抑制其繁殖。②通过与菌毛等黏附因子结合，阻止霍乱弧菌的黏附。③可与霍乱肠毒素 B 亚单位结合，阻断霍乱肠毒素与小肠上皮细胞受体结合。

虽然 O139 群与 O1 群霍乱弧菌产生的肠毒素在抗原性上相同，但人群中过去已获得对 O1 群霍乱弧菌的免疫力对 O139 群霍乱弧菌无交叉保护作用。

（三）微生物学检查

霍乱是烈性传染病，发现可疑病人后应进行专项检查，尽早确诊，快速隔离治疗，及时作出疫情报告。

1. 标本 取米泔水样粪便、呕吐物，流行病学调查还包括水样。

2. 直接涂片镜检 革兰染色阴性弧菌，悬滴法观察细菌动力有助于诊断。

3. 分离培养 将标本接种到碱性蛋白胨水，37℃培养 6～8 小时，镜检并分离培养。常用的分离培养基为含有硫代硫酸盐、枸橼酸盐、胆盐及蔗糖的 TCBS 琼脂培养基，该培养基可选择性抑制其他肠道杆菌，有利于霍乱弧菌的生长。霍乱弧菌因分解蔗糖呈黄色菌落。挑选可疑菌落作生化反应，并与 O1 群及 O139 群抗血清作凝集反应，鉴定细菌。

（四）防治原则

对霍乱以防为主，改善环境卫生，加强水源和粪便管理。特异性预防可通过接种霍乱死菌苗、重组疫苗、混合疫苗等，增强免疫力。

治疗主要是补充液体和电解质，并选用氟哌酸类等敏感的抗生素杀菌，减少外毒素的产生。

二、副溶血性弧菌

副溶血性弧菌（V. parahemolyticus）是一种嗜盐菌，存在于海水、鱼和贝壳等海产品中，若食用被污染了的食品，常引起食物中毒。多发于沿海地区，夏季多见。

副溶血性弧菌为革兰阴性，为弧形或多形性，无芽胞，菌体一端有单鞭毛，运动活泼。在含 3%～4% NaCl 的培养基上，生长良好，能发酵多种糖类，但不发酵蔗糖和乳糖。致病副溶血性弧菌能使人或家兔的红细胞发生溶血，而非致病性副溶血性弧菌则为阴性，此实验是鉴定致病菌株的重要指标。

副溶血性弧菌抵抗力弱，不耐热，56℃30 分钟可死亡。不耐酸，1% 醋酸中 1 分钟即可被杀死。在自然淡水中生存不超过 2 天，但在海水中可生存 47 天。

人主要因食入未煮熟的被副溶血性弧菌污染的海产品（如海蜇、海鱼、贝壳等），引起食物中毒，潜伏期为 2～26 小时，一般为 6～10 小时，最短的仅 1 小时。主要表现为腹痛、腹泻、呕吐和低热等。粪便为水样，少数呈黏液血便。病程 1～6 天，一般恢复较快。病后免疫力不强，可重复感染。

微生物学检查可取患者排泄物及可疑食物接种于嗜盐菌选择培养基或 SS 培养基，如出现可疑菌落，进一步作嗜盐性实验与生化反应，以及血清学鉴定。

治疗可选用抗生素，如庆大霉素、SMZ_{CO}、诺氟沙星等。

第四节 厌氧性细菌

厌氧性细菌（anaeroblic bacteria）是一大群专性厌氧，必须在无氧环境中才能生长繁殖的细菌。主要分为两大类，一类是革兰染色阳性有芽胞的厌氧芽胞杆菌；另一类是无芽胞的革兰阳性及革兰阴性的球菌与杆菌。

一、厌氧芽胞杆菌属

厌氧芽胞杆菌属又称梭状芽胞杆菌属（*Clostridium*），为革兰阳性杆菌，能形成芽胞，芽胞直径大于菌体宽度，使菌体膨大呈梭形而得名。广泛分布于自然界中，常存在于土壤、人和动物肠道及腐败物中。多数为非致病菌，如腐生菌。少数为致病菌，在适宜条件下，芽胞发芽形成繁殖体，分泌外毒素和侵袭性酶类，使人和动物致病。主要病原菌有破伤风杆菌、产气荚膜杆菌、肉毒杆菌等。

（一）破伤风杆菌

破伤风杆菌（*C. tetani*）是破伤风的病原菌，存在于人和动物肠道中，由粪便污染土壤形成芽胞而长期生存。人体因创伤感染而致病。

1. 生物学性状 菌体细长，革兰阳性，无荚膜，有周身鞭毛，芽胞圆形，位于菌体顶端，粗于菌体，使细菌呈鼓槌状（图 16-10），严格厌氧。血平板培养有微透明溶血环，菌落中心紧密，四周疏松，边缘呈羊齿状。庖肉培养基上肉渣微黑，有气体，有腐臭味。生化反应不活泼，不发酵糖类，不分解蛋白质。芽胞抵抗力很强，在土壤中存活几十年。

2. 致病性与免疫性 破伤风杆菌芽胞经伤口进入机体，生长繁殖的重要条件是伤口的厌氧环境，如伤口窄而深，伴有泥土杂物混入；或大面积烧伤，坏死组织较多；或同时有其他需氧菌共同感染，易造成厌氧微环境，有利于破伤风杆菌的繁殖，产生外毒素而致病。

破伤风杆菌能产生两种外毒素，一种是对氧敏感的破伤风溶血毒素（tetanolysin），与链球菌溶素 O 相似，可溶解红细胞、粒细胞、巨噬细胞、血小板等。另一种是破伤风痉挛毒素（tetanospasmin），属神经毒素，毒性强，仅次于肉毒毒素。腹腔注入小鼠的半数致死量（LD50）为 0.015ng，1mg 可杀死 3 000 万只小鼠。对人的致死量小于 1μg。化学性质为蛋白质，不耐热，60℃30 分钟可被破坏，也可被肠道中存在的蛋白酶所破坏。故口服毒素不致病。破伤风杆菌芽胞由伤口侵入人体，发芽繁殖，产生外毒素引起破伤风。潜伏期可从几天至几周，与原发感染距中枢神经系统的距离长短有关。破伤风痉挛毒素由二硫键相连的重链和轻链组成。重链与细胞上的神经节苷脂结合，促使毒素进入细胞内由细胞膜形成的小泡中，沿着神经纤维间隙逆行向上，或通过血液、淋巴到达脊髓前角和脑干。然后通过重链 N 端的介导产生膜的转位使轻链进入胞质溶胶。轻链则具有毒性作用，可裂解储存抑制性神经介质（γ-氨基丁酸）的小泡膜蛋白特异性肽键，使小泡膜蛋白改变，阻止抑制性神经介质的释放，使肌肉活动的兴奋与抑制失调，造成麻痹性痉挛。在正

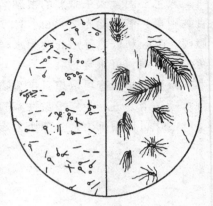

图 16 - 10　破伤风杆菌

常情况下，当一侧肢体屈肌的神经元被刺激兴奋时，同时也有冲动传给抑制性中间神经元，使其释放抑制性介质，抑制同侧伸肌的运动神经元，因此，屈肌收缩时，伸肌松弛而配合协调。此外，抑制性中间神经元也反馈调节屈肌运动神经元，使之不致过度兴奋。破伤风痉挛毒素主要阻止抑制性中间神经元和润绍细胞（Renshaw）释放抑制性介质甘氨酸和γ-氨基丁酸，阻断了上下神经元之间的抑制性冲动的传递，致使伸、屈肌同时强直收缩，造成破伤风特有的苦笑面容、牙关紧闭、角弓反张等症状，可因呼吸肌痉挛而窒息死亡。（图 16 - 11）

　　破伤风免疫属外毒素免疫，由抗毒素发挥中和作用。因破伤风痉挛毒素毒性很强，极微量毒素即可使人死亡，尚不足以诱发机体产生足量抗体。另外，毒素与神经组织牢固结合后，抗毒素不能有效中和外毒素。因此，有效获得抗毒素的途径是通过类毒素的预防注射，或通过注入大剂量抗毒素的被动免疫，使其获得有效的免疫力。

　　3．微生物学检查　根据典型的临床症状和病史即可作出诊断，一般不需作微生物学检查。伤口直接涂片染色镜检或用庖肉培养基厌氧培养阳性率低。

　　4．防治原则　破伤风一旦发病治疗效果不佳，应以预防为主。正确处理伤口，及早清创扩创，清除异物，切除坏死组织，用 3% 过氧化氢或 1:400 高锰酸钾冲洗伤口，防止厌氧微环境形成，是重要的预防措施。

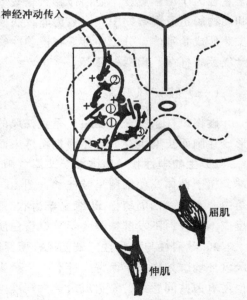

图 16 - 11　破伤风杆菌痉挛毒素的作用机制

　　（1）人工主动免疫：对军人、儿童等易受创伤的人群，接种破伤风类毒素。小儿接种含有白喉类毒素、百日咳死菌苗、破伤风类毒素的白百破三联疫苗（DPT），可同时获得对三种常见病的免疫力。

（2）人工被动免疫：注射破伤风抗毒素（TAT）可获得被动免疫。但注射前应作皮肤实验，避免发生超敏反应。紧急预防：对伤口较深或大面积创伤可能有泥土污染者，应及时注射 1500～3000 单位的 TAT 作紧急预防，同时注射类毒素作主动免疫。

特异性治疗：对已发病者应早期足量注射 TAT，一般剂量为 10～20 万单位。一旦毒素与特异性受体结合，抗毒素就不能中和其毒性。

（3）抗菌治疗：可采用大剂量青霉素等抗生素辅助治疗。还可用镇静剂和肌肉松弛剂对症治疗。

（二）产气荚膜杆菌

产气荚膜杆菌（*C. perfringens*）广泛存在于土壤、人和动物肠道中，其中产气荚膜杆菌 A 型是引起人类气性坏疽和食物中毒的主要病原菌。

1. 生物学性状

（1）形态与染色：产气荚膜杆菌为革兰阳性粗大杆菌，无鞭毛。芽胞位于次极端，呈椭圆形，不大于菌体宽度。在体内能形成荚膜。（图16－12）

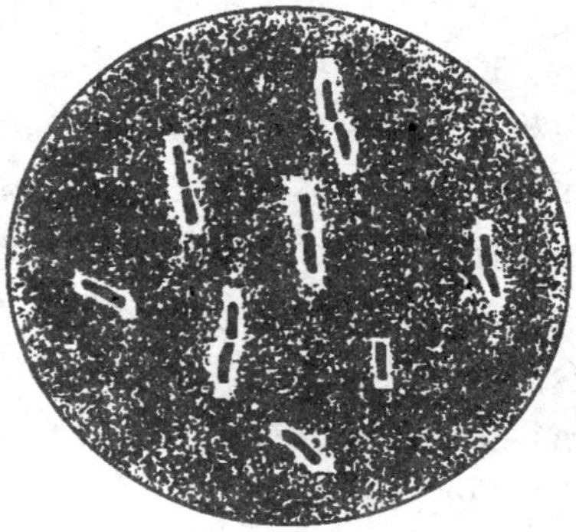

（2）培养特性：厌氧，但不十分严格。在血琼脂平板

图 16－12 产气荚膜杆菌

上菌落周围有双层溶血环，内环是 θ 毒素引起的完全溶血环，外环是 α 毒素引起的不完全溶血环。在疱肉培养基中肉渣呈粉红色，不被消化，可产生气体。在牛奶培养基中能分解乳糖产酸，使酪蛋白凝固，同时产生大量气体（H_2 和 CO_2），将凝固的酪蛋白冲成蜂窝状，并使封固液面的凡士林向上移，甚至冲开瓶塞，气势汹涌，称汹涌发酵（stormy fermentation），是本菌的特征之一。

（3）分型：根据产气荚膜杆菌所产生的 4 种外毒素不同，可将其分为 A、B、C、D、E5 个毒素型。对人致病的主要为 A 型，A 型主要寄生于人和动物肠道内。

2. 致病性

有荚膜，侵袭力强。能产生 10 余种外毒素和侵袭性酶类。其中 α 毒素为卵磷脂酶，是最重要的毒素。能分解细胞膜上的磷脂和蛋白形成的复合物，造成红细胞、白细胞、血小板和内皮细胞溶解，引起溶血、血管内皮细胞损伤、血管通透性增高、组织坏死等，在气性坏疽的形成中起主要作用。

3. 所致疾病

（1）气性坏疽：60%～80% 由 A 型引起，致病条件与破伤风杆菌相似。多见于战伤、烧伤、平时的工伤、大面积开放性骨折等。本病潜伏期短，仅为 8～48 小时。创口部位细菌迅速繁殖，产生大量毒素和酶类，卵磷脂酶、胶原酶、DNA 酶和透明质酸酶等能分解破坏局部的细胞及细胞间质，使细菌易于穿过肌肉和结缔组织间隙，侵入周围正常组织，并发酵肌肉和组织中的糖类，产生大量的气体，造成气肿；同时血管通透性增加，血浆渗出，局部水肿，挤压软组织和血管影响血液供应，导致组织坏死。患者局部水肿严重，水气夹杂，触摸有捻发感，最后产生大块组织坏死，并有恶臭。同时毒素被吸收入血，引起毒血症、休克，死亡率高。另外，该菌除产生多种外毒素外，体内形成的荚膜可抵抗吞噬细胞的吞噬作用，有利于细菌生长繁殖，促进气性坏疽迅速发展，病情严重，如不及时治疗，常导致死亡。

（2）食物中毒：主要因食入了被 A 型产气荚膜杆菌污染的食物（主要为肉类食品）而引起。潜伏期约 10 小时，临床表现为腹痛、腹胀、水样腹泻；无热、无恶心呕吐。1~2 天后自愈。

4．微生物学检查　因临床表现典型且发病急，一般可直接诊断。

（1）直接涂片镜检：取深部伤口标本检查，可见革兰阳性荚膜大杆菌。

（2）分离培养和动物实验：将标本接种于厌氧培养基上，观察生长状况，取培养物涂片镜检，并用生化反应鉴定。必要时可将培养物注射于动物，10 分钟后杀死，置 37℃孵育数小时，动物尸体膨胀，有腐臭味，解剖可见组织有大量气体，尤其可见泡沫肝。取组织或渗出液涂片镜检，若见有荚膜的革兰阳性大杆菌即可鉴定。

5．防治原则　及时清创扩创，用双氧水冲洗处理伤口。用大剂量抗生素杀灭病菌和混合感染的其他细菌。感染早期可用多价抗毒素治疗。高压氧舱疗法可使局部氧含量提高 15 倍以上，能部分抑制厌氧菌的生长。

（三）肉毒杆菌

肉毒杆菌（*C. botulinum*）主要存在于土壤中，是引起人和动物肉毒病的病原菌。

1．生物学性状　革兰阳性短粗杆菌，有周身鞭毛，无荚膜。在 20℃~25℃时形成椭圆形芽胞，芽胞位于菌体次极端，宽于菌体，使细菌呈汤匙状或网球拍状。严格厌氧，在血琼脂平板上生长，菌落有溶血圈。肉毒杆菌根据生物学特性不同分为Ⅰ~Ⅳ四组。根据肉毒杆菌产生神经毒素的抗原性不同，可将其分为 A~G 7 个型。大多数肉毒杆菌只产生一种型别的毒素，各型之间无交叉反应。其中肉毒杆菌Ⅰ、Ⅱ组可引起人类肉毒病，包括所有产 A 型毒素的菌株及部分 B 型和 F 型菌株。Ⅰ组内的肉毒杆菌对蛋白质分解能力强，可形成耐热芽胞，耐煮沸 100℃ 1 小时以上。Ⅱ组包括所有产 E 型及部分产生 B 和 F 型菌株，分解糖类能力强，不分解蛋白质。我国肉毒中毒多为 A 型。肉毒毒素不耐热，煮沸 1 分钟即可被破坏。

2．致病性与免疫性

（1）致病物质：肉毒毒素是迄今所知的毒性最强的物质，毒性比氰化钾强 1 万倍，小鼠经腹腔注射 LD50 为 0.00625ng，1mg 纯结晶肉毒毒素能杀死 2 亿只小鼠，对人的致死量为 0.1μg。

肉毒毒素是嗜神经毒素，通过胃肠道吸收，经血流作用于外周神经肌肉接头处、植物神经末梢和脑神经核，阻止乙酰胆碱的释放，影响神经冲动的传导，引起肌肉松弛性麻痹。

（2）所致疾病

①食物中毒：又称肉毒中毒。在我国十几个省市、自治区内均有发生，其中尤以新疆的病例较多。食物在制作过程中被肉毒杆菌芽胞污染，芽胞在厌氧环境中发芽繁殖，产生毒素，食用前未加热烹调，摄入已产生的毒素，引起食物中毒。国外肉毒中毒常见于罐头、香肠、腊肉制品。国内多为发酵豆制品（臭豆腐、豆瓣酱）、发酵面制品（甜面酱）等。肉毒中毒与其他食物中毒不同，没有明显的胃肠道症状，主要为神经末梢麻痹。从乏力、头痛发

展为眼部肌肉麻痹、面部肌肉麻痹（面无表情）、咽部肌肉麻痹（吞咽困难），最终呼吸肌麻痹，导致死亡。

②婴儿肉毒病：6个月以内的婴儿，肠道内缺乏能拮抗肉毒杆菌的正常菌群，当食入被肉毒杆菌芽胞污染的食物如蜂蜜后，芽胞在肠道内发芽、生长繁殖，产生的神经毒素被吸收而引起神经末梢麻痹。症状与肉毒毒素食物中毒类似，表现为便秘、吮乳无力、吞咽困难、啼哭无力等。婴儿肉毒病死亡率不高，在1%~2%。

3.微生物学检查 取可疑食物或呕吐物煮沸1小时，杀灭无芽胞杂菌后，接种于血琼脂平板上或庖肉培养基中，厌氧培养，培养物涂片染色镜检。将培养液接种于小鼠腹腔，若干1~2天后，出现眼睑下垂、四肢麻痹等，为毒力实验阳性。也可用PCR技术快速检测肉毒杆菌。

4.防治原则 预防为主，加强食品卫生管理和监督。食品加热80℃，20分钟可破坏肉毒毒素。另外，对病人应尽早根据症状作出诊断，迅速注射多价抗毒素（A、B和E型毒素的抗体），以中和毒素。同时加强护理和对症治疗。

二、无芽胞厌氧菌

无芽胞厌氧菌是寄生于人和动物体内的正常菌群，种类繁多，包括革兰阳性和革兰阴性的球菌和杆菌。其中无芽胞厌氧菌占主要部分，如肠道菌群中厌氧菌占99.9%。在正常情况下对人体无害，但在一定条件下可作为条件致病菌引起内源性感染，如胸膜炎、盆腔炎、口腔内感染、上呼吸道感染及败血症等。

（一）主要种类、性状与在感染中的作用

无芽胞厌氧菌有很多，其中与人类疾病相关的主要有10个属，见表16-6。

表16-6　　　　　　　　　　与人类疾病相关的主要无芽胞厌氧菌

染色与形态	常见菌属	分布部位
革兰阳性球菌	消化链球菌属（Peptostreptococus）	肠道
革兰阳性杆菌	双歧杆菌属（Bifidobacterium）	肠道
	丙酸杆菌属（Propionibacterium）	皮肤
	真杆菌属（Eubacterium）	肠道
	放线菌属（Actinomyces）	口腔、肠道
革兰阴性球菌	韦荣菌属（Veillonella）	口腔、肠道
革兰阴性杆菌	类杆菌属（Bacteriodes）	口腔、肠道
	梭杆菌属（Fusobacterium）	口腔、肠道
	普雷沃菌属（Prevotella）	口腔
	紫单胞菌属（Porphyromonas）	口腔

1. 革兰阳性厌氧球菌　其中对人有致病作用的是消化链球菌属,主要寄居于肠道和阴道。占临床厌氧菌分离株的 20%~35%,仅次于脆弱类杆菌。在临床上常引起混合感染,可在阑尾炎、尿道炎、阴道炎等标本中分离。该菌属细菌生长缓慢,培养约需 1 周。

2. 革兰阳性厌氧杆菌　革兰阳性厌氧杆菌在临床厌氧菌分离株中,占 22%,其中主要是丙酸杆菌,占 57%,其次是真杆菌和双歧杆菌等。在肠道菌群中真杆菌和双歧杆菌占很高比例,在正常人体肠道中,具有促进营养物质的消化和吸收、维持人体中的微生态平衡等作用。

3. 革兰阴性厌氧杆菌　最常见,有 8 个属,其中类杆菌属中的脆弱类杆菌（B. fragilis）最为重要,占临床厌氧菌分离株的 25%,类杆菌分离株的 50%。其形态呈多形性,两端浓染,有的呈丝状,长短不一。无鞭毛,无芽胞,有荚膜和菌毛。

4. 革兰阴性厌氧球菌　常见韦荣菌属,为革兰阴性小球菌,成双或短链排列,是人和动物口腔、上呼吸道、肠道与阴道的正常菌群,可产生内毒素,致病力不强,多见于混合感染。

（二）致病性

无芽胞厌氧菌多为人体正常菌群,但如果寄居部位发生改变、宿主免疫力下降、体内正常菌群失调,或局部有坏死或损伤的组织、血供障碍形成厌氧环境等,可成为条件致病菌,引起机体内源性感染。

感染特征多为慢性过程,无特定类型,大多是化脓性感染,也可侵入血流引起败血症。其特征主要有:①分泌物或脓液黏稠,呈黑色、乳白色、粉红色或血色,恶臭,有气体;②无特定病型,大多为化脓性感染,形成局部脓肿或组织坏死,侵入血液还可形成败血症;③用氨基糖苷类抗生素（链霉素、卡那霉素、庆大霉素）无效;④分泌物直接涂片可见细菌,但普通培养无菌生长。常见疾病见表 16-7。

表 16-7　　　　　　　　　　　常见无芽胞厌氧菌疾病类型

感染部位	所致疾病	常见病菌
腹腔	腹膜炎、肝脓肿	脆弱类杆菌、类杆菌、消化链球菌
盆腔	盆腔脓肿、子宫内膜炎、脓毒性流产	消化链球菌、普雷沃菌属、紫单胞菌
口腔	牙龈炎、牙周炎、牙髓炎、坏疽性口腔炎	消化链球菌、类杆菌、紫单胞菌
呼吸道	肺脓肿、脓胸、支气管扩张、吸入性肺炎	普雷沃菌属、消化链球菌、脆弱类杆菌
中枢神经系统	硬脑膜外脓肿、脑膜炎、脑脓肿、硬脑膜下脓肿	类杆菌、梭杆菌、消化链球菌、紫单胞菌、韦荣球菌
心血管系统	心内膜炎、败血症、菌血症	类杆菌、消化链球菌、真杆菌

（三）微生物学检查

1. 标本采集　无芽胞厌氧菌大多是人体正常菌群,采集标本时注意避免正常菌群的污染。厌氧菌对氧敏感，暴露空气易死亡，标本应尽量避免接触空气，并立刻放入特制厌氧标本瓶中，迅速送检。

2．分离培养与鉴定　分离培养与鉴定是证实厌氧菌感染的关键步骤。最常用的培养基是牛心脑浸液血平板。接种后置于 37℃厌氧培养 2 ~ 3 天，挑取菌落接种两个血平板，分别置于有氧和无氧环境中培养，在两种环境中都能生长的是兼性厌氧菌，只有在厌氧环境中生长的才是专性厌氧菌。并结合细菌形态、染色特征及生化反应进行鉴定。

（四）防治原则

1．手术时严格无菌操作技术，如腹部、口腔手术时应避免正常菌群侵入及防止局部出现厌氧微环境。

2．合理使用各种抗菌药物。常用抗菌药物有青霉素、克林霉素、头孢菌素等。由于常伴有需氧菌和兼性厌氧菌的混合感染，在治疗时应全面考虑，合理用药。

第五节　棒状杆菌属

棒状杆菌属（*Corynebacterium*）是一群革兰染色阳性，菌体一端或两端膨大呈棒状的杆菌。菌体染色不均匀，菌细胞内有着色较深的异染颗粒。排列不规则，呈栅栏状。无荚膜、无鞭毛、无芽胞。此属细菌种类较多，引起人类疾病的主要是白喉棒状杆菌，其他的棒状杆菌习惯上统称类白喉杆菌，大多数为条件致病菌。

一、白喉杆菌

白喉杆菌（*C. diphtheriae*）是引起人类白喉的病原菌。白喉是一种急性呼吸道传染病，患者咽喉部出现灰白色的假膜。该菌能产生强烈的白喉外毒素，毒素进入血流可引起全身中毒症状。

（一）生物学性状

1．形态与染色　菌体细长稍弯，一端或两端膨大呈棒状。排列不规则，常呈 V、L 形或栅栏状（图 16 - 13）。用美蓝染色或 Neisser 等法染色，菌体内可见着色较深的颗粒，称为异染颗粒。异染颗粒的主要成分是核糖核酸和多磷酸盐，在鉴定时有重要意义。但培养时间较长或当细菌衰老时，异染颗粒不明显。

2．培养特性　需氧或兼性厌氧。在含凝固血清的吕氏（Loffler）培养基上生长迅速，12 ~ 18 小时形成灰白色圆形小菌落。在含 0.03% ~ 0.04%亚碲酸钾血琼脂培养基上，白喉杆菌能吸收亚碲酸盐，并使其还原为金属碲，形成黑色菌落；同时亚碲酸钾能抑制标本中杂菌生长，故此培养基可作为棒状杆菌的选择和鉴别培养基。

3．抵抗力　白喉杆菌对湿热抵抗力不强，煮沸 1 分钟死亡。但对寒冷和干燥抵抗力强。对一般消毒剂，如 5%石炭酸中 1 分钟、3%来苏尔中 10 分钟死亡。对青霉素、氯霉素和红霉素敏感。

（二）致病性与免疫性

1. 致病物质　白喉杆菌能产生强烈的白喉毒素，由携带 β－棒状杆菌噬菌体的溶原性白喉杆菌产生。白喉杆菌本身不产生毒素，当白喉杆菌的 β－棒状杆菌噬菌体带有编码外毒素的 tox 基因，整合到宿主染色体上，使之产生毒素。此毒素有 A、B 两个亚单位。B 亚单位无酶活性，但能与宿主易感细胞膜表面特异性受体结合，使具有酶活性的 A 亚单位得以进入宿主胞质内。A 亚单位有毒性，能将氧化型烟酰胺腺嘌呤二核苷（NAD^+）水解为烟酰胺及腺嘌呤二磷酸

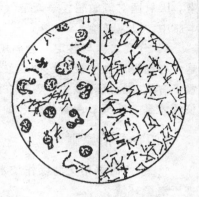

图 16－13　白喉杆菌

核糖（ADPR）两部分，并催化延伸因子－2（elongation factor－2，EF－2）与 ADPR 共价结合，使 EF－2 失去转位活性，抑制细胞蛋白质的合成，从而导致细胞死亡。

2. 所致疾病　白喉杆菌存在于白喉患者和恢复期带菌者或健康带菌者的鼻咽腔中，随飞沫或污染的物品传播。白喉杆菌侵入易感者的鼻咽部黏膜生长繁殖，并分泌白喉外毒素，引起局部黏膜产生渗出性和坏死性炎症反应及全身中毒症状。血管渗出液中含有纤维蛋白，可将炎性细胞、黏膜坏死组织和白喉杆菌凝聚在一起，形成灰白色膜状物，称为假膜。假膜在咽部与黏膜组织粘连，不易拭去。若假膜扩展至气管、支气管的黏膜，由于此处黏膜上具有纤毛，纤毛摆动可使假膜脱落而引起呼吸道阻塞，是导致早期呼吸困难、甚至窒息死亡的主要原因。本菌一般不侵入血流，但白喉毒素可吸收入血，并迅速与易感组织细胞结合，引起细胞损害。心肌及外周神经（尤以支配腭肌与咽肌的神经）受损为重，临床上出现心肌炎、软腭麻痹、声哑、肾上腺功能障碍等症状。约2/3患者的心肌受损，多发生在病后 2~3 周，成为白喉晚期致死的主要原因。

3. 免疫性　白喉病后或隐性感染和预防接种后均可获得免疫力，主要因为体内产生了中和白喉外毒素的抗毒素抗体。抗毒素抗体可阻止毒素 B 亚单位与易感细胞结合，使 A 亚单位不能进入细胞，引起疾病。人对白喉杆菌易感。由于婴幼儿及学龄前儿童预防接种了白百破疫苗，白喉在人群中的发病率很低。调查人群对白喉的免疫力可用白喉毒素作皮内实验，称为锡克（Schick）实验。实验是根据毒素抗毒素中和原理，以少量毒素测定机体有无抗毒素免疫的一种方法。

（三）微生物学检查

1. 标本　用无菌棉拭从患者病变部位假膜及其边缘取材检查。

2. 直接涂片染色镜检　将棉拭标本直接涂片，用美蓝、革兰染色和 Neisser 法染色后镜检。有典型形态、排列和异染颗粒，结合临床可作初步诊断。

3. 分离培养　将棉拭取材接种于吕氏血清斜面，经 37℃6~12 小时增菌后作涂片染色检查，有助于快速诊断。也可用无菌棉拭浸以牛血清，然后取材置试管内 37℃孵育 10 小时后涂片染色检查。用亚碲酸钾血琼脂平板分离培养，有助鉴定。

4. 毒力鉴定　毒力鉴定是鉴别产毒白喉杆菌与其他棒状杆菌的重要实验。可选用琼脂平板毒力实验（Elek）或动物实验鉴别。

（四）防治原则

1. 人工主动免疫　注射白喉类毒素能显著地降低白喉发病率和死亡率。目前我国应用白喉类毒素、百日咳菌苗和破伤风类毒素的混合制剂（简称白百破三联疫苗）进行人工主动免疫，效果良好。

2. 人工被动免疫　对白喉病人的治疗应尽早注射足量的白喉抗毒素。剂量视病情轻重而异（2 万 ~ 10 万单位），一般作肌内注射，重病者可静脉注射。注射前应作皮肤实验，阳性者应以脱敏法注射。抗菌治疗常用青霉素或红霉素，能抑制白喉杆菌和继发感染，减少恢复期带菌。

第六节　分枝杆菌属

分枝杆菌属（*Mycobacterium*）是一类细长略弯曲的微生物，有时有分支或出现丝状体。该菌属无荚膜、无芽胞、无鞭毛。细菌细胞壁含有大量脂质，主要是分枝菌酸，与细菌的染色性、生长特性、致病性、抵抗力等密切相关。分枝杆菌属一般不易着色，经加热或延长染色时间着色后能抵抗盐酸酒精的脱色，故又称为抗酸杆菌。

一、结核杆菌

结核杆菌是引起结核病的病原菌。引起人类结核病的主要为人型和牛型结核杆菌。结核杆菌可侵犯全身各器官，但以肺结核为最多见。结核病至今仍为重要的传染病之一，估计世界人口中 1/3 感染结核分枝杆菌。据 WHO 报道，每年约有 800 万新病例发生，至少有 300 万人死于该病。结核病曾经是一种对人危害程度极高的传染病，1949 年后人民生活水平逐步提高，卫生状况改善，并开展了群防群治，儿童接种卡介苗（BCG），使结核病的发病率和死亡率得到了控制。但近年来，由于治疗的不规范、耐药菌株的出现，以及因艾滋病、吸毒、免疫抑制剂的应用、酗酒和贫困等原因，发病率又有上升趋势。

（一）生物学性状

1. 形态与染色　结核杆菌为细长略带弯曲的杆菌，大小为 $1 ~ 4\mu m$，牛型较人型短粗。在痰或组织中常单个存在或聚集成团。革兰阳性，但一般不易着色，分枝杆菌属的细菌细胞壁脂质含量较高，特别是有大量分枝菌酸，包围在肽聚糖的外面，可影响染料的穿入。常用齐尼（Ziehl – Neelesn）抗酸染色法染色，结核杆菌被染成红色，其他非抗酸菌及细胞杂质等均呈蓝色（图 16 – 14）。有时在结核性脓疡、痰等标本中可见有非抗酸性革兰阳性颗粒，此颗粒在体内或细胞培养中能返回为抗酸性杆菌。

2. 培养特性　培养时营养要求较高，初次分离需营养丰富的培养基，常用罗氏

（Lowenstein – Jensen）培养基，内含蛋黄、马铃薯、甘油等物质，可提供其合成细胞壁脂质成分，胆盐、孔雀绿可抑制杂菌生长。细胞壁中的脂质成分影响了营养物质的吸收及代谢产物的排出，导致细菌缓慢生长，在培养基中分裂一代需 18～20 小时，生长 10～30 天才出现肉眼可见的菌落，菌落似花菜心样，呈乳白或米黄色干燥颗粒。专性需氧，最适生长温度 37℃。

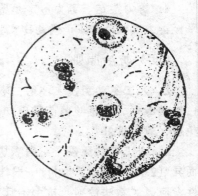

图 16 – 14　结核杆菌

3. 抵抗力　结核杆菌抵抗力相对较强。其细胞壁中高含量的脂质成分可防止菌体水分的丢失，因此对理化因素抵抗力较强，可在干燥痰内存活 6～8 个月，附着在空气中的尘埃上传染性可保持 8～10 天。结核杆菌对酸（3% HCl 或 6% H_2SO_4）或碱（4% NaOH）有抵抗力，15 分钟不受影响，常用于处理杂菌污染的标本。结核杆菌对 1∶13000 孔雀绿有抵抗力，加在培养基中可抑制杂菌生长。结核杆菌对乙醇、湿热、紫外线敏感，如在 75% 乙醇中 2 分钟即死亡；在液体中加热 62℃～63℃，15 分钟或煮沸即被杀死，故可采用巴氏消毒法；紫外线照射 2～4 小时可被杀死。结核杆菌对链霉素、异烟肼、利福平等抗结核药物敏感，但长期用药容易出现耐药性。

（二）致病性和免疫性

结核杆菌不像其他细菌有非常明确的毒力因子，其致病性可能与细菌在组织细胞内大量繁殖引起的炎症，菌体成分、代谢产物的毒性以及机体对菌体成分产生的免疫损伤有关。

1. 致病物质　致病物质主要与菌体成分包括脂质、蛋白质和荚膜有关。

（1）脂质：脂质约占细胞壁干重的 60%。与致病性有关的毒性成分有以下几种：

①磷脂：能刺激单核细胞增生，形成结核结节和干酪样坏死。

②分枝菌酸：是细胞壁类脂中的主要成分，与该菌的抗酸染色性有关。

③索状因子（Cording factor）：是分枝菌酸和海藻糖结合的一种糖脂，存在于细胞壁的表面，在液体培养基中能使细菌相互粘连，呈绳索样生长，故而得名。索状因子与细菌的致病力相关，能够抑制白细胞的游走和促进肉芽肿的形成。动物实验显示，能够损伤线粒体膜。索状因子是一种免疫原，能够刺激机体产生保护性免疫。

④蜡质 D：是一种肽糖脂与分枝菌酸的复合物，能刺激机体产生 IV 型变态反应，具有佐剂作用。

⑤硫酸脑苷脂（sulfatides）：是位于细菌表面的一种糖脂，能够抑制吞噬细胞中吞噬溶酶体与溶酶体的结合，使细菌能在巨噬细胞内长期生存。

（2）蛋白质：结核杆菌有多种蛋白质成分，有抗原性。其中结核菌素是一种非常重要的蛋白质，和蜡质 D 结合后能激发机体的 IV 型超敏反应，引起组织坏死和全身中毒症状。

（3）荚膜：荚膜的主要成分为多糖，部分为脂质和蛋白质。荚膜可以防止宿主的有害物质进入结核杆菌，并能抵抗吞噬细胞的吞噬作用，有利于结核杆菌在巨噬细胞内长期生存。

2. 所致疾病　结核杆菌可通过呼吸道、消化道或破损的皮肤侵入易感机体，引起多种组织器官的结核病。其中以呼吸道感染，引起肺结核最为常见。由于感染菌的毒力、数量、机体的免疫状态不同，肺结核有原发感染和继发感染两种类型。

（1）原发感染：是结核杆菌首次经呼吸道侵入引起的感染，多发生于儿童。该菌通过飞沫、尘埃经呼吸道进入肺泡后，被吞噬细胞吞噬，由于菌体细胞壁的脂质成分能够抑制吞噬溶酶体的形成，使得细菌不被杀死而在吞噬细胞内继续繁殖，导致吞噬细胞裂解、死亡，释放出结核杆菌再被吞噬，重复上述过程，引起肺泡渗出性炎症，称为原发性病灶。结核杆菌也可经淋巴管到达肺门淋巴结，引起肺门淋巴结的炎症。原发感染常见于肺的中、下叶，胸部 X 线透视常见为哑铃状病变。大多数感染者由于机体逐渐产生细胞免疫，原发灶大多趋于自愈，形成纤维化或使病灶钙化，但病灶内可能有一定量的结核杆菌长期潜伏。如果机体的抵抗力较弱，免疫反应差，细菌可经血液、淋巴播散至全身，而引起全身粟粒样结核。

（2）继发感染：由潜伏在病灶内的细菌或外来结核杆菌再次感染，多发生于成年人。此时机体已产生了一定的细胞免疫，故病灶比较局限，多产生增生样病变而形成慢性肉芽肿（结核结节），最终发生干酪样坏死或纤维化、钙化而痊愈，若干酪样结节破溃，则可形成肺空洞而向外排菌。

部分患者结核杆菌可进入血液循环引起肺内外扩散，如脑、肾结核；痰菌被咽入消化道也可引起肠结核、结核性腹膜炎等。

3．免疫性　结核杆菌为胞内菌，机体产生的有效免疫为细胞免疫，但常伴有超敏反应的发生。有实验表明，结核杆菌中不同的成分可刺激机体产生不同的反应，也有学者认为由于机体 T 细胞亚群的不同而使得不同机体发生超敏反应的程度不同。机体对结核杆菌的免疫是一种有菌免疫或称传染免疫，即体内有菌存在时机体对结核杆菌的再次感染有一定的免疫力，一旦体内结核杆菌完全消失，机体的免疫力也随之消失。

结核菌素实验是一种用结核菌素进行的皮肤实验，以测定机体对结核杆菌是否发生 IV 型超敏反应。

（1）结核菌素试剂：一般使用旧结核菌素（old tuberculin，OT），即将结核杆菌在液体培养基中培养 6 周后加热浓缩过滤制成。以 1：2000 稀释，每 0.1ml 含 5 单位。或将 OT 经三氯醋酸沉淀纯化制成纯蛋白衍化物（purified protein derivative，PPD），每 0.1ml 含 5 单位。

（2）实验方法与意义：常规实验分别取上述结核菌素 5 个单位注射于前臂皮内。注射后 48～72 小时观察注射部位红肿硬结程度，若红肿硬结为 0.5～1.5cm 为阳性，表明机体曾经感染过或接种过疫苗，有一定的免疫力，但并不表示发病；大于 1.5cm 为强阳性，可能有活动性感染，需要作进一步检查；小于 0.5cm 为阴性，表明未感染过结核杆菌，机体没有免疫力，属于易感人群，但应考虑下列情况所导致的假阴性：①原发感染早期，机体尚未产生反应；②粟粒样结核等全身严重结核病；③某些其他传染病感染时导致机体细胞免疫功能暂时低下者；④极度虚弱或严重营养不良者；⑤肿瘤病人、器官移植病人等使用免疫抑制剂者以及艾滋病病人。

结核菌素实验可用于选择卡介苗接种对象及测定免疫效果，用于婴幼儿结核病的诊断，进行结核病的流行病学调查及测定肿瘤病人非特异性细胞免疫功能。

（三）微生物学检查

根据可能的感染部位选取相应的标本。

1．直接涂片镜检 标本直接涂片，用抗酸染色法染色后镜检，如找到抗酸杆菌可报告"找到抗酸杆菌"。标本中含有 $10^5/ml$ 以上个结核杆菌镜检才能检出，故镜检阳性病人具有较强的传染性。

2．浓缩集菌 可提高镜检的阳性率。

3．分离培养 标本处理后接种于相应的培养基，能提高检出的阳性率，但用时较长，一般 2～4 周长出肉眼可见的菌落，6～8 周得出结果。

其他可通过动物实验检查结核杆菌，也可用核酸分子杂交、PCR 等方法进行快速诊断。

（四）防治原则

1．特异性预防 接种卡介苗（BCG）。卡介苗是牛型结核杆菌经 13 年，230 次传代后获取的减毒活菌苗株。新生儿可直接接种，约 80% 可获得保护力。

2．药物治疗 传统药物有异烟肼、链霉素、对氨基水杨酸钠、利福平、乙胺丁醇等。因结核杆菌较易产生耐药性，治疗时应规范使用抗结核药物，联合用药，以减少耐药性的产生。WHO 呼吁采用"DOTS"疗法，即"直接督导短程疗法"，在医务人员的监督下用药，以确保药物的正确使用及完整的疗程，提高治愈率。

二、麻风杆菌

麻风杆菌（*M. laprae*）是麻风病的病原菌。麻风是一种慢性传染病，主要侵犯皮肤、黏膜、外周神经组织，世界各地均有流行。

（一）生物学性状

麻风杆菌形态与结核杆菌相似，略短粗，呈束状排列，无荚膜、无鞭毛、无芽胞。麻风杆菌人工培养尚未成功，南美的犰狳是最理想的实验动物。

（二）致病性与免疫性

麻风患者是麻风病的唯一传染源。麻风杆菌存在于患者的鼻腔分泌物、痰、汗、乳汁、阴道分泌物和精液中，通过人与人直接接触而感染。一般认为麻风杆菌主要通过破损的皮肤黏膜进入人体而感染，但近年来发现，麻风杆菌也可通过飞沫经呼吸道传播而感染。

麻风杆菌侵入人体后是否发病取决于机体对麻风杆菌的抵抗力，临床上根据机体免疫功能状况和组织病理变化不同，可将麻风分为瘤型和结核样型两个型，以及两个类即界线类与未定类，二类可向两型转化。

1．结核样型麻风 主要侵犯面部皮肤和外周神经，随病程不同可见淋巴细胞、上皮细胞、多核巨细胞浸润，病变处细胞内不易查出麻风杆菌，传染性小，机体细胞免疫功能正常，疾病呈自限稳定型。

2. 瘤型麻风　主要侵犯皮肤、黏膜，随病程的发展可侵犯内脏和神经系统，病变处可查出大量麻风杆菌，传染性强，病人细胞免疫功能低下，但体液免疫功能正常，体内产生大量自身抗体，与受损组织释放的自身抗原结合成免疫复合物沉淀于皮肤黏膜下，形成麻风结节（leproma），面部结节融合则呈狮面状，是典型的病症。

（三）微生物学检查

麻风杆菌是典型的胞内菌，病人标本涂片可见细胞内有大量麻风杆菌存在，细胞质呈泡沫状，即麻风细胞。病人鼻黏膜或皮肤病变处取材涂片作抗酸染色，检出抗酸杆菌及麻风细胞有诊断意义。

（四）防治原则

麻风病目前尚无特异性预防方法，主要依靠早期发现、早期隔离、早期治疗。治疗所用药物主要是砜类、利福平等，多种药物联合应用以降低耐药性的产生。

第七节　动物源性细菌

动物源性细菌是人畜共患病的病原菌，即由一种病原菌同时引起动物和人类疾病，称为人畜共患病。常见的人畜共患病病原菌主要有炭疽杆菌、鼠疫杆菌和布氏杆菌（见表16–8）。

表 16–8　　　　　　　　　　　　　动物源性细菌

菌名	主要生物学性状		致病性	特异性预防及应用
	形态与染色	培养特性		
布鲁菌属 *Brucella*	菌体为球杆状的短杆菌，有荚膜，无鞭毛和芽胞。革兰阴性	需氧，适温 37℃，pH6.6～6.8，营养要求高，在含血或肝浸液的培养基上生长良好	致病物质有内毒素、透明质酸与荚膜等。可引起布氏菌病及家畜流产等	可用布氏杆菌菌苗预防接种
炭疽芽胞杆菌 *B. anthracis*	菌体粗大，两端平切，常呈竹节状长链，有荚膜，能形成芽胞。革兰阳性	需氧，适温 37℃，pH7.2～7.4，在普通培养基上生长良好	致病物质为炭疽毒素和荚膜。可引起炭疽病	接种炭疽杆菌减毒活疫苗
鼠疫杆菌 *Y. pestis*	菌体两端钝圆浓染，有荚膜，无芽胞和鞭毛。革兰阴性	兼性厌氧，适温27℃～30℃，pH7.2～7.4，在血液或组织液的培养基上生长	致病物质主要为鼠毒素，此外，内毒素、荚膜、F1抗原、V–W抗原、侵袭性酶等均与致病性有关	接种鼠疫杆菌 EV 无毒株活疫苗

第八节　其他病原性细菌

除前面所介绍的细菌外，能引起人类致病的细菌种类还有很多（见表16－9）。

表16－9　　　　　　　　　　　其他病原性细菌

菌名	主要生物学性状		致病性	特异性预防及应用
	形态与染色	培养特性		
空肠弯曲菌（C. jejuni）	形态细长，呈弧形、螺旋形、S形，菌体一端或两端有单鞭毛，运动活泼。无芽胞，无荚膜。革兰阴性菌	生长温度为36℃～37℃，在含血清的培养基上，需在5%O_2、10%CO_2和85%N_2的环境中生长	该菌通过污染的饮食、牛奶、水源等被食入而感染，在小肠内繁殖，产生细胞毒素和不耐热的肠毒素，引起痉挛性腹痛、腹泻。病程5～8天，能自愈	尚无特异性疫苗。治疗用红霉素、氯霉素等抗生素
幽门螺杆菌（H. pylori）	菌体细长弯曲呈螺形或S形。菌体一端或两端有多根带鞘鞭毛，运动活泼。革兰阴性菌	生长温度为35℃～37℃，在含血清的培养基上，需在5%O_2、10%CO_2和85%N_2，相对湿度98%的环境中生长	该菌致病的确切机制尚未完全阐明，但与胃窦炎、十二指肠溃疡和胃溃疡的发生关系密切，也可能与胃癌的发生有关	幽门螺杆菌疫苗可用于防治
绿脓杆菌（P. aeruginosa）	革兰阴性杆菌，菌体单端有1～3根鞭毛，运动活泼。有荚膜，无芽胞	需氧，在普通琼脂平板上生长良好。产生带荧光性的水溶性色素，血琼脂平板上产生透明的溶血环	致病物质是内毒素，以及菌毛、荚膜、胞外酶和外毒素等致病性因子。主要是通过污染医疗器具及带菌医务人员引起的医源性感染	绿脓杆菌脂多糖多价疫苗，具有免疫保护作用
流感嗜血杆菌（H. influenzae）	革兰阴性小杆菌，无鞭毛或芽胞，有荚膜，多数菌株有菌毛	需氧或兼性厌氧。在血琼脂巧克力培养基上生长，温度为33℃～37℃	致病物质为荚膜、菌毛与内毒素等。该菌可引起小儿急性脑膜炎、鼻咽炎、中耳炎等化脓性疾病。也可在患流感时作为继发性感染的病原菌	流感嗜血杆菌的荚膜多糖疫苗对1.5～2岁儿童有较好的免疫保护作用
肺军团菌（L. pneumophila）	革兰阴性杆菌，有端生或侧生鞭毛，无芽胞，有微荚膜	在2.5%～5%CO_2环境中生长良好，适温36℃，营养要求高	微荚膜、菌毛、毒素和多种酶类可能是嗜肺军团菌的致病物质	目前尚未有效的军团菌疫苗
百日咳杆菌（B. pertusis）	菌体呈卵圆形的小杆菌，有荚膜和菌毛，无鞭毛和芽胞。革兰阴性	需氧，适温37℃，pH6.8～7.0，在鲍氏培养基上生长良好	致病物质为百日咳毒素、腺苷酸环化酶毒素、血凝素和内毒素。可引起百日咳	接种百日咳菌苗或白百破三联疫苗

第十七章
其他原核型微生物

第一节 支 原 体

支原体（*mycoplasma*）是一类缺乏细胞壁，能在无生命培养基中繁殖的最小原核细胞型微生物，形态上呈多形性并能形成有分支的长丝，故称为支原体。支原体种类较多，广泛分布于自然界，也存在于人体、动物体内。对人致病的主要为肺炎支原体（*M. pneumoniae*）、解脲脲原体（*U. urealyticum*）、人型支原体（*M. hominis*）、生殖道支原体（*M. genitalium*）、发酵支原体（*M. fermentans*）。

一、生物学性状

1. 形态结构 体积微小，直径为 $0.2 \sim 0.3 \mu m$，缺乏细胞壁，表现高度多形性。姬姆萨法染色呈淡紫色。有的支原体胞膜外具有多糖组成的荚膜，有毒力，是支原体的一种致病因素。

2. 培养特性 支原体的营养要求比一般细菌高。培养基中必须加入 $10\% \sim 20\%$ 人或动物血清。支原体一般为兼性厌氧，仅个别菌株专性厌氧。一般在 pH7.8～8.0 生长，但解脲脲原体最适合的 pH 为 6.0～6.5。支原体生长缓慢，在固体培养基上孵育 2～3 天（有的需要 2 周）后出现菌落，菌落小，宜在低倍镜下观察。典型的菌落呈荷包蛋样，核心较厚，周边为一层薄的透明颗粒区。（图 17-1）

支原体的繁殖方式多样，以二分裂繁殖为主，也有出芽、分支或球体延伸，分节段裂成许多球状与短杆状的颗粒。

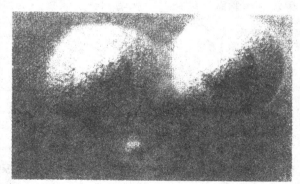

图 17-1 支原体菌落呈荷包蛋样

3. 生化反应 支原体可根据是否利用葡萄糖、水解精氨酸和尿素来进行鉴别。

4. 抗原构造 各种支原体细胞膜上的抗原结构由蛋白质和糖脂组成。细胞膜外层蛋白质是支原体的主要特异性抗原，很少交叉，在鉴定支原体时有重要意义。

5. 抵抗力 支原体因无细胞壁对各种理化因素敏感，容易被消毒剂灭活，但对作用于细胞壁的抗生素如青霉素不敏感，对醋酸铊、结晶紫的抵抗力大于细菌。强力霉素、氯霉素、红霉素、螺旋霉素等抑制或影响蛋白质合成的抗生素对其有杀伤作用，可用于临床治疗。

二、致病性与免疫性

支原体致病性较弱，一般不侵入细胞内和血液，但可通过支原体的顶端结构黏附在宿主呼吸道黏膜上皮细胞表面，从细胞膜获取脂质和胆固醇，使细胞膜损伤。解脲脲原体可分解尿素，产生大量氨，对细胞具有毒害作用。人型支原体和生殖道支原体在一定条件下也能引起泌尿生殖系统感染和不育症。

支原体感染后，机体可产生特异性抗体及呼吸道黏膜 SIgA，具有保护作用。效应 T 细胞对肺炎支原体也有抗感染作用。

三、主要致病性支原体

1. 肺炎支原体（*M. pneumoniae*） 是引起支原体肺炎的病原体，主要通过呼吸道传播，常发生于夏秋季，青少年多见。临床症状一般较轻，感染或潜伏期 2～3 周，患者出现头痛、发热、咳嗽等呼吸道感染的症状。有时可引起严重肺炎，X 线检查肺部有明显浸润。

2. 其他支原体 包括解脲脲原体、人型支原体、生殖道支原体，可引起泌尿道感染、宫颈炎、阴道炎、盆腔炎等，还可通过胎盘感染胎儿，引起早产、死胎和新生儿感染，并与不育症有关。

三、微生物学检查

肺炎支原体的诊断主要依靠分离培养、血清学检查和核酸杂交及 PCR 等方法。

解脲脲原体的分离培养用尿素和酚红的血清支原体肉汤，并在肉汤内加青霉素抑制杂菌生长。解脲脲原体能产生脲酶，分解尿素产氨，使尿素培养基呈红色，表示脲酶实验阳性。

第二节 衣 原 体

衣原体（chlamydia）是一类能通过细菌滤器，专性细胞内寄生，有独特发育周期的原核细胞型微生物。

衣原体广泛寄生于人类、鸟类及哺乳动物。仅少数能致病，能引起人类疾病的衣原体主要有沙眼衣原体和肺炎衣原体。目前在发达国家中，由衣原体感染所致的性传播疾病增加很快，生殖道感染的发病率已超过淋病奈瑟菌感染，成为最常见的性传播疾病。

一、生物学性状

1. 发育周期与形态染色 衣原体在宿主细胞内生长繁殖，具有特殊的发育周期，可见到原体和始体两种形态。①原体（elementary body，EB）：为发育成熟的衣原体，直径为0.2～0.4μm 的小球形颗粒，有胞壁，内有核质和核蛋白体，Giemsa 染色呈紫色。原体具有高度的感染性，无繁殖能力，通过吞饮作用进入胞内，由宿主细胞膜包围原体形成空泡，在空泡内逐渐发育、增大成为始体。②始体（initial body）：是衣原体发育周期中的繁殖型，不具感染性。直径为 0.5～1μm，圆形或椭圆形。无胞壁，代谢活泼，以二分裂方式繁殖，产生众多的子代原体，原体在空泡内发育成许多子代原体也称包涵体。成熟的原体从宿主细胞中释放，再感染新的易感细胞，开始新的发育周期，整个发育周期约为 48～72 小时。（图 17－2）

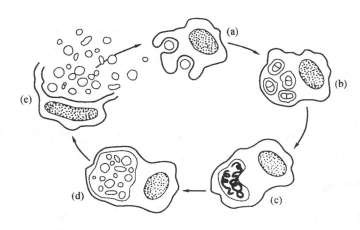

图 17－2　衣原体发育周期

a. 宿主细胞吞噬原体　b. 原体转化为网状体　c. 始体分裂增殖
d. 始体浓缩形成原体　e. 宿主细胞裂解，释放原体

2．培养特性　衣原体为专性细胞内寄生，绝大多数能在 6～8 天龄鸡胚或鸭胚卵黄囊中生长繁殖。

3．抗原构造与分类　衣原体根据细胞壁抗原成分不同，可分为属、种、型特异性抗原，根据抗原构造、包涵体性质和 DNA 同源性的特点，衣原体属可分沙眼衣原体（*C. trachomatis*）、肺炎衣原体（*C. pneumoniae*）、鹦鹉热衣原体（*C. psittaci*）三个种。沙眼衣原体有三个生物变种，即沙眼生物变种、性病淋巴肉芽肿生物变种和鼠生物变种。

4．抵抗力　衣原体耐冷不耐热，在 60℃仅能存活 5～10 分钟，在 –70℃可保存数年。75%乙醇半分钟或 2%来苏尔 5 分钟均可杀死衣原体。四环素、氯霉素、红霉素及利福平有抑制衣原体繁殖的作用。

二、致病性与免疫性

1．致病机理　衣原体能产生类似革兰阴性菌的内毒素，其表面脂多糖和蛋白可促进其黏附易感细胞，并能阻止吞噬体与溶酶体的融合，从而使衣原体在吞噬体内繁殖，抑制受感染的细胞代谢。

2．所致疾病

（1）沙眼：主要由沙眼生物变种的 A、B、Ba、C 型引起，通过眼－眼及眼－手－眼传播。沙眼衣原体侵入眼结膜上皮细胞后在其中大量增殖，在胞浆中形成包涵体，引起局部炎症。沙眼的早期表现为流泪、黏液脓性分泌物、结膜充血及滤泡增生，后期可出现结膜瘢痕及角膜血管翳等症状。反复发作可使瘢痕加剧，损伤角膜，影响视力，最后导致失明。

(2) 包涵体结膜炎：由沙眼生物变种 D~K 血清型引起。可经性接触，手－眼或间接接触，也可因污染的游泳池水而感染，引起滤泡性角膜炎，但不出现角膜血管翳，可自愈。

(3) 泌尿生殖道感染：主要由沙眼生物变种引起，经性接触传播，是性病的主要病原体。可引起尿道炎、阴道炎、盆腔炎等。

(4) 性病淋巴肉芽肿：主要通过性接触传播，是一种性病。外阴部可形成溃疡，还可侵犯腹股沟淋巴结，也可累及会阴、肛门、直肠及盆腔淋巴结，发生化脓性炎症和慢性肉芽肿。

(5) 上呼吸道感染：由肺炎衣原体及鹦鹉热衣原体引起。以肺炎多见，也可致气管炎、咽炎等，严重者可发展为败血症。

3. 免疫性 衣原体感染后能诱导产生特异性细胞免疫和体液免疫。但保护短暂，因而衣原体的感染常表现为持续感染、反复感染或隐性感染。

三、微生物学检查

1. 直接镜检 沙眼急性期可在结膜病灶作刮片，用 Gemsa 染色直接镜检或免疫荧光检查，观察上皮细胞胞浆内有无特殊包涵体。包涵体结膜炎及性病淋巴肉芽肿也可从病变部位取材涂片，染色镜检，观察有无衣原体。核酸探针或 PCR 技术作核酸检测，其敏感性、特异性更优。

2. 分离培养 用感染组织匀浆或渗出液作细胞培养或接种鸡胚卵黄囊分离衣原体。鹦鹉热衣原体和性病淋巴肉芽肿衣原体常接种小鼠分离。再用特异性免疫荧光单克隆抗体鉴定不同的衣原体或血清型。

3. 血清学诊断 常用补体结合实验和微量免疫荧光实验检测抗衣原体的抗体，明显增高者有诊断意义。

第三节 立 克 次 体

立克次体（rickettsia）是一类专性细胞内寄生的原核细胞型微生物，是引起斑疹伤寒、恙虫病、Q 热等传染病的病原体。

立克次体的主要特点是：①大多是人畜共患病病原体。②与节肢动物关系密切，以节肢动物为寄生或储存宿主或传播媒介。③大小介于一般细菌与病毒之间，在普通光学显微镜下可见。④具有细胞壁，同时有 RNA 和 DNA，以二分裂法繁殖，对多种抗生素敏感。⑤专性细胞内寄生。

一、生物学性状

1. 形态与染色 多形态性，球杆状或杆状，大小为（0.3 ~ 0.6）×（0.8 ~ 2.0）μm。

立克次体的细胞壁类似革兰阴性菌，主要由脂多糖和蛋白质构成，胞壁外有一层荚膜样黏液层。常用 Gimenza 法染色，立克次体被染成红色。

2. 培养特性 立克次体只能在活细胞内生长，培养方法有动物接种、鸡胚接种和细胞培养等。

3. 抗原结构 立克次体有两类抗原，一类为群特异性抗原，与细胞壁表层的脂多糖成分有关，系可溶性抗原，耐热。另一类为种特异性抗原，与外膜蛋白有关，不耐热。斑疹伤寒等立克次体的脂多糖与变形杆菌某些菌株（如 OX 等）的菌体抗原有共同的抗原成分，因此临床检验中常用这类变形杆菌代替相应的立克次体抗原进行非特异性凝集反应，这种交叉凝集实验称为外斐反应（Weil – Felix reaction），用于检测人类或动物血清中有无相应抗体，供立克次体病的辅助诊断。

4. 抵抗力 立克次体对一般理化因素的抵抗力与细菌繁殖体相似，56℃30 分钟死亡。常用消毒剂如 0.5% 来苏尔或石炭酸数分钟死亡。对磺胺类药物不敏感，对土霉素、四环素敏感。对低温及干燥抵抗力较强。

二、致病性与免疫性

1. 感染途径 人类感染立克次体主要通过节肢动物如人虱、鼠蚤、蜱或螨的叮咬而传播。人虱、鼠蚤在叮咬处排出含有立克次体的粪便而污染伤口而感染。

2. 致病机制 立克次体的致病物质主要有内毒素和磷脂酶 A 两类。立克次体侵入人体后，先与局部淋巴组织或小血管内皮细胞膜上的特异受体结合，然后被吞入宿主细胞内。不同立克次体在细胞内有不同的增殖过程。立克次体主要损伤血管内皮细胞，引起细胞肿胀、组织坏死和血管通透性增高，导致血浆渗出，血容量降低以及凝血机制障碍、DIC 等。体内可形成抗原－抗体免疫复合物，进而加重病理变化及临床症状。此外还伴有全身实质性脏器的血管周围广泛性病变，常见于皮肤、心脏、肺和脑。严重者可因心、肾衰竭而死亡。

3. 所致疾病 由立克次体引起的疾病统称为立克次体病。不同的立克次体所引起的疾病各不相同，主要包括斑疹伤寒、恙虫病、Q 热和猫抓病等。

（1）流行性斑疹伤寒：由普氏立克次体感染引起。病人是唯一传染源，体虱是主要传播媒介，传播方式为虱－人－虱。虱叮咬病人后，立克次体进入虱肠管上皮细胞内繁殖。当受染虱再去叮咬健康人时，立克次体随粪便排泄于皮肤上，进而可从搔抓的皮肤破损处侵入体内。

此外，立克次体在虱粪中能保持感染性达两个月左右，可经呼吸道或眼结膜使人感染。人感染立克次体后，经两周左右的潜伏期骤然发病，主要症状为高热、头痛、皮疹，有的伴有神经系统、心血管系统或其他脏器损害。病后免疫力持久，与斑疹伤寒立克次体感染有交叉免疫。

（2）地方性斑疹伤寒：由莫氏立克次体感染引起。鼠是主要储存宿主，传播媒介主要是鼠蚤或鼠虱，感染的自然周期是鼠－蚤－鼠。鼠蚤叮吮人血时，可将立克次体传染给人。带有立克次体的干燥蚤粪有可能经口、鼻、眼结膜进入人体而致病。该病的临床症状与流行性斑疹伤寒相似，但发病缓慢、病情较轻，很少累及中枢神经系统、心肌等。

（3）恙虫病：由恙虫病立克次体感染引起。恙虫病立克次体天然寄居在恙螨体内，可经卵传代。恙虫病立克次体借助恙螨的叮咬而在鼠间传播。恙螨幼虫期需叮咬吸血后才能发育成稚虫，因此恙虫的幼虫为恙虫病的传播媒介，人被叮咬后，恙虫病立克次体进入体内，在局部繁殖后经淋巴系统入血循环，产生立克次体血症。病原体释出的毒素，可引起发热、叮咬局部处出现红色丘疹，成水疱后破裂，溃疡处形成黑色焦痂，是恙虫病特征之一。病后有较持久的免疫力。

4. 免疫性 立克次体是严格细胞内寄生的病原体，故体内抗感染免疫以细胞免疫为主，体液免疫为辅。病后可获得较强的免疫力。

三、诊断

1. 微生物学检查法 主要采集病人的血液以供病原体分离培养与鉴定。因立克次体特别容易引起实验室感染，必须严格遵守实验室操作规程，注意防止感染事故的发生。

2. 血清学诊断 外斐反应是用普通变形杆菌的菌株抗原代替立克次体抗原，检测患者血清中有无立克次体抗体的凝集实验。如滴度 > 1∶160 或随病程延长而血清滴度增长 ≥4 倍，为阳性反应。流行性和地方性斑疹伤寒、恙虫病患者可出现阳性反应。由于该实验为非特异性实验，必须同时结合流行病学和临床症状才能作出正确诊断。

此外，还可以采用 ELISA 法或免疫荧光法检测血清中特异抗体。

四、防治原则

预防方面尚无特异性措施。重点是控制和消灭其中间宿主以及储存宿主，如灭鼠、杀灭媒介节肢动物，加强个人自身防护是预防立克次体病的重要措施。

治疗可用氯霉素、环丙沙星、四环素类抗生素，对各种立克次体均有效，可使病程缩短，病死率明显下降。但病原体彻底清除或病人的健康恢复主要依赖于人体的免疫功能，特别是细胞免疫功能状况。应注意磺胺类药物不能抑制立克次体生长，反而会促进其繁殖。

第四节　螺　旋　体

螺旋体（spirochete）是一类细长、柔软、弯曲呈螺旋状，运动活泼，介于细菌与原虫之间的原核细胞型微生物。具有细菌基本结构，有原始核，以二分裂方式繁殖，在细胞壁和细胞膜之间有轴丝，轴丝收缩与屈曲时其能自由活泼地运动。对抗生素敏感。

螺旋体广泛存在于自然界和动物体内，种类很多。根据螺旋大小、螺距、数目、规则程度及抗原性等不同，分为螺旋体科（Spirochaetaceae）和钩端螺旋体科（Leptospiraceae），共有七属，其中能引起人和动物疾病的有三属：

疏螺旋体属（*Borrelia*）：有 3～10 个稀疏、不规则的螺旋。对人致病的有回归热螺旋体、奋森螺旋体。

密螺旋体属（*Treponema*）：有 8～14 个细密、规则的螺旋，两端尖细。对人有致病性的主要有梅毒螺旋体（T. pallidum）。

钩端螺旋体属（*leptospira*）：螺旋比密螺旋体更细密、规则、数目较多。菌体一端或两端弯曲成钩状。

一、钩端螺旋体

钩端螺旋体分致病性和非致病性两大类。致病性钩体能引起人和动物的钩体病。钩体病是地理分布最广泛的人畜共患病。世界各地都有本病发生。我国绝大多数地区有不同程度的流行，尤以南方各省最为严重。危害人民健康，影响工农业生产，故列为重点防治的传染病。

（一）生物学特性

1. 形态染色　菌体纤细，大小为 6～20μm 不等，常呈 C 或 S 状，无鞭毛，但运动活泼（图 17-3）。革兰染色阴性，但不易着色。常用 Fontana 镀银染色法将菌体染成棕褐色。

2. 培养特性　钩端螺旋体可人工培养，常用 Korthof 培养基，需氧，最适温度为 28℃～30℃。生长缓慢，一般经 5～7 天可查见，在 1% 琼脂固体培养基上可形成扁平、透明、圆形菌落。

3. 抵抗力　钩端螺旋体在水或湿土中可存活数周至数月，这对本菌的传播有重要意义。但对干燥、热、直射日光的抵抗力均弱。56℃，10 分钟死亡。常用消毒剂如来苏尔、石炭酸、漂白粉于 10～30 分钟可杀死钩体。对青霉素、金霉素敏感。

4. 抗原构造与分类　致病性钩体有表面抗原和内

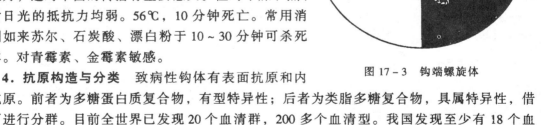

图 17-3　钩端螺旋体

部抗原。前者为多糖蛋白质复合物，有型特异性；后者为类脂多糖复合物，具属特异性，借此可进行分群。目前全世界已发现 20 个血清群，200 多个血清型。我国发现至少有 18 个血清群，70 多个血清型。

（二）致病性与免疫性

1. 致病物质

（1）溶血素：不耐热，对氧稳定。作用类似磷脂酶，能使红细胞溶解。注入小羊体内，可引起贫血、肝肿大、坏死、出血、黄疸与血尿。

（2）细胞毒因子（cytotoxicity factor, CTF）：一般在钩体感染动物的急性期全血或血浆中发现，注入小鼠、豚鼠、地鼠可出现肌肉痉挛、呼吸困难，最后死亡。

（3）内毒素样物质：为脂多糖样物质，耐热。其引起的病理变化与典型的内毒素相似，能使动物发热，引起炎症和坏死。

此外，钩体在宿主体内的代谢产物如脂酶、脱氢酶等有毒脂类以及某些酶可损害毛细血管壁，使之通透性增高，引起广泛出血。

2．致病过程及临床类型　钩体病为自然疫源性疾病，在野生动物和家畜中广泛流行。其中以鼠类和猪为钩体的主要储存宿主和传染来源。钩体在肾曲小管中生长繁殖，从尿中排出，污染周围环境的水源、稻田、沟渠、坑道及矿井等积水处。人类由于参加田间劳动、防洪、捕鱼、涉水行军、坑道作业等接触，因钩体有较强侵袭力，能穿过正常或破损的皮肤和黏膜侵入人体而受感染。孕妇感染钩体后，也可经胎盘感染胎儿，引起流产。也可经吸血昆虫传播。

钩体自皮肤黏膜侵入人体后，即在局部繁殖，经血流散布至肝、肾、脾、肺及肌肉等处繁殖，约经1～2周潜伏期后，大量钩体持续侵入血流发生钩体血症。由于钩体及其释放的毒性产物作用，引起发热、恶寒、全身酸痛、头痛、结膜充血、腓肠肌剧痛、淋巴结肿大等症状，可涉及全身毛细血管、肺、肝、肾、心脏及中枢神经系统。患者有全身毛细血管内皮细胞损伤并伴有微循环障碍，以及肝、肾功能损害，严重病例可出现休克、DIC、黄疸、出血、心肾功能不全、脑膜炎等。由于侵入钩体的菌型、毒力、数量及机体免疫力强弱不同，其疾病类型、病程长短和症状轻重差异很大。临床上常见的有：①流感伤寒型；②黄疸出血型；③肺出血型；④脑膜脑炎型；⑤肾功能衰竭型；⑥胃肠炎型等。钩体致病机理可能与其内毒素样物质有关。部分病人恢复期退热后可出现眼葡萄膜炎、脑动脉炎、失明、瘫痪等，可能为变态反应所致。

3．免疫性　感染早期，机体可通过非特异性免疫杀灭钩体，但作用不强。发病1～2周血中出现特异性抗体，具有调理、凝集和溶解钩体以及增强吞噬细胞的功能等作用。一般7～10天可把钩体杀灭，但尿中排菌时间较长。

隐性感染或病后，可获得对同型菌株持久性免疫力，但对异型钩体仅有部分免疫或无免疫力。以体液免疫为主，细胞免疫作用不大。

（三）微生物学检查

1．检查螺旋体　发病1周内取血液，第2周以后取尿，有脑膜炎症状者取脑脊液进行显微镜检查或分离培养与鉴定。

2．血清学诊断　一般在病初及发病2～3周各采血1次进行凝集实验，此外，还可用补体结合实验、钩体凝集实验、间接免疫荧光实验等血清学方法进行诊断。

（四）防治原则

钩体病的预防措施主要是消灭传染源，切断传播途径和增强机体抗钩体免疫力等。多种抗生素对钩体病治疗有效，但以青霉素疗效最好，对过敏者可改用庆大霉素或金霉素。

二、梅毒螺旋体

梅毒螺旋体又称苍白密螺旋体（*T. pallidum*），是人类梅毒的病原体。梅毒是性病，在许多国家仍然流行。

（一）生物学特性

1．形态 梅毒螺旋体纤细，螺旋致密，规则，长 5～20μm，宽 0.2μm。两端尖直，运动活泼。近年发现，菌体表面有黏多糖荚膜样物质。（图 17-4）

2．染色 采用 Fontana 镀银染色呈棕褐色，病变标本特别是硬下疳渗出液可直接在暗视野显微镜下观察其典型形态和活泼运动。

3．培养 梅毒螺旋体人工培养较困难且易失去毒力，繁殖缓慢。

4．抗原性 含有表面特异性抗原，能刺激机体产生特异性凝集抗体及螺旋体制动抗体或溶解抗体。梅毒螺旋体侵入人体破坏组织后，组织中磷脂黏附于螺旋体表面形成复合抗原，从而使机体产生抗磷脂的自身抗体，称之为反应素。

5．抵抗力 极弱，对干燥、热、冷均敏感。离体干燥 1～2 小时死亡。4℃，3 天可死亡；加热 40℃，3 小时即死亡。对肥皂水和一般消毒剂敏感，对青霉素、四环素、砷剂等敏感。

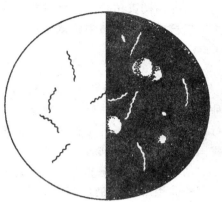

图 17-4　梅毒螺旋体

（二）致病性与免疫性

1．致病因素 螺旋体在宿主细胞内增殖可损害细胞。本菌脂多糖有类似内毒素性质，有致炎作用。

2．所致疾病 传染源是梅毒病人，主要通过性接触而感染。孕妇患梅毒可经胎盘传至胎儿，使胎儿患先天性梅毒。

3．免疫性 一般认为梅毒的免疫属于传染性免疫，即梅毒螺旋体感染时才有一定程度的免疫力。病愈后可再次感染。梅毒患者都能产生体液免疫和细胞免疫应答。在血清中可出现两种抗体，一为特异性制动抗体，能抑制活螺旋体的运动，当有补体存在时可将螺旋体杀死或溶解。另一类为反应素，对机体无保护作用，但可供梅毒患者的血清学诊断用。

（三）微生物学检查

1．检查螺旋体 一期梅毒取下疳渗出液，二期梅毒取梅毒疹液，直接在暗视野显微镜下检查，如见有运动活泼的密螺旋体有助于诊断。也可用直接免疫荧光技术检查。

2．血清学实验

（1）非螺旋体抗原实验：用牛心类脂作为抗原，测定病人血清中的反应素。使用 VDRL（veneral disease research laboratory）法。这是一种简易的玻片沉淀实验。其优点是敏感性较高，操作方法简便，易于观察结果，便于大量人群的筛选。缺点是特异性较差，非梅毒疾病如结核、麻风、疟疾、肝炎、胶原性疾病等可出现假阳性反应。

（2）螺旋体抗原实验：FTA-ABS 实验是一种间接免疫荧光检测法，以梅毒螺旋体作为抗原，测定病人血清中梅毒螺旋体特异性抗体。本实验敏感性和特异性均高，可确诊梅毒。

（四）防治原则

梅毒是一种性病，应加强性的卫生宣传教育和严格执行社会管理。对病人要早期确诊，彻底治疗，消灭传染源。用青霉素治疗，疗程短，疗效好。应用青霉素要剂量足、疗程够，并定期检查病人血清中抗体动态变化。

三、回归热螺旋体

回归热是一种由节肢动物传播，以周期性反复发作为特征的急性传染病。病原体有两种，均属于疏螺旋体属。一种是回归热螺旋体（R. recurrentis），以虱为传播媒介，引起流行性回归热。另一种是杜通疏螺旋体（R. duttonii），以蜱为传播媒介，引起地方性回归热。我国流行的主要是前者。

两种螺旋体形态相同。菌体细长柔软，有 3～10 个不规则的疏螺旋。运动活泼，革兰染色阴性。用 Giemsa 染色菌体呈紫红色（图 17－5）。含有类属抗原和特异抗原。抗原极易变异，为本螺旋体的特点。不仅由不同地区、不同病人、不同节肢动物分离的菌株，其特异抗原常各不相同，甚至在同一病人的各次发热期中分离出的菌株，其抗原性也有明显差异，故可使人反复发热。

传染源为病人，由虱传播。虱吸病人血后，螺旋体不进入肠管和唾液腺，故不随虱粪或唾液排出。当虱叮咬人时，因搔痒将虱压碎使体腔内螺旋体经皮肤伤口进入人体。蜱传回归热是一种自然疫源性疾病。储存宿主是野生动物和软体蜱。蜱吸动物血后血中螺旋体在蜱体内大量繁殖，可从其粪便和唾液排出。人被感染的蜱叮咬时，螺旋体随粪便和唾液经皮肤进入人体。潜伏期一般为 3～10 天，患者有高热、头痛、肝脾肿大，血中有大量螺旋体。发热持续约 1 周骤退，血中螺旋体也消失。间隔 1～2 周，又再次发热，血中又出现螺旋体，但症状较轻，病程稍短，血中螺旋体较少。数天后出现退热，血中螺旋体消失。如此反复发作与缓解可达 3～10 次，故名回归热。

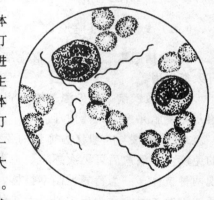

图 17－5　回归热螺旋体

病后有免疫力但并不持久，体液抗体在抗感染中起主要作用。治疗可用青霉素、四环素、金霉素和强力霉素等抗生素。

第五节　放　线　菌

放线菌（actinomyce）是一类呈菌丝状生长的原核细胞型微生物。革兰染色阳性，非抗酸菌。放线菌的菌丝一般呈分支丝状，菌丝易断裂成链球状或链杆状。

放线菌一般分布在含水量较低、有机物丰富和呈微碱性的土壤环境中。泥土所特有的"泥腥味"，主要是由放线菌产生的。据研究，在每克土壤中，放线菌一般在 10^7 左右。放线菌与人类的关系极为密切。常用的抗生素除青霉素和头孢霉素类外，绝大多数都是放线菌的产物。此外，放线菌还是酶类（葡萄糖异构酶，蛋白酶等）和维生素（B_{12}）的产生菌。由于放线菌有很强的分解纤维素、石蜡、琼脂、角蛋白和橡胶等复杂有机物的能力，故它们在自然界物质循环和提高土壤肥力等方面有着重要的作用。与致病有关的放线菌主要是放线菌属（*Actinomyces*）和诺卡菌属（*Nocardia*）。

一、放线菌属

放线菌属广泛分布于自然界中，正常人的口腔、肠道、泌尿生殖道也有寄居。对人致病的主要是衣氏放线菌（*A. israelii*）、诺卡放线菌（*A. naeslundii*）。

（一）主要生物学性状

放线菌属为革兰阳性，非抗酸性丝状菌。菌丝细长、无隔，直径 $0.5 \sim 0.8 \mu m$，有分支。在患者病灶组织和脓性物质中常有肉眼可见的黄色小颗粒，称硫磺样颗粒，将颗粒制成压片或做组织切片，镜检可见菌丝向四周放射呈菊花状，故名放线菌。用革兰染色，颗粒中央部菌丝呈革兰阳性，周围长丝末端膨大部分呈革兰阴性。放线菌为厌氧或微嗜氧菌，培养较困难，初次分离加 $5\% CO_2$ 能促进其生长。在血琼脂平板上，经 37℃培养 $4 \sim 6$ 天后，可形成直径 $<1mm$ 的灰白色或淡黄色微小圆形菌落，不溶血。放线菌生化反应缓慢，能分解葡萄糖，产酸不产气。过氧化氢酶阴性。

（二）致病性与免疫性

衣氏放线菌存在于人口腔、齿垢、齿龈、扁桃体与咽部，属正常菌群。当机体抵抗力低下或拔牙、口腔黏膜损伤时，可发生内源性感染，引起软组织慢性或亚急性肉芽肿性炎症，病灶中央常坏死形成脓肿，并在组织内生成多发性瘘管。脓液中可查见硫磺样颗粒。病变最常见于面颈部，也可进入胃肠或吸入至肺部，引起腹部或肺部放线菌病。

机体对放线菌的免疫主要是细胞免疫，血清中可测出一定量的凝集素、沉淀素等抗体，但对机体无保护作用，也无诊断意义。

（三）微生物学检查

主要在脓液或痰液中寻找硫磺样颗粒，并进行镜检。必要时做厌氧培养。也可取活组织切片，染色镜检。

（四）防治原则

无特异预防方法。主要是注意口腔卫生，有牙病或口腔黏膜损伤时要及时治疗。可应用大剂量青霉素治疗。不能使用青霉素的病人，可选用红霉素、四环素或林可霉素等治疗。并配合外科清创，切除瘘管及感染组织。脓肿应充分引流，以改变厌氧环境。

二、诺卡菌属

诺卡菌属（*Nocardia*）中的放线菌广泛分布于土壤，多数是腐生性非致病菌，仅星形诺卡菌（*N. asteroides*）和巴西诺卡菌（*N. brasilensis*）对人致病，我国以前者较多见，其发病率近年来有上升趋势。星形诺卡菌形态与衣氏放线菌相似，革兰染色阳性，但菌丝末端不膨大。培养较易，为需氧菌，在沙氏培养基上于室温或 37℃ 下均能生长，菌落呈黄色或红色颗粒状，表面干皱。

星形诺卡菌主要由呼吸道或创口侵入人体，多为外源性感染，抵抗力低下或长期使用免疫抑制剂者，易被感染。呼吸道诺卡菌病急性发作者类似肺炎、肺脓肿，慢性者类似肺结核、肺真菌病；著该菌由肺部病灶迁移至脑，则形成脑脓肿、脑膜炎；也可播散至全身如肾、肝、脾、心包膜及肾上腺等，引起慢性脓性肉芽肿，并形成瘘管。

标本主要取痰、脑脊液、脓液涂片或取硫磺样颗粒压片，进行革兰染色及抗酸染色，观察到形态染色相符者可确诊，必要时进行分离培养。

治疗首选磺胺，也可与四环素、链霉素等抗生素联合应用。并配合外科手术清创，切除坏死组织，以及支持疗法。

三、产生抗生素的几种重要放线菌

放线菌是抗生素的重要产生菌，迄今报道的 9000 多种抗生素中，约 80% 是由各种放线菌所产生的，其中在医药上有使用价值的，有数十种之多。其中最主要的是链霉菌属。

（一）链霉菌属（*Streptomyces*）

链霉菌属为抗生素的重要产生菌，占放线菌产生抗生素中的 87.5%。此外，还能产生蛋白酶、淀粉酶及纤维素等。

链霉菌的细胞呈丝状分支，菌丝直径很小，与细菌相似。在营养生长阶段，菌丝内无隔，故一般都呈单细胞状态。细胞内具有为数众多的核质体。根据各种放线菌细胞壁中所含肽聚糖种类的不同，可把它们的细胞壁分成四种类型，细胞壁的成分在放线菌的分类、鉴定中具有重要的意义。

当链霉菌在固体基质表面发芽后，就向基质的四周表面和内层伸展，形成色淡、较细的具吸收营养和排泄代谢废物功能的基内菌丝（又称基质菌丝或一级菌丝）。同时，在基内菌丝上，不断向空间分化出较粗、颜色较深的分支菌丝，称气生菌丝（或称二级菌丝）。当菌丝逐步成熟时，大部分气生菌丝分化成孢子丝，并通过横割分裂的方式，产生成串的分生孢子。各种链霉菌有不同形态的孢子丝，而且较稳定，是对链霉菌属进行分类、鉴定的重要指标。

（二）诺卡菌属（*Nocardia*）

本属产生的抗生素约 30 多种，如利福霉素等。此外，在石油脱蜡及污水处理中均有应用。本属菌落比链霉菌菌落小，表面崎岖、多皱、致密、干燥。接种环一触即碎，或质如面团。另一些种的菌落平滑或凸起，无光或发亮呈水浸状。有红、粉红、黄、黄绿、紫等色。

（三）小单孢菌属（*Micromonospora*）

本属可产生抗生素约 30 余种，如庆大霉素、卤菌素、小菌素、青铜杀菌素、甘露链霉素等。基内菌丝体纤细，无横隔。不断裂，不形成气生菌丝体；由基内菌丝体长出孢子梗，顶端形成一个球形、椭圆形或长圆形的孢子。孢子表面为疣状或棘状。有时孢子梗生枝杈，在杈上也生孢子，结果形成似葡萄状一串孢子，聚积在一起。菌落与基质紧密地结合在一起，凸起在基质表面，崎岖、多皱或光滑。平坦者少见。比链霉菌菌落小，常呈黄橙、深褐、黑色，偶有蓝色。少数有水溶性色素。

（四）游动放线菌属（*Actinoplanes*）

本菌属可产生多种抗生素，如台东霉素（Taitomycin）、创新霉素（Creatmycin）。一般不形成气生菌丝体。基内菌丝体分支，直或不规则卷曲，多数不分隔，孢囊在基内菌丝体上形成，着生在孢囊梗上或菌丝上。孢囊梗直或有分梗，在每枝顶上有一至数个孢囊。孢囊孢子在孢囊内盘卷或呈直形排列，球形，成熟后分散为不规则排列。菌落表面光滑扁平，或者高低崎岖、盘旋、脊状、破裂等，通常湿润并发亮，菌落常呈橘橙、黄褐、粉红等色，少数有水溶性色素。

第十八章

病毒学总论

病毒（virus）是非细胞型微生物，其主要特征有：①个体微小，必须用电子显微镜放大几万至几十万倍才能看见；②构造简单，无完整的细胞结构，一种病毒只含一种核酸（DNA或RNA），缺乏产生能量的酶系统；③严格的寄生性，必须在易感的活细胞内才能存活，以复制方式进行增殖；④对抗生素及磺胺类药物不敏感。耐冷不耐热。

病毒与人类的关系密切，在人类传染病中，大约有75%是由病毒引起的，远远超过其他微生物所引起的疾病。许多病毒性疾病不仅传染性强，而且病死率高，某些病毒感染还与肿瘤、免疫缺陷、自身免疫性疾病、神经系统疾病和先天性畸形等密切相关。因此，病毒已成为多学科关注的热点，研究病毒的生物学特性、致病性与免疫性，对于控制和消灭病毒性传染病，开发抗病毒制剂和疫苗，是病毒学的重要任务。

第一节 病毒的基本性状和分类

一、病毒的大小与形态

病毒的大小以纳米（nm）表示，不同病毒的大小差异很大，大的如痘类病毒直径可达300nm，小的如脊髓灰质炎病毒直径只有27～30nm，绝大多数人类病毒的直径在100nm左右，必须在电子显微镜下才能看见。

病毒的形态因种而异。大多数人类病毒呈球形，也有的呈弹头状或砖块形，植物病毒多为杆状，细菌病毒（噬菌体）多呈蝌蚪状。（图18-1）

二、病毒的结构与化学组成

病毒的基本结构由核酸和蛋白质组成。核酸构成病毒的基因组，是决定病毒遗传、变异和复制的物质。蛋白质包裹在核酸外，称为衣壳（capsid），具有保护病毒核酸和介导病毒进入宿主细胞的能力。核心与衣壳构成最简单的病毒体，亦称核衣壳。较复杂的病毒在核衣壳外还有一层包膜（envelop），这类病毒又称包膜病毒。（图18-2）

（一）病毒核酸

病毒的核心主要由核酸组成，病毒的核心还含有一些功能蛋白，如RNA聚合酶、转录酶等。所有病毒体的核心内只含一种类型的核酸，即DNA或RNA；因此，根据病毒核酸的类型可将病毒分为RNA与DNA病毒两大类。病毒的核酸具有多样性，DNA病毒和RNA病

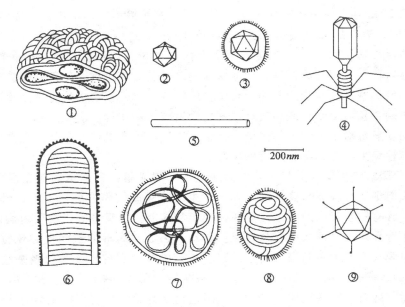

图 18 - 1 病毒体的形态与结构模式图

毒的核酸有单链（ss）和双链（ds）之分，有的具有线状和环状的表现形式，有的则是分节段的。将病毒核酸导入易感细胞，被易感宿主细胞所解码，方可被识别、转录并转译出多种病毒蛋白。同时在细胞内合成子代病毒的基因组，产生病毒子代，则称为感染性核酸（infective nucleic acid），否则称为非感染性核酸。

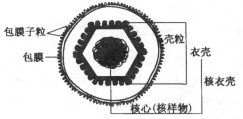

图 18 - 2 病毒颗粒的形态与结构模式图

病毒核酸的大小差别十分显著，最大的痘病毒为 dsDNA 病毒，由约 4 000 000 个核苷酸组成，最小的微小病毒（parvovirus）为 ssDNA 病毒，仅由 5 000 个核苷酸组成。病毒核酸决定病毒的形态、增殖、遗传、变异、感染等性状。

（二）病毒蛋白质

病毒蛋白分为结构蛋白（structure protein）和非结构蛋白（nonstructure protein）。构成病毒颗粒所必需的蛋白质称为结构蛋白，包括衣壳蛋白、包膜蛋白和与核酸紧密结合在一起的病毒内部蛋白（或称核心蛋白）。病毒的非结构蛋白主要指病毒的酶蛋白，在病毒的复制中起重要作用，如依赖 DNA 的 RNA 或 DNA 聚合酶、ds 或 ss RNA 转录酶、RNA 或 DNA 内切酶、DNA 外切酶、核苷酸磷酸水解酶、tRNA 氨基酰酶等。

1. 衣壳蛋白　包裹在病毒基因组外面，由多肽构成的壳微粒（capsomer）即蛋白质亚单位组成。各微粒之间按一定的方式排列成不同的对称类型。①螺旋对称：衣壳通常由壳微粒有规律地沿着盘旋的病毒核酸呈螺旋形对称性排列，如流感病毒。②立体对称：病毒体衣壳上的壳微粒立体对称排列，呈有规则的多面体形。通常由 12 个顶、30 个棱，形成的 20 个等边三角形的正 20 面体，顶端通常均由 5 个或 6 个壳粒聚集形成，常称为五邻体（penton）和六邻体（hexon），构成病毒吸附部位（virus attachmen site，VAS），使病毒与宿主细胞吸附。大多数球形病毒为这种对称型。如脊髓灰质炎病毒。③复合对称：指同一病毒壳微粒的排列，既有立体对称，又有螺旋对称，如噬菌体的头部是立体对称，尾部是螺旋对称。

病毒衣壳的形状和空间构型取决于壳微粒的特征。衣壳蛋白由病毒基因编码，其主要功能有：①保护病毒核酸免受核酸酶或其他理化因素破坏的作用。②黏附作用，能与易感细胞受体结合，辅助病毒对易感细胞的传染。③抗原性，能诱发机体产生特异性抗体和效应 T 细胞，发生特异性免疫应答，阻止病毒的扩散。

2．病毒包膜　许多病毒其核衣壳外面还包着一层囊膜，它是由病毒在宿主细胞内成熟后以出芽方式向细胞外释放时获得的，含有宿主细胞膜或核膜成分，主要化学成分为脂类、蛋白及多糖。含有胞膜蛋白及宿主细胞膜的类脂和多糖。包膜中的蛋白质由病毒基因编码产生，具有抗原特异性，对病毒核衣壳有保护作用，因此与病毒的致病性和免疫性密切相关。有些病毒的包膜表面有糖蛋白组成的呈放射状排列的钉状突起，称为包膜子粒（peplomeres）或刺突（spike）。病毒包膜主要功能有：①维持病毒的形态结构。②包膜蛋白及脂类与病毒易感细胞黏附、融合，穿入细胞有关。③包膜蛋白具有病毒种、型抗原特异性，可作为病毒的分类依据。④包膜病毒对脂溶剂、胆盐等敏感，有助于鉴别无包膜的病毒。

三、病毒的增殖

（一）病毒的增殖方式

病毒结构简单，缺乏完整的酶系统，只能在易感的活细胞内，借助宿主细胞提供原料、能量、某些酶类和合成场所等进行增殖。病毒的增殖是以病毒基因为模板，按一定的程序复制和合成子代病毒所需要的核酸和蛋白质，然后组装并释放子代病毒。

（二）病毒的增殖周期

病毒的增殖大致分为吸附、穿入、脱壳、生物合成、装配与释放 5 个相互联系的阶段，称之为增殖周期（图 18－3）。其周期的长短因病毒种类、核酸类型、宿主细胞及所处环境等有所差异。增殖过程中任何一个环节发生障碍都可能影响病毒的增殖。认识病毒的增殖过程，有助于了解病毒的致病机制和研究抗病毒药物。

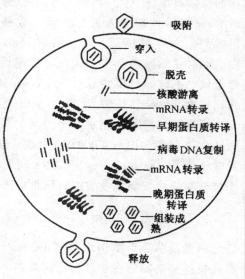

图 18－3　病毒复制周期

1．吸附（adsorption）　主要是通过病毒的包膜或无包膜病毒衣壳表面的抗原位点与易感细胞表面的特异受体结合的过程。病毒与宿主细胞吸附有两种方式，一是病毒因随机碰撞或因静电引力使病毒与宿主细胞结合，这种结合是非特异的、可逆的；二是病毒表面的吸附部位（VAS）与宿主细胞表面的受体（receptor）结合。这种结合是特异的、不可逆的。这种特异性结合就决定了病毒对宿主细胞的亲嗜性，表现出种系特异性、组织特异性及致病作用的特异性。但是病毒可有不止一种细胞受体，而且还有不少病毒受体尚未被发现。非易感细胞（抗性细胞）由于缺乏或失去该病毒受体，则不能实现吸附。细胞上有无对某种或某些病毒的受体除与细胞本身遗传特征有关外，还与其生理状态有关。如果要阻止病毒的复制，最理想的就是阻断它与细胞的吸附。多种因素可影响吸附或使吸附的病毒脱离细胞，例如去垢剂、低 pH、高渗可使吸附的脊髓灰质炎病毒脱离。

2. 穿入（pentration） 即病毒颗粒进入宿主细胞内的过程。病毒吸附于易感细胞后，立即开始穿入细胞，又称病毒内化。无包膜的病毒，可经吞饮进入细胞，或直接穿透细胞膜而进入胞浆；包膜病毒大多数依赖包膜与宿主细胞膜发生融合，核衣壳进入细胞。

3. 脱壳（uncoating） 即病毒体进入后，病毒的包膜或（和）壳体除去而释放病毒核酸的过程。脱壳一般紧接穿入后，甚至与穿入同时发生。不同的病毒脱壳方式不一样，多数病毒在被吞饮后，吞饮体在细胞溶酶体酶的作用下，将衣壳裂解而释放出病毒基因组。小RNA病毒在吸附过程中通过衣壳蛋白成分改变而释放病毒基因组。痘病毒则需经两步脱壳，首先在溶酶体酶作用下，脱去部分衣壳蛋白，再由病毒基因编码脱壳酶进行彻底脱壳，使病毒 DNA 从衣壳中完全释放至胞浆中。

4. 生物合成（biosynthesis） 包括子代病毒核酸的复制与蛋白质的合成。病毒在脱壳释放出核酸后，完整病毒颗粒已不存在，在这个阶段由于细胞内找不到完整的病毒颗粒，故称为隐蔽期（eclipse）。此时病毒核酸调控指令宿主细胞首先合成功能蛋白，然后复制子代病毒核酸和结构蛋白。功能蛋白主要是有关的酶类，如转录酶、聚合酶、内切酶、连接酶等。不同的病毒由于核酸类型的不同，其核酸复制和蛋白质合成的部位和过程不尽相同。病毒的生物合成过程基本可分为六大类型，即双股 DNA 病毒、单股 DNA 病毒、单正股 RNA 病毒、单负股 RNA 病毒、双股 RNA 病毒和逆转录病毒。

病毒的生物合成包括转录和翻译两个步骤。①早期转录：发生在病毒核酸复制之前，翻译出的蛋白质称为早期蛋白。早期蛋白是功能性蛋白质，主要是病毒复制所需要的酶和抑制宿主细胞正常代谢的调节蛋白。②晚期转录：以子代病毒核酸为模板所进行的转录，翻译出的蛋白质称为晚期蛋白。晚期蛋白是结构蛋白，主要构成病毒的衣壳。现将含不同类型核酸的病毒的复制与转录分述如下：

（1）DNA 病毒：①人和动物 DNA 病毒多为 dsDNA（双股 DNA），除痘病毒外，dsDNA 在细胞核内复制和转录 mRNA，在细胞质内合成蛋白质。DNA 分子以半保留复制形式进行复制，即双股 DNA 解链为两个单股，各自合成互补链形成新的双股 DNA，此即子代 DNA。②而 ssDNA（单股 DNA）病毒则是先以亲代 DNA 为模板，合成互补股形成双股 DNA，称为复制型（replicative form，RF）。然后以新合成的负股 DNA 为模板复制出正股 DNA，作为复制子代 DNA 和转录 mRNA 的模板。

（2）RNA 病毒：①$^+$RNA 病毒（单正股 RNA 病毒），这种 RNA 为正股，本身就具有 mRNA 的功能。在早期蛋白的催化下，合成互补的负股 RNA，形成双股 RNA（亦称复制型）。其中正股 RNA 转译出晚期蛋白。负股 RNA 则转录出子代 RNA。②$^-$RNA 病毒（单负股 RNA 病毒）：其 RNA 为负股，不具有 mRNA 功能。先在 RNA 多聚酶催化下合成互补的正股 RNA，形成双股 RNA，该正股 RNA 既可转录出子代负股 RNA，又可作为 mRNA 转译出病毒蛋白。③dsRNA 病毒：其 RNA 复制与双股 DNA 病毒复制稍有不同。即双股 RNA 中仅由负股复制出新正股，新正股再复制出新负股，因而子代 RNA 全部为新合成的 RNA。

（3）**逆转录病毒**：这是一类特殊的 RNA 病毒，含有两条相同的 + RNA 基因组，并具有逆转录酶（retrotranscriptase，RT）。在细胞质中，病毒 RNA 不能进行 RNA 的复制。相反，以 tRNA 为引物，由逆转录酶催化合成互补的负股 DNA，形成 RNA - DNA 杂交体，再由核酸酶降解亲代正股 RNA，以留下的负股 DNA 为模板，在 DNA 多聚酶作用下形成 dsDNA，并整合到宿主细胞 DNA 上形成前病毒（provirus）。前病毒可转录子代 RNA 和 mRNA，后者再翻译成病毒结构蛋白质。如人类嗜 T 细胞病毒、人类免疫缺陷病毒，均属此类病毒。

5．装配（assembly）与释放（release）　病毒子代核酸和结构蛋白合成后，在宿主细胞内的一定部位组装为成熟的病毒颗粒，这一过程称为装配（assembly），也可称为成熟（maturation）。大多数 DNA 病毒是在细胞核内装配（如腺病毒），RNA 病毒则在胞浆内装配（如脊髓灰质炎病毒）。包膜病毒的装配在核衣壳形成后，在核膜或胞浆膜上完成。如疱疹病毒在胞核内组装成核衣壳后，通过核膜进入胞浆时形成内包膜，由胞浆向胞外释放时再形成外包膜。

子代病毒体从宿主细胞游离出来的过程称为释放（release）。成熟病毒从宿主细胞释放的方式，依病毒种类不同而异。有包膜病毒以出芽方式带上核膜或细胞膜释放出胞外；而无胞膜的病毒则使宿主细胞溶解，使子代病毒一次全部释放出来；也有的病毒通过细胞间桥或细胞融合在细胞间传播，有些肿瘤病毒的基因则整合到宿主细胞基因上，随宿主细胞分裂而传代。

病毒在装配过程中可出现误差，导致病毒在复制的某一阶段受阻，不能产生完整的病毒，形成一些不完整无感染的病毒颗粒，称为顿挫感染（abortive infection）。如在流感病毒的顿挫感染过程中，发现细胞内有大量不能装配病毒的不完整、无感染的病毒颗粒。

四、病毒对理化因素的抵抗力

病毒易受理化因素的作用而失去感染性，称为灭活。大多数病毒对热敏感，如在室温数小时或加热 60℃，30 分钟即被灭活。也有的病毒如乙型肝炎病毒需 100℃，10 分钟才能灭活；绝大多数病毒耐低温，- 20℃可保存数月，- 70℃或加保护剂冷冻真空干燥后，可更长期存活。因此，常用低温保存病毒。但也有的病毒如呼吸道合胞病毒对低温敏感；病毒对紫外线、氧化消毒剂敏感。常用次氯酸盐溶液、戊二醛等作为病毒消毒剂，过氧乙酸尤其用于乙型肝炎病毒的消毒。包膜病毒还对脂溶剂如乙醚、氯仿等敏感。灭活后的病毒仍保留抗原性、红细胞吸附、血凝和细胞融合等活性。

大多数病毒对甘油的抵抗力比细菌强，故常用含 50% 甘油的盐水保存和运送病毒标本。抗生素和磺胺类药物对病毒无抑制作用，但可以抑制待检标本中的细菌，有利于病毒的分离。

五、病毒的遗传变异

大多数病毒具有明显的遗传稳定性，但由于病毒构造简单，又缺乏自身独立的酶系统，因此更易受到周围环境、尤其是宿主细胞内环境的影响而发生变异。病毒在增殖过程中，自发突变的频率平均为 $10^{-4} \sim 10^{-8}$，这就决定了病毒遗传的较大变异性。

病毒的变异包括多方面，如毒力变异、耐药性变异、抗原性变异、温度敏感性变异等，并且彼此往往相互有关联，如毒力不同的病毒株在细胞培养中形成的蚀斑形状常有变化，抗原性也往往有差异。重要的突变株如：温度敏感突变株（temperature sensitive，ts）、宿主范围突变株（host range mutant，hr）、耐药突变株（drug resistant mutant）等。

病毒的遗传变异具有重要的生物学意义。在医学方面，病毒抗原性变异可以逃逸免疫系统的监视，如流感病毒血凝素的变异，使血凝抑制抗体失去作用，造成流感病毒在人群间传播；人类免疫缺陷病毒核酸编码 HIVgp120 基因突变，同样可以逃逸免疫系统的监视作用；病毒的毒力变异可引起病毒毒力的下降，如脊髓灰质炎病毒在猴肾细胞培养中连续传代可获得对神经致病性降低减毒变异株，用于脊髓灰质炎的预防。

此外，病毒抗原性的改变可影响抗体或抗原的检出，引起病毒血清学诊断的困难。人工诱导可增加病毒的突变率，如改变宿主细胞，或理化因素的改变，如温度、紫外线和 5 – 氟尿嘧啶等的影响。

六、病毒的分类

病毒分类方法有多种。按其感染的途径和与宿主的关系及临床特征分为呼吸道感染病毒、消化道感染病毒、虫媒病毒、性接触传播病毒、肝炎病毒、嗜神经病毒、出血热病毒、肿瘤病毒等；按病毒核酸的类型分为 DNA 病毒、RNA 病毒、DNA 和 RNA 逆转录病毒等。

1995 年国际病毒分类委员会第一次将病毒分为三大类，即在原有的 DNA 病毒与 RNA 病毒之间新增了 DNA 和 RNA 逆转录病毒类。这一新类包括了原属 RNA 病毒类的逆转录病毒科（HIV 属此科）和原属 DNA 病毒类的嗜肝 DNA 病毒科（HBV 属此科）。

另外，卫星病毒（satellites）、类病毒（viroids）、朊粒（prion）是一些新的非寻常病毒的致病因子。其中朊粒是一种传染性蛋白颗粒，对蛋白酶敏感，而对核酸酶有抵抗，研究提示朊病毒不含或仅含极微量的核酸，不少学者认为朊粒不宜列入病毒范畴，其生物学地位待定。

第二节 病毒的感染与免疫

一、病毒的感染

病毒的感染是从侵入宿主开始，然而其致病作用则主要是通过侵入易感细胞，引起细胞病变并产生临床症状。

（一）病毒的传播途径

病毒感染是指病毒通过不同方式进入人体易感细胞，并在其中进行复制增殖，引起病变的过程。病毒进入宿主易感细胞的途径主要有以下几种：

1．水平传播 是指病毒在人群个体之间的传播，亦称水平感染。水平传播主要是经呼吸道、消化道、或皮肤与黏膜的表面侵入。

2．垂直传播 指某些病毒经胎盘或产道以及母乳由亲代传给子代的感染，称垂直感染。如风疹病毒感染孕妇后，可经胎盘感染胎儿，造成胎儿畸形。乙型肝炎病毒、人类免疫缺陷病毒等也可通过垂直传播传给子代。

（二）病毒的播散方式

病毒在体内的播散，从细胞水平分为细胞外、细胞间和细胞核播散。细胞外播散指病毒在易感细胞内增殖、裂解细胞后，大量病毒释放于细胞外，并立即吸附进入其他易感细胞内增殖，如肠道病毒；细胞间播散为病毒通过细胞间桥或细胞融合从感染细胞到另一易感细胞，无胞外过程，如疱疹病毒；所谓细胞核播散，指病毒核酸整合到宿主细胞染色体上，随宿主细胞分裂而传至子代细胞。胞内和核内播散的病毒不易受抗体等免疫分子影响。

从整体水平看，病毒的播散只限于局部易感组织细胞的称局部感染，如鼻病毒；而许多病毒，如麻疹病毒在呼吸道感染局部及淋巴组织中增殖后，通过血流（称病毒血症，viremia）侵犯其他靶器官，引起全身感染，称为播散性感染，亦称全身感染。

（三）病毒感染的类型

1．隐性感染 是指病毒侵入机体后无明显临床症状的短暂病毒感染。但可使机体获得一定的免疫力，人类病毒感染大多属此类型。而无症状感染者可能是重要的传染源。

2．显性感染 病毒侵入机体后引起明显的临床症状，称为显性感染。显性感染根据病毒感染后的临床表现，可分为以下几个类型：

（1）急性感染：病毒感染后出现明显的临床症状。一般潜伏期短、发病急、病情重，常随疾病的痊愈而被消灭或自体内排除，这种感染称为急性感染，急性感染又分局部感染和全身感染。

（2）持续感染：病毒感染后，可在体内持续数月或数年，甚至终身带毒，在一定时期内无明显临床症状，称为持续感染。持续感染分为三型：

①慢性感染（chronic infection）：有一定临床症状，病程可达数月至数年，体内持续存在病毒，并可不断排出体外的慢性进行性感染；如乙型肝炎、传染性软疣。

②潜伏感染（latent infection）：某些病毒在急性感染后，病毒潜伏于机体某些细胞内，以后在一定诱因下可引起复发，呈急性过程。间隔期称为潜伏期，时间不等，数月、数年、甚至数十年，其间不表现临床症状，亦不能用一般方法分离出病毒或查出细胞病变；如单纯疱疹病毒急性感染后长期潜伏于神经节细胞内，当机体抵抗力降低时可再次发作，引起唇疱疹等。

③慢病毒感染（slow virus infection）：亦称慢发感染（slow infection）或迟发感染（delay infection），即病毒感染后，潜伏期长达数年甚至数十年，多侵犯中枢神经系统，缓慢发病，一旦出现症状，多为亚急性、进行性，最后导致死亡。如有的儿童感染麻疹病毒后，病毒在大脑神经细胞中缓慢增殖，最终引起亚急性硬化性全脑炎（SSPE）而死亡。

某些病毒的持续感染，由于病毒 DNA 与细胞染色体的整合，可诱发正常细胞转化为肿瘤细胞。目前为止，已知与人类肿瘤密切相关的病毒有：人类逆转录病毒、EB 病毒、人乳头状病毒和嗜肝 DNA 病毒等。

（四）病毒的致病机制

病毒侵入机体后，在易感细胞内大量增殖，引起宿主细胞破坏，以及诱发机体免疫应答而造成免疫病理损伤，产生疾病。不同种类的病毒与宿主细胞相互作用，可产生以下几种结果：

1. 病毒感染对宿主细胞的影响

（1）溶细胞效应：病毒在易感细胞内增殖，引起细胞溶解死亡的作用，称为溶细胞效应。其溶细胞效应的主要机制是：①病毒编码的蛋白，尤其是早期蛋白阻断了宿主细胞蛋白质的合成和核酸的复制。②病毒结构蛋白对宿主细胞的直接毒性作用，导致细胞死亡。③病毒感染使细胞膜通透性或溶酶体膜功能改变或损伤，导致细胞自溶。

溶细胞效应过程所引起的组织学病理变化，称为细胞病变（cytopathic effect，CPE），在光学显微镜下可查见。在单层细胞培养上形成的局部病灶，称为病毒空斑。可作为病毒增殖的指标之一。

（2）细胞膜结构改变：有些病毒在易感细胞内增殖，成熟后以出芽方式从感染细胞逐个释放出来，可引起宿主细胞膜的改变。①出现细胞融合，如副黏病毒的 F 蛋白能引起感染细胞与未感染细胞互相融合形成多核巨细胞，有利于病毒扩散。②细胞膜上出现新抗原，如细胞膜上出现病毒糖蛋白抗原。③病毒感染后细胞膜通透性异常，胞浆出现混浊肿胀。

（3）包涵体形成：有些病毒感染细胞后，细胞核或质内可出现 1 个或数个大小不等的，经染色后光学显微镜可见的斑块，称为病毒包涵体。包涵体是病毒感染细胞后的一个特征性的形态改变。其大小、数目、染色性及分布部位，因病毒不同而有差异，有助于病毒感染的诊断。包涵体是病毒合成的场所，也可能是病毒颗粒的堆积或是细胞对病毒感染的反应产物。

（4）细胞转化：有的病毒感染细胞后并不增殖，而是病毒的核酸与宿主细胞整合，导致细胞转化。转化后的细胞在遗传特性上发生了改变，可无限制地生长，导致肿瘤发生。

（5）病毒基因的整合：病毒的 DNA 整合于宿主细胞的 DNA 中，作为细胞染色体的一部分，随细胞分裂而带入子代细胞中。无子代病毒复制，但可检测到病毒基因和某些病毒基因编码的蛋白抗原。这种类型多见于 DNA 病毒，如疱疹病毒、乙型肝炎病毒等。

2. 病毒感染引起宿主的免疫病理损伤 有些病毒侵入机体易感细胞如免疫细胞后，可影响机体的免疫功能，导致免疫病理损伤，引起疾病。

（1）病毒对免疫系统的损伤：某些病毒感染可以导致机体的免疫系统功能下降，主要表现在：①抑制淋巴细胞的功能，如麻疹病毒、流感病毒等。②损伤淋巴细胞，如人类免疫缺陷病毒侵入 $CD4^+T$ 细胞内增殖，导致 $CD4^+T$ 细胞数减少，从而导致机体细胞免疫和体液免疫功能下降。

（2）免疫病理损伤：①病毒抗原与相应抗体结合，血流中的抗原－抗体复合物在一定条件下发生沉积，激活补体引起Ⅲ超敏反应，如肾小球肾炎、关节炎。合胞病毒引起的婴幼儿阻塞性毛细支气管炎是感染病毒与来自母体的相应抗体形成免疫复合物沉积在毛细支气管壁、激活补体所致。②病毒感染细胞表面抗原与相应抗体结合，引起Ⅱ型超敏反应，导致病毒感染细胞死亡。③病毒感染细胞表面抗原诱导细胞免疫，杀伤性T细胞特异性杀伤病毒感染细胞。

二、抗病毒免疫

机体抗病毒免疫与抗细菌免疫一样，包括非特异性免疫和特异性免疫两个方面，并在体内发挥协同作用。

（一）干扰素和 NK 细胞的非特异性抗病毒作用

1. 干扰素（interferon，IFN）　干扰素是指细胞受病毒感染或在干扰素诱生剂作用下，使干扰素基因活化，编码产生的一种具有多种生物活性的糖蛋白质。能诱导干扰素产生的物质主要是：各种病毒、细菌（如结核杆菌等细胞内寄生菌）、内毒素、人工合成的双链 RNA（如 Poly I：C）、促有丝分裂原等。干扰素具有以下特性：①是一类分泌性蛋白质。②具有广谱抗病毒活性。③有种属特异性。④不直接灭活病毒，而是通过诱导细胞产生抗病毒蛋白等效应物质发挥作用。⑤除抗病毒作用外，还具有抗肿瘤和免疫调节等功能。

（1）干扰素的分类：由人类细胞诱生的干扰素，根据其抗原性、理化特性和氨基酸序列不同，可分为 α、β 和 γ 三种干扰素。每种又根据其氨基酸序列不同，再分为若干亚型。IFN－α 主要由人白细胞产生；IFN－β 主要由人成纤维细胞产生，抗病毒作用较免疫调节作用强。IFN－α 和 IFN－β 归属于Ⅰ型干扰素，而 IFN－γ 由 T 细胞产生，又称免疫干扰素，属Ⅱ型干扰素，抗病毒作用不如前者强，但其免疫调节作用比抗病毒作用强。

（2）干扰素的性质：干扰素分子量小，4℃可保存较长时间，－20℃可长期保存其活性，加热 56℃可被灭活。蛋白酶能破坏干扰素。Ⅰ型干扰素对酸较稳定，在 pH 2 的情况下不破坏，Ⅱ型干扰素对酸不稳定。

（3）干扰素的抗病毒作用：IFN 并非直接灭活病毒，而是作用于细胞，诱生一组抗病毒蛋白（antiviral protein，AVP），它能抑制病毒蛋白在细胞内的合成。细胞本身具有合成抗病毒蛋白的基因，正常情况下处于静止状态，当干扰素与细胞膜上的干扰素受体结合时，编码抗病毒蛋白的基因活化，继而合成抗病毒蛋白，使细胞处于抗病毒状态。抗病毒蛋白包括 2′～5′合成酶、蛋白激酶和磷酸二酯酶等。它们主要使病毒 mRNA 降解或抑制病毒蛋白的合成，从而达到抗病毒作用。抗病毒蛋白只影响病毒蛋白的合成，不影响宿主细胞蛋白质的合成。在生理条件下，干扰素浓度 ≥10U/ml，只需 5 分钟就能使细胞处于抗病毒状态。

细胞在感染的同时，即产生干扰素，早于特异性抗体的出现，并使细胞迅速处于抗病毒状态。因此它既能中止受病毒感染细胞中的病毒复制，又能限制病毒的扩散。

干扰素除了抗病毒活性外，尚有其他活性，如免疫调节作用，包括对 T 细胞、B 细胞、NK 细胞和巨噬细胞等的调节。

2. NK 细胞　NK 细胞是一种不依赖抗体，也不受 MHC 限制的、具有杀伤作用的免疫细胞。它可被干扰素活化，当病毒感染细胞后，细胞膜发生了变化，成为 NK 细胞识别的靶细胞，其识别靶细胞是非特异性的，NK 细胞与靶细胞接触后，可自胞质中释放穿孔蛋白（perforins，或称 NK 细胞毒因子，NKCF）；或者改变环核苷酸水平，影响溶酶体分泌并释放蛋白酶和中性丝氨酸蛋白酶；或影响靶细胞膜，直接破坏或融合靶细胞，发挥抗病毒作用。在病毒感染早期发挥作用，以后则 T 细胞作用较之更大。此外，NK 细胞在体内还可被 IL -2、某些中药（如黄芪）和某些细菌成分活化。

（二）特异性免疫

病毒侵入机体后，病毒的各种结构蛋白，能诱导产生特异性免疫应答，激活细胞免疫和体液免疫，有助于病毒感染的恢复和防御病毒再次感染，对机体起到免疫保护作用。

1. 病毒抗原的加工与提呈 病毒感染细胞后，病毒在细胞内复制主要为内源性抗原提呈，称为 MHC - Ⅰ类分子限制的抗原提呈。内源性抗原提呈与 CD8$^+$T 细胞作用，诱导杀伤性 T 细胞对病毒感染靶细胞的杀伤。外源性抗原提呈是当病毒感染细胞被杀伤破坏后，病毒释放出细胞被单核 - 吞噬细胞吞饮后提呈，称为 MHC - Ⅱ类分子限制的抗原提呈。然后由 MHC - Ⅱ类分子选择结合抗原肽与 CD4$^+$T 细胞相互作用，诱导产生 IFN - γ、TNF - α、IL - 2 等细胞因子，还可辅助 B 细胞产生抗体，以及激活 CD8$^+$T 细胞发挥抗病毒作用。

2. 体液免疫作用 病毒感染或接种疫苗后，可激发机体产生特异性抗体，包括中和抗体和补体结合抗体。具有保护作用的主要是中和抗体，它可以与病毒结合，阻止病毒吸附和穿入易感细胞，或调理吞噬作用、或改变病毒表面蛋白构型，导致病毒转录酶活性丧失。中和抗体尤其对溶细胞型病毒作用显著，能有效地防止病毒通过血流扩散。对于已进入细胞内的病毒不能发挥作用。中和抗体包括三类：①IgM：感染或疫苗接种后，最早出现，它可以中和血液循环中的病毒颗粒，但作用不如 IgG。IgM 固定补体能力强，可通过补体破坏受感染的细胞和有包膜的病毒体。②IgG：IgG 类抗体是主要的病毒中和抗体，出现较迟，持续时间较久，中和作用强。不仅可以中和血循环中的病毒体，而且可以通过 ADCC 或补体效应破坏受感染的细胞。IgG 能通过胎盘进入胎儿血液循环，使婴儿获得免疫。③IgA：分泌型 IgA 存在于黏膜分泌物中，具有中和病毒的作用。对局部抗病毒感染起重要作用。

针对病毒抗原的非中和抗体，其本身不能使病毒感染性消失，但能增强调理吞噬作用。

3. 细胞免疫作用 病毒进入宿主细胞内，体液免疫的作用即受到限制，这时主要依赖细胞免疫发挥作用。细胞免疫主要依赖于细胞毒 T 细胞（Tc 或 CTL）、迟发型超敏反应性 T 细胞（T$_{DTH}$）及活化的巨噬细胞。Tc 细胞可分泌穿孔素（perforin）和细胞毒素（cytotoxin）直接杀伤靶细胞，在抗病毒免疫中起主要作用。Tc 细胞对靶细胞的杀伤作用受 MHC 的约束，即 Tc 细胞只能杀伤与之相同 MHC 的靶细胞，又称 MHC 限制性识别。病毒致敏的 T$_{DTH}$细胞则与感染细胞接触后，通过释放多种细胞因子来发挥作用。如肿瘤坏死因子（TNF）可直接破坏靶细胞，而巨噬细胞趋化因子、移动抑制因子和活化因子等则可活化巨噬细胞，增强其吞噬和杀灭病毒作用；IFN - γ可增强 NK 细胞活性，从而起到抗病毒的作用。

第三节　病毒感染的检查方法

（一）标本的采集

标本的正确采集和送检是病毒感染检测成功的关键。应根据临床症状、病期和目的不同，采集不同的标本。一般情况下，呼吸道感染应采取鼻咽部分泌物及痰液，肠道感染采取粪便，脑内感染采取脑脊液；还可采取血液、活检或尸检组织等。标本采取应遵守无菌操作原则，且最好在发病的 1~2 天内采取。采集的标本常用含有抗生素的 50% 甘油缓冲溶液保存，低温下运送标本。若不能就地检验或分离培养时，应将标本存放在 -70℃低温冰箱内保存。

（二）病毒的分离培养和鉴定

病毒的分离培养常用的有细胞培养、动物接种和鸡胚接种三种方法，以观察病毒感染细胞的形态变化或细胞病变效应，以及动物的病理变化等。经分离培养收集病毒后可作进一步病毒种类的鉴定。

随着新技术的发展，病毒感染的快速诊断方法不断问世和被采用，主要有：

1. 电镜和免疫电镜　包括固相免疫电镜的应用，如直接从小儿腹泻粪便中发现轮状病毒，从乙型肝炎病人血清中发现病毒颗粒。

2. 免疫标记法　包括放射性核素标记（放射免疫法）、免疫荧光法和免疫酶标记技术。免疫酶标记技术已成为病毒诊断的主要方法之一，并仍在发展改良之中，包括化学发光ELISA（C－ELISA）、斑点酶联免疫吸附实验（Dot－ELISA）、亲和素－生物素系统 ELISA（ABC－ELISA）和 SPA－ELISA 等。

3. 病毒核酸的测定

（1）病毒核酸电泳图谱分析法：对分节段基因组的病毒，将其核酸直接通过聚丙烯酰胺凝胶电泳（PAGE）分离，然后采用银染色或溴化乙锭染色呈现出核酸带，根据 RNA 节段迁移速率的差异可作毒株及型别鉴定，还可根据不同病毒各自特征的核酸电泳图谱作临床诊断。

（2）核酸分子杂交技术：是近年来应用于病原微生物鉴定的一种新技术，具有快速、敏感、特异且只需极少量标本等优点。目前主要用于病毒等难于培养的微生物，能检出 1~10pg 的病毒 DNA。

核酸杂交法有斑点杂交法（dot blot hybridization）、DNA 免疫印迹法（southern blot assay）、夹心杂交法（sandwich hybridization）、细胞原位杂交法（insitu hybridization）等。

（3）寡核苷酸指纹图技术（oligonucleotide finger printing of virol genomes，OFVG）：其主要程序为病毒 RNA 纯化、标记、RNA 键的断裂、用 RNA 酶切割，使 RNA 降解为大小不等的寡核苷酸片段，通过聚丙烯酰胺凝胶中电泳，进行放射自显影，产生指纹图谱。

（4）多聚酶链反应（PCR）技术：由 Mullis 等 1985 年发明，它是一种体外模拟自然 DNA 复制的核酸扩增技术。PCR 具有灵敏、特异、快速、简便等优点，已广泛用于病毒性疾病的诊断。但本法仅限于已知核苷酸序列者。现已用于 HIV（人类免疫缺陷病毒）、HBV（乙型肝炎病毒）、淋球菌等病原体的检测。

第四节 病毒感染的防治原则

一、病毒感染的预防

到目前为止，还无治疗病毒感染的理想药物，因此对病毒的预防显得格外重要。

1. 人工主动免疫 人工主动免疫预防病毒感染已取得显著成绩，如普遍接种牛痘苗已使天花从地球上绝迹。人工主动免疫是给人体接种疫苗，以提高免疫系统抗病毒能力，常用的有活疫苗和死疫苗。用于人工主动免疫的活疫苗除牛痘苗外，还有脊髓灰质炎、麻疹、风疹、腮腺炎、黄热病等病毒活疫苗。乙型脑炎病毒活疫苗我国亦已研制成功。活疫苗多半是弱毒型变异株。死疫苗（灭活疫苗）有狂犬病、乙型脑炎、流感、乙型肝炎等病毒疫苗。

随着分子生物学技术的发展，亚单位疫苗、基因工程疫苗或重组减毒活疫苗和抗独特型抗体疫苗不断研制与问世。

亚单位疫苗：是用化学方法除去病毒核酸，提取病毒包膜或衣壳上的亚单位所制备的疫苗，如从流感病毒提取的具有免疫原性的血凝素和神经氨酸酶疫苗。用病毒表面的多肽制备的疫苗称多肽疫苗。根据病毒抗原决定簇的氨基酸排列多肽结构，用人工方法合成的疫苗称合成疫苗。

基因工程疫苗：应用 DNA 重组技术，将编码病毒特异性抗原的基因，通过合适的载体载入原核或真核细胞内，并获得表达所产生的抗原（多肽或蛋白质）。如将编码 HBsAg 的 HBV 的 S 基因片段插入酵母菌中，并使酵母菌能表达产生 HBsAg 多肽疫苗。重组减毒活疫苗，如重组牛痘病毒疫苗不仅含有牛痘病毒的复制基因，还含有外来病毒免疫蛋白基因（如 HBsAg 基因），即将外来蛋白基因插入牛痘病毒基因中。现还有含有 HBV 核膜蛋白基因的杂交牛痘病毒疫苗。今后可能通过重组杂交研制出可预防多种疾病的牛痘病毒联合疫苗。

2. 人工被动免疫 主要用于麻疹、脊髓灰质炎、甲型肝炎等的紧急预防，常用制剂有含特异抗体的免疫血清或恢复期血清、胎盘球蛋白、丙种球蛋白和与细胞免疫有关的细胞因子，如转移因子、免疫干扰素、IL－2、IL－6 等。

二、病毒感染的治疗

病毒进入细胞后造成感染，引起细胞病变。抗病毒感染的治疗主要从抑制病毒的增殖周期入手，病毒的增殖周期分为：吸附、进入、脱壳、生物合成及装配释放等阶段。理论上认为，病毒增殖过程中任何一个环节均可作为抗病毒治疗的分子靶，只要阻断以上的任何环节，都将成为有效的抗病毒药物。

　　抗病毒的药物虽然有大量的研究，但由于病毒是细胞内寄生，所以到目前为止，临床上尚无理想的药物用于病毒感染的治疗。

（一）抗病毒药物

　　抗病毒药物分为：抗病毒化学药物、抗病毒基因制剂、免疫制剂、抗病毒中草药。目前抗病毒基因治疗已成为重要的研究方向。

　　1．抗病毒化学药物　目前主要有核苷类化学药物、非核苷类化学药物、蛋白酶抑制剂、金刚烷胺类药物。主要用于疱疹病毒、人类免疫缺陷病毒、流感病毒、肝炎病毒和乳头瘤病毒所致的感染。

　　这类药物中主要有用于治疗疱疹病毒感染的，如碘苷（IDU，又称疱疹净）、三氟胸苷（F3clthd）、阿糖腺苷（Ara－A）等；对流感病毒感染治疗有效的如金刚烷胺、甲基金刚烷胺甲胺、三氮唑核苷（ribavirin，virazole，病毒唑）等；用于治疗 HIV 感染的叠氮脱氧胸苷（azidothymidine，AZT）；三氮唑核苷还可用于治疗肾综合征出血热病毒感染。

　　2．抗病毒基因制剂　反义寡核苷酸能特异地抑制病毒基因的表达。一般由 15～30 个碱基构成的反义寡核苷酸能特异地与正义的病毒 mRNA 分子上的某一区域互补形成部分双链，从而达到反义抑制效果。寡核苷酸可以通过几种方式达到人为控制基因表达的目的：①反义寡核苷酸可针对 mRNA 分子中特定的序列进行互补杂交，造成"翻译扣留"，从而阻断蛋白质合成；②抗基因寡核苷酸可针对双链 DNA 中的靶序列，形成三联体螺旋结构（triplex），造成"转录扣留"，起到抑制转录的作用；③具催化活性的寡核苷酸－核糖核酸酶（ribozyme）可切除 mRNA 或病毒 RNA 中特定的靶序列。

　　这种能抑制核酸的反义寡核苷酸作为抗病毒药物，病毒不易产生耐药性。因为单一的点突变不会影响反义寡核苷酸与 mRNA 的结合。由于反义寡核苷酸的抗病毒不是直接破坏完整的病毒颗粒，而是封闭病毒核酸，尤其对已感染病毒的细胞有效。

　　3．干扰素及干扰素诱生剂　干扰素具有广谱抗病毒作用，并且具有免疫调节功能。但不同的病毒对其敏感性差异较大。高度敏感的有乙型脑炎病毒、牛痘病毒、某些型的鼻病毒等；中度敏感的有麻疹病毒、风疹病毒、流感病毒等；而脊髓灰质炎病毒、柯萨奇病毒等为低度敏感。干扰素诱生剂如 PolyI：C 能诱导干扰素的产生。

　　4．中草药　根据中医理论对病毒感染患者进行辨证论治有较好的疗效，其抗病毒机制值得深入研究，或直接抗病毒，或通过免疫增强，或通过免疫调节包括诱生内源性干扰素发挥"扶正祛邪"（抗病毒）作用。不少中药如黄芪、刺五加、石斛、丹参、降香、龙胆草、丝瓜、瓜蒌皮等，能诱导机体产生干扰素。实验证明，大青叶、板蓝根、满山香、山腊梅、金银花、连翘、柴胡、蟛蜞菊、紫草、香薷草、藿香、贯众、莲子心、灵芝、大黄等对某些或某种病毒有一定的抑制作用。

（二）抗病毒药物的作用机制

　　1．抑制病毒侵入与脱壳　在不同的组织细胞表面有不同的病毒黏附受体，病毒可以通过细胞表面的受体与细胞接触，并侵入细胞引起细胞病变。例如 HIV 病毒体的 gp120 与

CD4$^+$T 细胞表面的 CD4 分子结合，进入细胞后导致细胞进行生产性复制。应用金刚烷胺类药物可抑制流感病毒脱壳，发挥抗病毒作用。

2．抑制病毒核酸合成 如治疗疱疹病毒感染的碘苷、阿苷洛韦、阿糖腺苷等，由于它们的化学结构类似于胸腺嘧啶核苷，能与胸腺嘧啶核苷竞争多聚酶，从而选择性地抑制病毒的复制。

3．抑制病毒蛋白质的合成 反义寡核苷酸作为作用于病毒 mRNA 的药物，具有抵抗核酸酶的降解作用。反义寡核苷酸与新形成的病毒 RNA 结合成二聚体，从而阻止 mRNA 的形成或阻断 mRNA 由核内向细胞质内输送，抑制 mRNA 与核糖体的结合。

4．抑制病毒的装配及释放 某些病毒编码的聚合蛋白，由病毒蛋白酶切割为小分子后作为结构蛋白参与组装。蛋白酶抑制剂能抑制病毒蛋白酶的活性，阻断病毒装配和释放。

第十九章

病毒学各论

第一节　呼吸道病毒

呼吸道病毒通常指通过呼吸道感染，并在呼吸道黏膜增殖，引起呼吸道以及全身感染的病毒。常见的呼吸道病毒主要为黏病毒、腺病毒、风疹病毒、鼻病毒、冠状病毒和呼肠病毒等。黏病毒分为正黏病毒（如流行性感冒病毒）和副黏病毒（如麻疹病毒、腮腺炎病毒、呼吸道合胞病毒等）。据统计，临床上90％以上急性呼吸道感染由病毒引起。

一、流行性感冒病毒

流行性感冒病毒（influenza virus）简称流感病毒，有甲、乙、丙三型，是流行性感冒（简称流感）的病原体。流感病毒是引起人类流感流行的重要病原体。

（一）生物学性状

1. 形态与构造　病毒体多呈球形，直径80～120nm，有时呈丝状，长短不一，有的可达4000nm左右。结构从内向外分三部分，即核心、膜蛋白和包膜。（图19-1）

（1）核心：流感病毒的核心主要由RNA、核蛋白、RNA多聚酶蛋白组成。流感病毒的RNA为分节段的负单股，由7～8个节段组成（甲型和乙型流感病毒分8个节段，丙型流感病毒只有7个节段）。每一节段即为一个基因，可编码相应的病毒蛋白。在每个RNA片断外

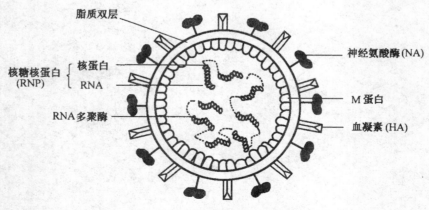

图19-1　流感病毒结构示意图

面结合的是核蛋白，是一种可溶性抗原，抗原性稳定，具有型特异性。由于流感病毒核酸由多个节段组成，使病毒在复制过程中容易发生基因重组，导致新病毒株出现。

（2）包膜：流感病毒包膜为脂质双层结构，包膜上镶嵌有两种由病毒编码的糖蛋白刺突：血凝素（hemagglutinin，HA）和神经氨酸酶（neuraminidase，NA），两者数量之比为 5:1。

①HA：呈三角柱状，HA 需经细胞蛋白酶裂解活化形成由二硫键连接的 HA_1 和 HA_2 两个亚单位，病毒才具有感染性。HA_1 氨基酸序列若发生改变，可导致其抗原性发生变异。HA_2 具有膜融合活性，与病毒侵入宿主细胞有关。HA 能与鸡等多种动物和人的红细胞表面的糖蛋白受体结合，引起红细胞凝集，称为红细胞凝集现象。

②NA：呈蘑菇状。具有酶活性，能水解宿主细胞表面的糖蛋白受体末端的 N - 乙酰神经氨酸，破坏受体结构，使宿主细胞与病毒颗粒解离，有利于成熟病毒的释放。

2．分型与变异 流感病毒因核蛋白抗原和膜蛋白抗原的不同，可将病毒分为甲、乙、丙三型。各型间根据包膜表面 HA 和 NA 抗原性不同又可分为若干亚型。病毒表面抗原变异幅度的大小，直接影响到流感流行的规模。若变异幅度小，属于量变，称为抗原漂移（antigen drift），产生新的变异株，可引起中小型流行。如果抗原变异幅度大，属于质变，称为抗原性转变（antigen shift），形成新的亚型，此时若人群普遍缺乏对它的免疫力，往往引起较大的流行，甚至世界性流行。

世界卫生组织（WHO）规定，根据流感病毒的 HA 与 NA 的抗原性来确定其亚型，命名法为型别/宿主/分离地点/毒株序号/分离年代（HN）。根据上述规定，通过对过去流行的甲型流感病毒 HA 与 NA 的抗原性的测定，认为甲型流感病毒经历了以下几次亚型的转变（质变，见表 19 - 1）。

表 19 - 1　　　　　　　　　甲型流感病毒抗原转变与流行年代

亚型（别名）	流行年代	代表株
H_0N_1（原甲型）	1932 ~ 1946	A/PR8/34
H_1N_1（亚甲型）	1947 ~ 1957	A/FM1/47
H_2N_2（亚洲甲型）	1957 ~ 1968	A/新加坡 1/57
H_3N_2（香港甲型）	1968 ~	A/香港 1/68
H_1N_1（新甲 1 型）	1977 ~	A/苏联 90/77，A/英格兰 333/80

从表中看出，自 1977 年起在世界上除 H_3N_2 继续流行外，同时出现了 1957 年以前流行的 H_1N_1 型的流行。1998 年由于 H_3N_2 国际代表株发生变异，人群普遍对该株缺乏免疫力，造成该株在亚洲部分地区和次年在西欧等地区的暴发流行。因此有人提出，甲型流感病毒的流行除了自然变异产生的新亚型引起外，也可能保存在动物中流行的毒株再次传给人引起流行，即动物是该病毒的储存宿主。

1988 年 12 月至 1989 年 3 月，我国首次从始发于黑龙江省哈尔滨市散发的流感患者中分离出 H_1N_2 新亚型流感病毒，通过核苷酸和氨基酸序列分析证实，H_1N_2 毒株编码 HA 蛋白的基因来源于 H_1N_1 毒株，而其余蛋白的编码基因均来源 H_3N_2 毒株，表明 H_1N_2 新亚型毒株是由当时人群中流行的 H_1N_1 和 H_3N_2 毒株直接在人群中重组而来。由于 H_1N_2 毒株出现后，未能在人群中造成流行，表明人群免疫状态在决定流感流行中同样起重要作用。

3. 培养特性 分离培养流感病毒目前最常用的是鸡胚羊膜腔或尿囊腔接种，也可在人胚肾或猴肾细胞培养中增殖，但细胞病变不明显，可用红细胞吸附实验测定有无病毒增殖。

4. 抵抗力 不耐热，56℃30分钟被灭活，室温下感染性很快消失，对日光、紫外线、乙醚、乳酸、甲醛等敏感。在0~4℃能存活数周，-70℃以下可长期保存。

（二）致病性与免疫性

流感病毒经飞沫在人与人之间直接传播，流感的传染源主要是急性期患者，在发病前后2~3天呼吸道分泌物中含有大量病毒，通过飞沫或污染的手、用具等传播，侵入易感者呼吸道，在局部黏膜细胞内增殖，经过1~2天潜伏期，引起细胞变性、坏死、脱落等上呼吸道局部炎症。病毒一般不进入血流，但可产生内毒素样物质，该物质和局部坏死细胞产物可进入血流，引起发热、头痛、肌肉酸痛等全身症状。对少数患者，病毒可侵犯下呼吸道，甚至引起肺炎。由于流感病毒能抑制机体T细胞和巨噬细胞的功能，尤其对机体抵抗力较差的年老体弱者，常继发严重细菌性感染，病死率较高。

人类对流感病毒普遍易感，感染后可获得对同型病毒的免疫力，一般维持1~2年。其特异性免疫主要是呼吸道局部的SIgA。其中抗HA抗体能影响病毒的吸附和穿入，抗NA抗体能限制病毒释放和扩散，血液中出现的IgM和IgG能抑制病毒蛋白的转录过程，起到中和病毒的作用。细胞免疫中主要靠Tc细胞对感染病毒的靶细胞的杀伤，这种杀伤通过识别受感染细胞表面的流感病毒抗原，不需抗体与补体参与，但与细胞MHC抗原有关。同时，在感染的过程中细胞可产生干扰素，阻止病毒的增殖和进一步扩散。

新生儿可获得自然被动免疫，但在出生第2个月后显著下降，至第7个月完全消失，同时由于不同年龄组母体接触病毒的型别不同，保护作用显然有差别。

（三）微生物学检查

1. 分离病毒 取患者鼻咽分泌物经抗生素处理，接种鸡胚或细胞培养管，经培养后取鸡胚尿囊腔液或羊水作血凝或取培养管作血球吸附实验检测有无病毒。若阳性，用已知免疫血清作血凝抑制实验，确定型别。

2. 血清学诊断 取患者双份血清，测定其血凝抑制抗体效价，如后一份效价增长4倍或4倍以上，有诊断价值。

3. 快速诊断 可采用单克隆抗体间接免疫荧光法直接检查呼吸道脱落上皮细胞内抗原，进行快速诊断。

或可采用核酸杂交、PCR或序列分析检测病毒核酸和进行分型测定。

（四）防治原则

1. 建立流感监测站，及时发现与隔离病人 流行期间应尽量避免人群聚集，公共场所可进行空气消毒，每100m³空间可用2~4ml乳酸溶于10倍水中加热熏蒸，能灭活空气中的流感病毒。

2．预防接种　接种流感病毒疫苗，用同型的毒株所制备的疫苗效果好。目前有灭活和减毒活疫苗。正在研制的有 HA 和 NA 亚单位疫苗、温度敏感（Ts）减毒株和基因工程疫苗等。

3．中药与化学疗法防治　中医对流感的防治有丰富的临床经验。实验与临床研究报道，贯众、山腊梅、满山香、连翘、黄芪、黄芩等中药和桑菊饮、银翘散、玉屏风散等方剂对流感均有防治作用。化学疗法如金刚烷胺（amantadine）是目前防治流感的常用药物。

二、SARS 冠状病毒

2002 年 11 月，广东省报道了原因不明的传染性非典型肺炎。2003 年 2～3 月期间香港、越南和加拿大也相继发现相似病例。3 月底，美国、加拿大、德国、香港及国内的实验室都从 SARS 患者体内分离出一种新型冠状病毒（SARS Coronavirus，SARS-CoV）。并将该病毒引起的传染性非典型肺炎命名为"严重急性呼吸系统综合征"，英文简称 SARS（Severe Acute Respiratory Syndromes）。临床表现和典型肺炎不同，部分患者表现气促，少数患者病情较重，如抢救不及时，可发展成呼吸衰竭或多脏器衰竭而死亡。病情的传播途径尚不清楚，但初步考虑为近距离飞沫传播或密切接触感染。

（一）SARS-CoV 生物学性状

1．形态与结构　SARS-CoV 是正单链 RNA 病毒，即 ssRNA（+）病毒，在电镜下，病毒颗粒呈不规则形，直径约为 60～220nm，有包膜，在包膜上有排列间隔较宽的皇冠状突起，使整个病毒颗粒外形如日冕状，故称为冠状病毒（coronavirus，见图 19-2）。病毒颗粒中心在负染电镜下呈不定形态，核壳体呈疏松状态。包膜上有三种糖蛋白（图19-2）：①S蛋白，即包膜表面刺突糖蛋白，是 SARS-CoV 的主要抗

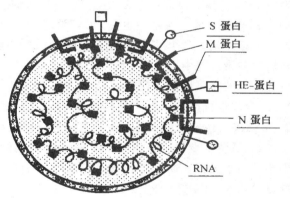

图 19-2　SARS-CoV 颗粒结构示意图

原，与易感细胞表面相应受体结合，能使细胞融合。②M蛋白，即包膜蛋白，是冠状病毒基质糖蛋白，参与 SARS-CoV 包膜的形成。③HE-红细胞凝集素酯酶，也是一种糖蛋白，在一些亚类中表达。

2．基因组的结构与功能　SARS-CoV 的基因组包含有 5 个主要的开放阅读框架（ORFs）。其中编码 SARS-CoV 复制酶 1a 的 ORF（265-13398bp）和 1b 的 ORF（13398-21485bp）全长 21.2kb。S 蛋白（21452-25259bp）约 1255 个氨基酸，是表面糖蛋白前体。3 个分子的 S 蛋白构成了冠状病毒科特征性的包膜子粒，位于感染细胞或病毒颗粒外表面。ORF3（25268-26092bp）编码一段大约 274aa 的蛋白。位于病毒颗粒内部的 C 端编码蛋白可能具有结合 ATP 的活性；ORF4（25，689-26，153bp）编码一段 154aa 的蛋白质。ORF4 全长与 ORF3 及 E 蛋白编码区重叠，其编码蛋白可能是通过 ORF3 mRNA 内部核糖体进入位点表达；小分子包膜蛋白 E（26，117-26，347bp）为一段 76aa 蛋白，分析显示 E 蛋白是 Ⅱ

型包膜蛋白，亲水区主体（46 个氨基酸残基）及其 C 端定位在病毒颗粒表面；包膜糖蛋白 M（26，398 – 27，063bp）由 221aa 构成，M 蛋白是冠状病毒基质糖蛋白。S 蛋白与基质 M 蛋白结合对病毒包膜构成是必不可少的。分析显示 M 蛋白存在 3 个跨膜螺旋，大致定位于 15 – 37，50 – 72 和 77 – 99aa。在病毒颗粒内部有一 121aa 的亲水区，被认为是与核蛋白体相互作用区域；核衣壳基因（28，120 – 29，388bp）编码蛋白（422aa）与其他典型的冠状病毒序列比较具有一致性。而 SARS – CoV 有一独特的富含赖氨酸区域（KTFPPTEPKKD-KKKKTDEAQ），这个插入序列的功能尚不清楚，推测该区域可能为核定位信号，并与 Inter-ProDomain IPR001472 相符（双相核定位信号）。可能 SARS – CoV 核衣壳含有一异常的核功能，参与 SARS 致病机制。

3．SARS – CoV 的复制　SARS – CoV 感染的细胞包含有一个 3'共终端嵌套结构 mRNA，每个 mRNA 的 5'端都有一个由基因组 5'端先导序列（约 70 个核苷酸）衍生出来的 5'末端。负义 RNA 病毒的亚基因组 mRNA 是通过不连续的转录过程合成的，这一过程受位于每个靠近 ORF 的起始端和 3'端的核心转录调控序列（TRS）所调控。SARS – CoV 成熟颗粒中并不存在 RNA 病毒复制所需的 RNA 聚合酶。因此，它进入宿主细胞后，首先直接以病毒基因组 RNA 为模板翻译出病毒 RNA 聚合酶，然后再利用该酶完成负链亚基因组 RNA（submRNA）的转录合成、各结构蛋白 mRNA 的合成，以及病毒基因组 RNA 的复制。SARS – CoV 的另一个特点是，各个结构蛋白成熟 mRNA 的合成并不存在转录后的修饰剪切过程，而是直接在初次转录过程中，通过 RNA 聚合酶和一些转录因子以一种"不连续转录"的机制，通过识别特定的转录调控序列有选择性地从负义链 RNA 上，一次性转录得到构成一个成熟 mRNA 的全部组成部分。结构蛋白和基因组 RNA 复制完成后，将在宿主细胞内质网处装配生成新的 SARS – CoV 颗粒，并通过高尔基体分泌到细胞外，完成其生命周期。

4．遗传与变异　SARS – CoV 是 RNA 病毒的一种，这种病毒极不稳定，很容易因环境的影响而发生变异，而且这些不同的变异株可能是导致各地疫情出现差异的主要原因。也有研究报道认为，SARS – CoV 虽然经常发生变异，但因病毒要维持自身的主要功能，所以通常这种变异的幅度不会很大。

5．培养特性　人冠状病毒在体外很难培养，但绝大多数动物冠状病毒及 SARS – CoV 很容易在非洲绿猴肾细胞（Vero E6 细胞）中培养。从 SARS 患者所采集的样本（如呼吸道分泌物、血液或者粪便）中的病毒，可以通过包膜融合蛋白与易感细胞膜的受体结合而侵入细胞，在感染性细胞培养过程中产生出病毒，能够在电子显微镜下直接观察到病毒颗粒。

6．抵抗力　SARS – CoV 是一种 RNA 病毒，有包膜，抵抗力强。在木头、布等吸水的材料上，病毒能存活 4~6 小时；在玻璃、金属、塑料等不吸水的材料上，能存活 2 天；在粪便中至少能存活 2 天；在尿液中至少存活 24 小时；在腹泻病人的粪便中至少存活 4 天。SARS 冠状病毒对热敏感，56℃30 分钟被灭活，0~4℃能存活数周，– 70℃以下可长期保存；对干燥、紫外线、乙醚、甲醇、乳酸等敏感。

（二）致病性与免疫性

1．传染源和传播途径　SARS 患者是本病的主要传染源。目前认为主要通过密切接触传播，以近距离飞沫传播为主，也可通过手接触呼吸道分泌物，经口、鼻黏膜及眼结膜传播。不排除存在粪－口传播等其他途径传播的可能性。

2. 致病性 人体感染 SARS - CoV 后，潜伏期一般为 1 ~ 12 天，多数病人在 4 ~ 5 天发病。病毒先在上呼吸道黏膜上皮细胞内繁殖，然后进入血流引起病毒血症，病毒进入下呼吸道黏膜及肺泡上皮细胞内增殖，导致黏膜上皮细胞坏死，刺激呼吸道黏膜引起干咳，并有高热（体温高于 38℃）、头痛、关节酸痛、全身酸痛、乏力、胸痛、腹泻等症状。同时，SARS - CoV 所具有的特殊结构蛋白能诱导机体产生强烈的免疫应答，造成肺组织损伤，引起间质性肺炎，影响气体交换，患者可有明显的呼吸困难及缺氧症状。通过对患者肺组织及免疫器官内主要淋巴细胞亚群的全面研究分析发现，肺内浸润的淋巴细胞绝大多数为细胞毒性 T 淋巴细胞，说明 SARS 患者肺内的免疫应答类型主要以细胞免疫应答为主。机体过度的免疫应答引起急性免疫性肺损伤，患者出现呼吸加速、气促、低氧血症，严重者进展为进行性呼吸窘迫综合征（ARDS）。

3. 免疫性 SARS - CoV 是一种新型冠状病毒，对人群易感，无免疫力。通过对不同病程 SARS 患者临床观察发现，T 细胞在 SARS 患者病情演变过程中可能起着重要的作用。另外，对 SARS 患者体液免疫功能的测定发现，SARS - CoV 特异性 IgM 抗体在发病 10 ~ 14 天时出现并很快达到高峰，SARS - CoV 特异性 IgG 型抗体亦可在 10 ~ 14 天时检测到，但滴度较低，60 天时达到高峰，90 天时仍维持在高水平。SARS - CoV 特异性抗体能与 SARS - CoV 结合，消除病毒的感染能力，在杀灭细胞外的游离病毒方面起着重要的作用。该抗体具有抵抗同型病毒再次攻击的能力，也是机体具有免疫力或抵抗力的标志。

（三）SARS - CoV 的检测方法

1. SARS - CoV 细胞培养 从 SARS 患者所采集的样本（如呼吸道分泌物、血液或者粪便）中的病毒，通过体外感染 Vero E6 细胞，使 SARS - CoV 在细胞内培养增殖，产生大量病毒，并能够在电子显微镜下直接观察到病毒颗粒。

2. 免疫学实验检测患者体内抗 SARS - CoV 抗体 免疫学方法目前有免疫荧光法和酶联免疫吸附法（ELISA）两种检测方法。检测原理是采用 SARS - CoV 病毒蛋白抗原检测患者或疑似患者血液中的相关特异性抗体，具有诊断快、特异性高等特点。对患者血清抗体的研究表明，SARS 患者发病后，早期抗 SARS - CoV IgM 抗体在发病后 7 天左右出现，10 天时达到高峰，15 天左右下降；晚期抗 SARS - CoV IgG 抗体在发病后 10 天左右产生，20 天时达到高峰。检测患者两种不同的血清抗体，可以证明该病人是新感染的还是曾经有过 SARS - CoV 感染，患者是否产生特异抗体等。缺点是在患者发病初期，体内有病毒存在，但抗体还没有产生。用该方法检测患者 SARS - CoV 血清抗体要结合患者临床诊断。

3. 分子生物学检测方法（PCR 检测） 采用 PCR 检测方法可以对患者各种样本（血液、粪便、呼吸道分泌物、组织切片）中的 SARS - CoV 的遗传物质进行检测。目前采用的 PCR 检测方法主要分为两种，一是采用 RT - PCR 检测方法，该方法具有较高的特异性，但灵敏度较差，容易发生污染（即出现假阳性和假阴性结果）。第二种是实时荧光定量 PCR 检测方法，该方法具有灵敏度高、特异性强的特点，可检测到极微量的病毒基因。可以在

SARS – CoV 侵入人体的早期进行检测诊断，也可作为评价患者药物疗效和临床治愈的诊断依据。

（四）SARS 疫苗与抗病毒治疗

1. SARS 疫苗

（1）死疫苗：将 SARS – CoV 分离、提纯、培养，用理化方法杀死后，即可制成灭活疫苗，但在应用前尚需进行一系列保护性、安全性等动物、人体测试。

（2）SARS 基因工程疫苗：通过对 SARS – CoV 的分子生物学及分子免疫学的研究，阐明病毒的保护性抗原表位及其相应的编码基因，从而将保护性抗原编码的基因片段克隆入表达载体，用以转染细胞或真核细胞微生物（如酵母菌）及原核细胞微生物（如大肠杆菌）细胞内，这些被转染的菌细胞在体外大量生长繁殖过程中，能表达相应的病毒蛋白抗原，因而制备成疫苗。

2. SARS 的治疗

（1）对症治疗：目前对 SARS 还没有有效的治疗措施，对症治疗是最重要的治疗手段。

（2）抗病毒治疗：利巴韦林是一种广谱的抗病毒剂，结构上与鸟嘌呤核苷相似。具有抗 RNA 病毒活性，常与干扰素一起用于治疗病毒感染。

（3）糖皮质激素的应用：糖皮质激素治疗可减轻由免疫应答引起的免疫性肺损伤，起到抗炎、退热、减轻中毒症状的作用。

（4）预防和治疗继发细菌感染：根据临床情况可使用大环内酯类、氟喹诺酮类等抗生素治疗。

（5）免疫治疗：重症病人可使用已康复非典型肺炎病人的血清进行治疗，因其血清中存在较高效价的抗 SARS – CoV 抗体；亦可使用免疫增强药物，如胸腺肽、免疫球蛋白进行治疗。

（6）中药辅助治疗：治疗原则按中医温病，进行卫、气、营、血和三焦辨证论治。

三、麻疹病毒

麻疹病毒（*measles virus*）是引起麻疹的病原体。麻疹是一种常见的急性呼吸道传染病，多发于儿童。使用麻疹减毒活疫苗以来，麻疹的发病率已显著下降。

（一）生物学性状

形态与流感病毒相似，病毒呈球形，直径约为 140nm。核心为负股 RNA，不分节段。衣壳包绕核酸，呈螺旋对称。其外有脂蛋白的包膜，包膜上有能凝集猴红细胞的血凝素（H）和具有溶血和促细胞融合的"融合因子 F"（又称 F 蛋白），但无神经氨酸酶。能在人胚肾细胞、人羊膜细胞或猴肾细胞中增殖，并有致细胞病变效应，使细胞互相融合形成多核巨细胞，核内和胞浆内形成嗜酸性包涵体。

麻疹病毒抗原性较稳定。只有一个血清型，对外界的抵抗力较弱，加热 56℃ 30 分钟、紫外线和一般消毒剂可将病毒破坏。

（二）致病性与免疫性

病人是传染源，从潜伏期到出疹期都有传染性，病毒存在于患者鼻咽和眼分泌物中，主要通过含有病毒的飞沫进入易感者呼吸道，也可通过眼结膜侵入机体。先在局部上皮细胞中增殖，随后进入血流，出现第一次病毒血症，并侵入单核－巨噬细胞系统和淋巴组织细胞中进一步增殖，当其增殖到一定程度时，再次进入血流，出现第二次病毒血症，病毒侵犯机体皮肤、黏膜和呼吸系统，有时可侵犯中枢神经系统。麻疹潜伏期 9 ~ 12 天，患病初期有发热、流涕、咳嗽、眼结膜充血、流泪、畏光等，2 ~ 3 天后大多数患者口腔颊部黏膜上出现灰白色、外绕红晕的黏膜斑，称 Koplik 斑，有助于早期诊断。发热 3 ~ 5 天后，从耳后开始，全身皮肤相继出现皮疹。皮疹为红色针尖大小的斑丘疹，一般认为是由于病毒对血管内皮细胞的直接作用和机体免疫系统对局部病毒抗原产生的 III 型和 IV 型超敏反应。皮疹出齐后按出疹顺序消退，并可留下暂时的棕褐色斑。若无并发感染，高热渐退而愈。但在患病过程中，由于机体抵抗力降低，易继发细菌性感染，如并发支气管炎、肺炎、中耳炎等。约有 0.1% 的患者可因超敏反应发生麻疹后脑炎。极个别病人，麻疹病毒长期存在中枢神经系统内，呈慢病毒感染，引起亚急性硬化性全脑炎（SSPE）。

麻疹病毒有较强的免疫原性，感染后第二周体内特异性免疫功能已经形成，如出疹后 1 ~ 3 天就可检出血凝抑制抗体和抗 F 蛋白抗体，这些抗体都具有中和病毒的作用。细胞内病毒可被 NK 细胞和 Tc 细胞的细胞毒作用破坏，这有利于患者的康复和防止病毒的再感染。麻疹病愈后可获得牢固免疫力，一般很少再感染。婴儿从母体获得的被动免疫，可维持 6 ~ 12 个月。

（三）防治原则

除隔离患者等一般预防措施外，主要采用麻疹减毒活疫苗进行计划免疫，接种对象为 6 个月以上易感儿童。初次免疫成功者即可获得至少 15 年的免疫力。对易感者，尤其体弱易感者，在密切接触麻疹患者后 5 天内采用肌注丙种球蛋白，可阻止发病或减轻发病症状和减少并发症的发生。中医防治麻疹，有丰富经验，根据病情，辨证施治，能使疾病早日痊愈，常用竹叶牛蒡汤、紫草甘草汤等治疗。

四、其他呼吸道病毒

除前面介绍的病毒外，能引起人类疾病的呼吸道病毒种类还很多（见表 19 - 2）。

表 19 - 2　　　　　　　　　　呼吸道感染的其他病毒

病　　毒	大小及核酸类型	所致疾病	分离与培养
腮腺炎病毒	病毒呈球形，核酸为单负股 RNA，有包膜，刺突含 HA 和 NA 及融合因子	病毒通过飞沫或人与人直接传播，引起流行性腮腺炎。学龄儿童为易感者。病后免疫力牢固	在鸡胚羊膜腔和猴肾细胞培养中易于增殖，可引起细胞病变，出现多核巨细胞

续表

病　毒	大小及核酸类型	所致疾病	分离与培养
呼吸道合胞病毒	80～150nm，RNA为单负股，衣壳呈螺旋对称，有包膜	通过手、污染物品和呼吸道传播，引起婴幼儿喘息性细支气管炎	能在人或猴肾原代细胞或HeLa、Hep-2等传代细胞内增殖，并形成多核巨细胞病变，胞浆内出现嗜酸性包涵体
腺病毒	70～90nm，核心含dsDNA，无包膜，20面体对称排列，整个病毒外观似一颗人造卫星	主要经呼吸道和眼结膜感染，引起婴幼儿上呼吸道感染，急性眼结膜炎等	人类腺病毒只能在人源性组织细胞培养中增殖，引起细胞肿胀、变圆、集聚成葡萄串状的典型细胞病变，并在受染细胞核中形成圆形的嗜碱性包涵体
风疹病毒	50～70nm，RNA为正单股，衣壳呈螺旋对称，有包膜	人类重要致畸病毒之一。可经胎盘感染胎儿，引起胎儿畸形；15岁以下儿童感染可引起风疹	能在人羊膜、原代兔肾细胞、Vero等细胞中增殖，致细胞脱落，胞浆内出现嗜酸性包涵体
鼻病毒	15～30nm，核心为RNA单股，衣壳呈20面体，无包膜	手是最主要的传播媒介，其次是飞沫传播。引起支气管炎和支气管肺炎	在人胚成纤维细胞中增殖
冠状病毒	80～160nm，病毒RNA为单股，衣壳呈螺旋状，有包膜，包膜表面有刺突，形似花冠，故名	病毒通过飞沫或人与人直接传播，主要引起感冒、咽炎和肺炎	在人胚肾、人胚肺细胞中增殖

第二节　肠道病毒

　　肠道病毒（enterovirus）归类于小RNA病毒科。人类肠道病毒包括：脊髓灰质炎病毒、柯萨奇病毒、埃可病毒和新型肠道病毒68～71型。

　　肠道病毒均有以下共同特性：①病毒体积微小，呈球形，直径24～30nm；核酸为单股正链RNA，衣壳呈20面立体对称，无包膜。②耐乙醚等脂溶剂和酸，在pH3～5时稳定；在污水和粪便中能存活4～6个月；对热、干燥、紫外线敏感。③在易感细胞浆内增殖，以破胞方式释放。④主要经粪-口途径传播。首先在咽部及肠道淋巴组织中增殖，然后侵入血液、神经系统及其他组织，引起多种多样的临床表现。不同肠道病毒可引起相同症状，同一种病毒可引起不同临床表现。

一、脊髓灰质炎病毒

　　脊髓灰质炎病毒（poliovirus）是脊髓灰质炎的病原体。病毒主要损害脊髓前角运动神经细胞，导致肢体肌肉弛缓性麻痹。本病多见于儿童，故又称其为小儿麻痹症。

（一）生物学性状

病毒呈球形，直径 27nm；核酸为正单链 RNA，长约 7.4kb；衣壳为 20 面立体对称，由 VP_1、VP_2、VP_3、VP_4 等四种蛋白成分组成。VP_1、VP_2 和 VP_3 均暴露于病毒颗粒表面，是病毒蛋白与中和抗体的结合点，VP_1 还是病毒与易感细胞表面受体结合的部位，VP_4 位于衣壳内部，对维持病毒的三维构型起重要作用。

根据脊髓灰质炎病毒抗原性的不同，用中和实验可将脊髓灰质炎病毒分为三个血清型，即 I、II 和 III 型。三型之间无交叉免疫力。

脊髓灰质炎病毒只能在灵长类动物的细胞中增殖，常用猴肾、人胚肾、人羊膜等细胞培养，病毒在感染细胞胞浆中增殖，产生典型的溶细胞性病变；猴、猩猩等灵长类动物对本病毒敏感，感染后可使动物肢体发生麻痹。

对理化因素抵抗力较强。在污水和粪便中可生存数月；耐酸，不易被胃酸和胆汁灭活；对氧化剂敏感，如高锰酸钾、双氧水、漂白粉等可将其灭活；石炭酸、乙醇等消毒剂对其作用较差。

（二）致病性与免疫性

患者和无症状的带毒者是传染源。传播方式主要是通过粪－口途径。病毒侵入机体后，在咽部、扁桃体、小肠及肠系膜淋巴结细胞中增殖，约有 90% 以上的感染者表现为隐性感染或仅出现轻微的呼吸道或消化道症状，这与机体的免疫功能密切相关。少数人在感染病毒后，肠道局部病毒经淋巴系统侵入血流，形成第一次病毒血症，引起发热、头痛、恶心等全身症状。当病毒随血流播散至全身淋巴组织和其他易感的非神经组织进一步增殖后，再次入血，形成第二次病毒血症，患者全身症状加重。此时如机体免疫力能阻止病毒，则病程中止。极少数感染者由于免疫力低下或其他诱因，病毒侵入中枢神经系统，主要在脊髓前角运动神经细胞内增殖，导致细胞变性坏死。轻者引起暂时性肢体麻痹，重者造成肢体永久弛缓性麻痹；极个别患者可发展为延髓麻痹，导致呼吸、循环衰竭而死亡。如病毒侵犯脑膜则引起无菌性脑膜炎。感染后可获得对同型病毒较牢固的免疫力，体液免疫起主要作用。

（三）微生物学检查

1. 病毒分离与鉴定 粪便标本加抗生素处理后，接种于猴肾或人胚肾细胞，观察细胞病变。分离出可疑病毒后用已知的 I、II 和 III 型免疫血清作中和实验鉴定。

2. 血清学诊断 取病程初期及恢复期双份血清做补体结合实验。如恢复期抗体效价比发病初期增高 4 倍或 4 倍以上，有诊断意义。

3. 病毒核酸的检测 可用核酸杂交、PCR 等方法，检测病毒核酸的存在而进行快速诊断。

（四）防治原则

除及时隔离病人、消毒排泄物、加强饮食卫生、保护水源等措施外，主要对婴幼儿和儿童实行人工主动免疫。采用口服 3 价脊髓灰质炎减毒活疫苗糖丸，从 2 月龄开始，连服 3 次，每次间隔 1 个月，4 岁时加强 1 次。在脊髓灰质炎流行期间，与患者有过密切接触的易感者，注射丙种球蛋白进行紧急被动免疫，可阻止发病或减轻症状。

二、柯萨奇病毒与埃可病毒

柯萨奇病毒（coxsackievirus）分为 A、B 两组，A 组有 23 个血清型（$A_1 \sim A_{22}$、A_{24}），B 组有 6 个血清型（$B_1 \sim B_6$）。某些型别间存在抗原交叉现象。其传播途径及致病机制与脊髓灰质炎病毒相似，主要经消化道传播，偶可经呼吸道侵入机体。大多为隐性或轻型感染，少数为显性感染。柯萨奇病毒可侵犯胃肠道、呼吸道、皮肤、肌肉、心脏和中枢神经系统等不同靶器官，临床表现也复杂多样，与血清型别有关。引起的疾病主要有：无菌性脑膜炎、心肌炎和心包炎、流行性胸痛或肌痛、疱疹性咽峡炎、普通感冒。B 组中某些型病毒还可经胎盘传给胎儿，影响胎儿心脏发育，引起先天性心脏病。

埃可病毒全称为人类肠道致细胞病变孤儿病毒（Enteric cytopathogenic human orphan virus，ECHO），有 31 个血清型（$1 \sim 9$、$11 \sim 27$、$29 \sim 33$）。主要经消化道感染，可侵犯多个脏器，引起无菌性脑膜炎、类脊髓灰质炎、出疹、发热、呼吸道感染及婴幼儿腹泻等多种病症。

感染柯萨奇病毒或埃可病毒后，可获得对同型病毒持久的免疫力。

第三节 肝 炎 病 毒

肝炎病毒是指以肝细胞为主要感染靶细胞并能引起病毒性肝炎的病原体。肝炎病毒目前分为甲型、乙型、丙型、丁型和戊型 5 种，它们分属于不同的病毒科（表 19 – 3）。近年又发现己型、庚型和 TT 型肝炎病毒，但其致病性等问题尚待进一步研究。

表 19 – 3　　　　　　　　各型肝炎病毒的主要特征及其比较

型　　别	HAV	HBV	HCV	HDV	HEV
颗粒大小（nm）	约 27	42	40 ~ 60	35 ~ 37	27 ~ 34
核酸类型	单正链 RNA	双链 DNA	单正链 RNA	单负链 RNA	单正链 RNA
主要传播途径	粪 – 口	血源、垂直	血源、垂直	血源、垂直	粪 – 口
易感年龄	儿童、青年	各年龄组	各年龄组	各年龄组	青年、成人
病情程度	轻 ~ 中	（轻）中 ~ 重	（轻）中 ~ 重	（轻）中 ~ 重	轻 ~ 中（重）
预　　后	好，不转为慢性	易转为慢性，可致肝癌	易转为慢性，可能诱发肝癌	能加重 HBV 感染的病情，可转为慢性	好，不转为慢性
特异性预防	疫苗 免疫球蛋白	疫苗（HBsAg） HBIg			

一、甲型肝炎病毒

甲型肝炎病毒（hepatitis A virus，HAV）属于小 RNA 病毒科的嗜肝 RNA 病毒属，是甲型肝炎（简称甲肝）的病原体。

（一）生物学性状

1. 形态与结构 HAV 呈球形，直径约 27nm。核酸为正单链 RNA，约有 7500 个核苷酸。衣壳呈 20 面立体对称，壳粒由 VP₁、VP₂、VP₃、VP₄ 等不同的多肽组成。衣壳蛋白有抗原性（HAV Ag），可诱生中和抗体。衣壳外无包膜。HAV 只有一个血清型，与其他肝炎病毒无交叉反应。

2. 培养特性 HAV 可在原代狨猴肝细胞、传代恒河猴胚肾细胞等多种细胞培养中缓慢增殖，但不引起细胞病变。狨猴和黑猩猩对 HAV 易感，接种后可发生肝炎。

3. 抵抗力 HAV 对乙醚、酸（pH3）稳定，在 – 20℃可存活多年；用高压蒸气（121℃ 20 分钟）、煮沸（5 分钟）、干热（180℃ 1 小时）、甲醛（1：4000，37℃ 3 天）、氯（10ppm ~ 15ppm，30 分钟）等处理均可使其灭活。

（二）致病性与免疫性

1. 传染源与传播途径 甲型肝炎的主要传染源是患者和隐性感染者。HAV 主要经粪 – 口途径传播。在甲肝的潜伏期末期临床症状出现前，血液及粪便中就有大量病毒存在，但病毒血症期短，血液传播几率很低。HAV 随感染者粪便排出，污染水源、食物、海产品（如毛蚶等）、餐具等，主要经口侵入机体。人对 HAV 易感，但感染后以隐性感染为多见。有临床表现的只属少数，也可引起散发小流行或暴发流行。

2. 致病机制与免疫 甲型肝炎发病以儿童和青年为主，病毒进入机体后，先在肠黏膜及局部淋巴结细胞内增殖，然后经血行到达肝细胞内增殖，导致肝细胞损伤而引起甲型肝炎。机体的免疫应答在引起肝组织损害中起一定作用。甲型肝炎临床主要表现为急性肝炎，预后多较好，一般不转变为慢性肝炎。患甲型肝炎或隐性感染 HAV 后，机体可相继产生特异性 IgM 和 IgG，对 HAV 的再感染有免疫力。特异性细胞免疫也有一定作用。

（三）微生物学检查

甲型肝炎的诊断，常用的 ELISA 或放射免疫法等检测血清中 HAV 的 IgM 抗体有助于早期诊断，检测 IgG 抗体主要用于流行病学调查；还可用核酸杂交法或 PCR 法检测 HAV 的 RNA 进行诊断。

（四）防治原则

做好卫生宣教工作，加强粪便管理，注意饮食、饮水卫生。平时特异性预防应接种甲型肝炎减毒活疫苗或灭活疫苗。对密切接触甲型肝炎病人者，可注射丙种球蛋白进行人工被动免疫。

二、乙型肝炎病毒

乙型肝炎病毒（hepatitis B virus，HBV）属嗜肝 DNA 病毒科，是引起乙型肝炎（简称乙肝）的病原体。主要经输血、注射和母婴垂直感染等方式传播。

（一）生物学性状

1．形态与结构 完整的 HBV 颗粒又称 Dane 颗粒或大球形颗粒。呈球形，直径为 42nm，有双层衣壳。外衣壳相当于包膜病毒的包膜，由脂质双层与蛋白质组成；其内相当于一般病毒的核衣壳，直径约 27nm，呈 20 面立体对称，其表面即为内衣壳。核心为 HBV 的 DNA 和 DNA 多聚酶。DNA 为双股环状，但其中有一段为单链。长链 DNA 载有病毒蛋白质的全部密码，有 4 个开放读码框架（ORF），分别称为 S、C、P 和 X 区。S 区中有 S 基因、Pre S_1 与 Pre S_2 基因，编码 HBV 的外衣壳蛋白（HBsAg、Pre S_1Ag 和 Pre S_2Ag）。C 区中有 C 基因和前 C 基因，分别编码内衣壳的 HBcAg 和 HBeAg。P 区基因编码 HBV 的 DNA 多聚酶等。

在乙型肝炎患者的血清中，用电镜除可见到完整的 HBV 外，还可见到与 HBV 有关的两种颗粒：①小球形颗粒，直径 22nm，主要成分为 HBsAg，不含病毒 DNA 和 DNA 多聚酶；②管形颗粒，直径 22nm，长度在 50～700nm 之间，由若干小球形颗粒串连而成。此两种颗粒是 HBV 在肝细胞内增殖时，合成过剩的 HBsAg 成分，均不具传染性。（图 19－3）

2．抗原成分 HBV 的抗原成分主要分为乙型肝炎表面抗原（HBsAg）、乙型肝炎核心抗原（HBcAg）和乙型肝炎 e 抗原（HBeAg）三类。

（1）乙型肝炎表面抗原（HBsAg）：是由 2 条主蛋白肽链通过二硫链连接成的二聚体糖蛋白。HBsAg 存在于 Dane 颗粒和小球形颗粒及管形颗粒中。HBsAg 因大量存在于感染者血中，检查 HBsAg 可作为 HBV 感染的主要指标。HBsAg 具有抗原性，能刺激机体产生保护性抗体。已知 HBsAg 有不同的亚型，各型均有共同抗原决定簇（称为 a 决定簇）和两组互相排斥的亚型决定簇（d/y 和 w/r），按不同的组合形式构成 HBsAg4 个亚型，即 adr、adw、ayr 和 ayw。我国汉族以 adr 多见，少数民族多为 ayw。与某些 HBsAg 结合的 Pre S_1 和 Pre S_2 具有较强的抗原性，Pre S_1 已被证实为 HBV 与肝细胞表面受体特异性结合的决定簇，但 Pre S_2 则不是与病毒吸附相关的必需化学基团。二者刺激机体产生的抗 Pre S_1 和抗 Pre S_2 抗体能通过阻断 HBV 与肝细胞的结合而发挥抗病毒作用。

（2）乙型肝炎核心抗原（HBcAg）：存在于 HBV 的内衣壳上。由于 HBcAg 被外衣壳覆盖，所以在患者的血清中用常规方法不易检出。HBcAg 刺激机体产生的特异性抗体（抗 HBc－IgM 和

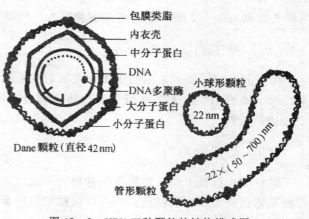

包膜类脂
内衣壳
中分子蛋白
DNA
DNA多聚酶
大分子蛋白
小分子蛋白

Dane 颗粒（直径42nm）

小球形颗粒
22 nm

管形颗粒
22×(50～700)nm

图 19－3　HBV 三种颗粒的结构模式图

抗 HBc – IgG）对乙型肝炎病毒再感染无保护作用，可作为乙型肝炎感染的指标。

（3）乙型肝炎 e 抗原（HBeAg）：HBeAg 是可溶性蛋白抗原，是 HBV 在肝细胞内复制过程中，由 HBcAg 被 HBV 基因编码的蛋白酶裂解而形成，并分泌到细胞外。HBeAg 阳性表示被检者体内有 HBV 复制及其血清具有传染性。HBeAg 刺激机体产生的抗 HBe 对 HBV 感染有一定保护作用。

3. 培养特性　用细胞培养 HBV 尚未成功，目前多用 HBV 的 DNA 转染的细胞培养系统进行研究。

将 HBV 的 DNA 导入肝癌等细胞后，病毒可整合并复制，受染细胞可表达 HBsAg、HBcAg 并分泌 HBeAg，有些细胞株可持续产生 Dane 颗粒。这些细胞培养系统主要用于筛选抗 HBV 药物。黑猩猩是 HBV 最敏感的动物，接种后可发生与人类相似的急、慢性感染。

4. 抵抗力　HBV 对理化因素的抵抗力较强，对低温、干燥、紫外线、酚、醚等均有耐受性，70% 乙醇不能将其灭活。高压蒸气灭菌、100℃加热 10 分钟、0.5% 过氧乙酸、5% 次氯酸钠、3% 漂白粉液、0.2% 新洁尔灭等可使 HBV 失活。

（二）致病性与免疫性

1. 传染源和传播途径　传染源是乙型肝炎患者和无症状 HBV 携带者。在乙型肝炎的潜伏期（可达 60～160 天）、急性期、慢性活动期的血液均有传染性。传播途径主要有两条：①血源性传播：如输注带有 HBV 的全血、血浆或血制品；应用被 HBV 污染、消毒不彻底的医疗器材等。日常生活中共用牙刷、剃须刀等也可引起 HBV 感染；性行为和接吻也可能传播 HBV。②母婴传播：主要是分娩新生儿经产道时，其微小伤口接触含有 HBV 的母血、羊水或分泌物所致，少数婴儿可于宫内感染 HBV，也可通过哺乳传播。

2. 致病机制　HBV 的致病机制尚不完全清楚，目前认为主要是通过宿主的免疫应答造成肝细胞及机体的损伤所致。受 HBV 感染的肝细胞膜表面可表达 HBsAg、HBcAg 和 HBeAg，被病毒抗原致敏的 T 细胞可杀伤表面带有病毒抗原的靶细胞以清除病毒，同时也造成肝细胞的损伤。病毒抗原与相应抗体结合后形成的免疫复合物如大量沉积于肝内，可致肝毛细血管栓塞，并可诱导产生肿瘤坏死因子，导致急性肝坏死；如免疫复合物沉积于肾小球基底膜、关节滑液囊等部位，可造成沉积部位的病理损伤，患者可伴有肾小球肾炎、关节炎等肝外表现。HBV 感染肝细胞后，还可导致肝细胞表面自身抗原发生变化，暴露出肝特异性脂蛋白抗原（liver specific protein, LSP），诱导机体对肝细胞发生自身免疫反应，通过 II 型和 IV 型超敏反应导致肝细胞损伤。由于不同机体免疫应答不尽相同，因而乙型肝炎的临床表现和转归也不一样。此外，HBV 感染所致免疫应答能力低下，HBV 的 PreC 基因发生变异等因素亦与发病有关。近年一些研究表明，HBV 感染与原发性肝癌的发生有密切关系，其主要依据是：①乙型肝炎患者及 HBsAg 携带者原发性肝癌的发病率明显高于未感染人群。②肝癌细胞的 DNA 中发现有乙型肝炎病毒 DNA 的整合，其整合的病毒 DNA 中常含 X 基因片段，X 基因转译的 HBxAg 可反式激活细胞内的癌基因，可能是 HBV 致癌的启动因子。

（三）微生物学检查

目前对乙型肝炎的微生物学检查主要用 RIA、ELISA 等方法检测 HBV 的抗原及其抗体，检查项目及意义见表 19-4。也可应用核酸斑点杂交、PCR 等方法检测血清中 HBV 的 DNA，作为诊断乙型肝炎和判断药物疗效的指标。

表 19-4　　　　　　　　　　　HBV 抗原抗体检测结果的临床分析

| HBsAg | HBeAg | HBeAb | HBcAb | | HBsAb | 结果分析 |
			IgM	IgG		
+	+	-	+	-	-	急性乙型肝炎
+	+	-	-	+	-	慢性乙型肝炎
-	-	+	-	+	+	乙型肝炎恢复期
+	-	-	-	-	-	HBV 感染或无症状 HBsAg 携带者
-	-	-	-	+	-	感染过 HBV
-	-	-	-	-	+	接种过乙肝疫苗或感染过 HBV 并已恢复

（四）防治原则

预防乙型肝炎要采取以切断传播途径为主的综合性措施，如对患者的血液、分泌物和用具，以及病人用过的注射器、针头、针灸针等医疗器械要严格消毒；严格筛选献血人员，防止血液传播。平时特异性预防可接种疫苗，我国前几年应用的血源疫苗和目前应用的基因工程疫苗效果均较好。紧急预防可用含高效价抗 HBs 的人免疫球蛋白（HBIg），在接触 HBV 一周内注射有预防效果。

目前尚无理想药物治疗乙型肝炎。有报道贺普丁、病毒唑等抗病毒药物与免疫调节药物同时应用，效果较好。干扰素及清热解毒、活血化瘀中药有一定疗效。

三、丙、丁、戊型肝炎病毒

丙型肝炎病毒（hepatitis C virus，HCV）、丁型肝炎病毒（hepatitis D virus，HDV）和戊型肝炎病毒（hepatitis E virus，HEV）分别是丙型肝炎、丁型肝炎和戊型肝炎的病原体，其主要生物学性状、致病性与免疫性特点以及防治原则见表 19-5。

表 19-5　　　　　　　　　　　丙、丁、戊型肝炎病毒

病毒名称	主要生物学性状	致病性与免疫性特点	防治原则
丙型肝炎病毒（hepatitis C virus，HCV）	球形，直径 40~60nm，核酸为正单链 RNA，表面有包膜及刺突。据其核苷酸序列的差异，可将 HCV 分为 I~VI6 个基因型	丙型肝炎的病原体。主要经输注带有 HCV 的血液或血制品感染，也可通过注射、性交和母婴等方式传播。丙型肝炎症状多较轻，且多无黄疸。多数患者易转为慢性，其中约 20% 可发展为肝硬化甚至肝癌。感染后仅获得低度免疫力且维持时间较短	一般预防方法与乙肝相同，主要是切断传播途径。目前尚无疫苗和理想药物

续表

病毒名称	主要生物学性状	致病性与免疫性特点	防治原则
丁型肝炎病毒（hepatitis D virus，HDV）	是一种缺陷病毒，必须有 HBV 或其他嗜肝 DNA 病毒的辅助才能增殖。呈球形，直径 35～37nm，核心为 RNA 和丁型肝炎病毒抗原（HDAg），外衣壳含有 HBsAg	丁型肝炎的病原体。主要经血源传播，也可经密切接触和母婴垂直感染，但必须同时或先有 HBV 感染的情况下才能引起 HDV 的感染。HDV 的感染可加重 HBV 感染者的病情，也可导致重症肝炎或肝硬化	一般预防方法与乙肝相同，主要是切断传播途径。目前尚无特效药物，有报道用干扰素可改善临床症状
戊型肝炎病毒（Hepatitis E virus，HEV）	球形，表面呈锯齿状，直径 27～34nm。核酸为正单链 RNA，衣壳呈 20 面立体对称，无包膜	有 2 个基因型戊型肝炎的病原体。主要经粪－口途径传播。临床症状与甲型肝炎相似，一般不发展为慢性，极少数患者可表现为重症肝炎。感染后可产生一定免疫力，但维持时间不长	一般预防方法与甲肝相同，治疗尚无特效药物，疫苗尚在研制中

第四节 黄病毒与出血热病毒

黄病毒属（Flavivirus）含一大群有包膜的 RNA 病毒。因它们通过吸血的节肢动物为媒介传播，故过去把其归类为虫媒病毒。我国主要有流行性乙型脑炎病毒、登革病毒和森林脑炎病毒。

出血热病毒是一些由啮齿动物或节肢动物携带和传播的、所致疾病以出血和发热等为主要临床症状的病毒，我国已发现有汉坦病毒、新疆出血热病毒和登革病毒。

一、流行性乙型脑炎病毒

流行性乙型脑炎病毒（epidemic type B encephalitis virus）简称乙脑病毒，是流行性乙型脑炎（简称乙脑）的病原体。

（一）生物学性状

病毒呈球形，直径 30～40nm。核酸为单正链 RNA，衣壳为 20 面立体对称，其外有包膜。表面有刺突，能凝集鸡、鸽和鹅的红细胞。乙脑病毒只有一个血清型，其抗原性稳定。乙脑病毒最敏感的动物是乳小鼠，在鸡胚卵黄囊、地鼠及猪肾原代细胞中均能增殖，并引起细胞病变。

乙脑病毒对理化因素抵抗力弱。对热、脂溶剂敏感，碘酊、来苏尔、甲醛等常用消毒剂都能将其灭活。

（二）致病性与免疫性

1．传播媒介 在我国，乙脑病毒的主要传播媒介是三带喙库蚊，病毒可在其唾液腺和肠道细胞内增殖；蠛蠓也可能是其传播媒介之一。蚊可携带病毒越冬和经卵传代，因此蚊还可能是其长期储存宿主。带病毒的蚊再叮咬幼猪等易感动物，造成病毒在蚊→动物→蚊→动物间的不断循环。

2．致病机制 病毒随蚊子叮咬侵入机体，在局部毛细血管内皮细胞和淋巴结内增殖后入血，形成第一次病毒血症；再随血流播散至肝、脾等处大量增殖后再次入血，形成第二次病毒血症。此时如病毒不继续扩散则病程终止。仅有少数感染者病毒突破血脑屏障进入脑组织内增殖，造成脑实质及脑膜病变，引起脑炎。临床表现为高热、头痛、呕吐、昏迷、惊厥等。部分患者愈后可遗留失语、痴呆等后遗症。人感染乙脑病毒后多为隐性感染，只有少数发生脑炎。

隐性感染或患乙脑愈后，均可获得持久免疫力。

（三）防治原则

防蚊、灭蚊是重要预防措施。在流行季节前先给幼猪接种疫苗以控制乙脑病毒在蚊子和动物间的循环，有可能能降低人群的发病率。特异性预防可接种乙脑灭活疫苗。

二、汉坦病毒

汉坦病毒（hantavirus）是肾综合征出血热和汉坦病毒肺综合征的病原体。

（一）生物学性状

病毒呈球形、椭圆形或多形态，平均直径约120nm。核酸为负单链RNA，核衣壳为螺旋对称，包膜表面有刺突。根据其抗原性和基因结构的不同，目前至少可分为6个型，在我国流行的主要是汉滩病毒（Hantaan virus）和汉城病毒（Seoul virus）2个型。

（二）致病性与免疫性

自然界中汉坦病毒主要在鼠类间传播，黑线姬鼠、褐家鼠、田鼠等多种鼠类可携带该病毒。病毒在鼠体内增殖，随尿、粪便和唾液排出而污染周围环境，再经呼吸道、消化道或破损的皮肤黏膜侵入人体。肾综合征出血热一年四季均可发生，但我国发病的高峰多在10～12月。肾综合征出血热以肾组织的急性出血、坏死为主，主要临床表现是发热、出血及肾脏损害。典型病例的临床经过可分为发热期、低血压期、少尿期、多尿期和恢复期。汉坦病毒对血管内皮细胞和免疫细胞有较强的侵袭力，其致病机制与下列两种因素有关：①病毒在血管内皮细胞内增殖，直接损伤小血管和毛细血管，影响其舒缩功能，导致血管通透性增高和微循环障碍。②病理性免疫反应加重损伤，如病程早期出现的免疫复合物可沉积于血管和肾小球基底膜等处，通过Ⅲ型超敏反应机制导致沉积部位损伤。病后可获得持久免疫力。

（三）防治原则

预防应采取有效措施灭鼠，加强实验动物管理，易感者可接种灭活疫苗。

第五节 疱 疹 病 毒

疱疹病毒科（Herpesviridae）包括一群中等大小、结构相似、有包膜的 DNA 病毒，现已发现 110 多种。与人类感染有关的疱疹病毒称为人疱疹病毒（human herpes viruses，HHV），主要有单纯疱疹病毒 1 型（人疱疹病毒 1 型）、单纯疱疹病毒 2 型（人疱疹病毒 2 型）、水痘－带状疱疹病毒（人疱疹病毒 3 型）、EB 病毒（人疱疹病毒 4 型）、巨细胞病毒（人疱疹病毒 5 型）等。其共同特点是：①病毒呈球形，直径 120～300nm；核心为双链 DNA，衣壳为 20 面立体对称，衣壳外有包膜和刺突。②除 EB 病毒、人疱疹病毒 6 型和 7 型外，人疱疹病毒均能在人二倍体细胞内复制，产生明显的细胞病变。③病毒感染宿主细胞可表现为增殖性感染和潜伏性感染两种情况。

一、单纯疱疹病毒

单纯疱疹病毒（herpes simplex virus，HSV）有 HSV－1 和 HSV－2 两个血清型，二者 DNA 的同源性约为 50%。家兔、豚鼠、小鼠等多种动物对 HSV 易感，在兔肾、人胚肾和猴肾等多种原代和传代细胞中能增殖并引起细胞病变。

HSV 在人群中感染较广泛，患者和健康带毒者是传染源。HSV－1 主要通过直接或间接接触传播，主要感染口腔、皮肤、黏膜、眼结膜、角膜及中枢神经系统；HSV－2 多经性接触感染，主要侵犯生殖器官及生殖道黏膜。HSV 感染可表现为下列几种情况：①原发感染。HSV－1 的原发感染多见于出生 6 个月以后的婴幼儿，多数为隐性感染。显性感染最常引起龈口炎，还可引起疱疹性角膜炎、疱疹性湿疹和疱疹性脑炎等。HSV－2 的原发感染主要引起生殖器疱疹。②潜伏感染与复发。人体受 HSV 原发感染后很快产生特异性免疫，能清除大部分病毒，但少量病毒可沿感觉神经到感觉神经节内潜伏起来。以后可因发热、月经、日晒、寒冷、某些微生物感染等非特异性诱因，潜伏的病毒被激活、重新增殖，再沿感觉神经纤维轴索下行至神经末梢支配的上皮细胞内继续增殖，引起复发性局部疱疹。③先天性感染及新生儿感染。孕妇原发感染 HSV－1 或潜伏感染的病毒被激活，病毒可经胎盘感染胎儿，引起流产、早产、死胎或胎儿畸形等。孕妇如患生殖器疱疹，在分娩时新生儿可经产道感染而发生新生儿疱疹。

感染 HSV 后机体形成的特异性体液免疫和细胞免疫对机体有一定保护作用，但二者均不能清除潜伏的病毒和阻止复发。

预防尚无理想方法，避免与患者接触可减少感染机会。疱疹净（5－碘脱氧尿嘧啶核苷）、无环鸟苷等滴眼对疱疹性角膜炎有效；无环鸟苷对唇疱疹、疱疹性脑炎、生殖器疱疹等有一定疗效，但不能防止潜伏感染的再发。

二、水痘－带状疱疹病毒

水痘－带状疱疹病毒（varicella－zoster virus，VZV）可引起水痘和带状疱疹。VZV 只有一个血清型，能在人或猴的成纤维细胞中缓慢增殖而引起局灶性细胞病变。

传染源多为患者，主要经呼吸道侵入机体；先在局部淋巴结细胞内增殖，随后经血流到达肝、脾等脏器大量增殖后，再次入血形成第二次病毒血症，再随血流扩散到全身皮肤。约经 2 周左右潜伏期，全身皮肤出现斑丘疹、水疱疹，并可发展为脓疱疹。水痘愈后，少量病毒可长期潜伏在脊髓后根神经节和颅神经的感觉神经节内。中年以后，当机体细胞免疫力下降或受发热、冷、药物等因素的影响，潜伏的病毒被激活，沿神经轴突到达所支配的皮肤细胞内增殖，在皮肤上沿着该条感觉神经的通路发生呈带状排列的疱疹，故称带状疱疹。好发部位为胸、腹和面部。

患水痘后，机体可产生持久免疫力，极少再患水痘；但特异性免疫不能清除潜伏于神经节内的 VZV，故不能阻止发生带状疱疹。

免疫功能低下儿童可接种 VZV 减毒活疫苗进行预防；无环鸟苷、阿糖腺苷及大剂量的干扰素能限制水痘及带状疱疹的发展和缓解局部症状。

第六节 人类免疫缺陷病毒

人类免疫缺陷病毒（human immunodeficiency virus，HIV）是引起获得性免疫缺陷综合征（acquired immunodeficiency syndrome，AIDS；艾滋病）的病原体。艾滋病是 1983 年法国巴斯德研究所等首次确诊报告的一种严重的病毒性传染病。由于艾滋病潜伏期长、传播快、病死率高，目前尚无特效预防及治疗方法，已引起全世界的重视。

（一）生物学性状

1. 形态与结构 HIV 属逆转录病毒科（Retroviridae），可分为 HIV－1 和 HIV－2 两型。HIV 呈球形，有包膜，直径 100～120nm。核心为两条相同的正单链 RNA 构成的双体结构，并含有逆转录酶、核酸内切酶等。基因组全长约 9200bp，含有 env、gag、pol 3 个结构基因和 tat、rev、nef、vif、vpr 和 vpu6 个调控基因。其中 gag 基因编码病毒核心蛋白（P7、P17、P24），env 基因编码包膜蛋白（gp120、gp41），pol 基因编码病毒复制所需的酶类（P61 或 P51、P11、P32）。gp120 肽链上有高易变区，在不同株的 HIV 中其高易变区氨基酸序列不同，从而表现出 HIV 的高度变异性，为疫苗的研制带来困难。核衣壳为双层，内层主要是 P24 衣壳蛋白，外层为 P17 内膜蛋白。最外层是脂质双层包膜。包膜中嵌有两种病毒糖蛋白（gp120 和 gp41），前者构成刺突，后者为跨膜蛋白。（图 19－4）

2. HIV 的复制 某些细胞表面的 CD4 分子是 HIV 的受体，病毒通过刺突糖蛋白（gp120）与宿主细胞膜表面的 CD4 分子结合，经跨膜糖蛋白（gp41）介导与宿主细胞膜融合后，核衣壳进入细胞。以病毒 RNA 为模板，在逆转录酶的作用下，经逆向转录产生互补的负链 DNA，再形成双链 DNA。在病毒整合酶的作用下，病毒的基因组整合到宿主细胞基因组中形成前病毒。当各种因素刺激前病毒活化而进行自身转录时，由病毒 DNA 转录形成子代病毒 RNA 和 mRNA，后者在细胞的核蛋白体上翻译出子代病毒蛋白。再将 RNA 和衣壳蛋白装配成核衣壳。核衣壳以出芽方式从宿主细胞膜上获得包膜，形成完整的子代病毒并释放到细胞外。

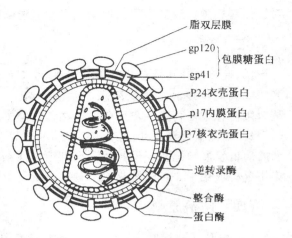

图 19 – 4　人类免疫缺陷病毒结构模式图

3．培养特性　HIV 可感染膜表面有 CD4 分子的 T 细胞和巨噬细胞，常用新分离的正常人 T 细胞或人 T 淋巴细胞传代适应株（如 H9）培养，HIV 增殖后细胞出现不同程度的病变。恒河猴和黑猩猩能感染 HIV，但动物的临床症状与人艾滋病不同。

4．抵抗力　HIV 对理化因素的抵抗力不强，56℃加热 30 分钟或用 0.5% 次氯酸钠、10% 漂白粉、70% 乙醇、0.3% H_2O_2、1% 戊二醛或 5% 来苏尔等消毒剂处理 10 分钟，均能灭活病毒。

（二）致病性与免疫性

1．传染源和传播途径　艾滋病患者和 HIV 无症状携带者是传染源。病毒存在于血液、精液、阴道分泌物、唾液、乳汁、骨髓液、脑脊髓液、泪液及某些组织细胞中。主要传播方式有三种：①性传播。包括同性或异性间的性行为。②血源性传播。包括输注含有 HIV 的全血或血制品，移植感染者的组织器官或骨髓，人工授精，使用污染 HIV 的医疗器械等。③母婴传播。包括经胎盘、产道或哺乳等方式。

2．致病机制　HIV 侵入人体后，能选择性地侵犯表达 CD4 分子的细胞，其中主要是辅助性 T 细胞（Th）。单核 – 巨噬细胞、树突状细胞等也可表达少量 CD4 分子，故 HIV 也可侵犯这些细胞。初期 HIV 在 CD4$^+$的 T 细胞和单核 – 巨噬细胞中大量增殖并扩散，患者出现原发感染急性期的症状，如发热、咽炎、淋巴结肿大等。几周后，仅有少量病毒在细胞内低水平持续复制，大部分 HIV 以前病毒的形式整合于宿主细胞的染色体内，进入长时间的无症状潜伏期。当机体受到某些因素激发，HIV 在细胞内大量复制并造成免疫系统进行性损害时，进入艾滋病相关综合征期，患者出现发热、盗汗、疲倦、慢性腹泻和持续性淋巴结肿大等症状。病情进一步进展，患者合并机会感染或并发恶性肿瘤（如 Kaposi 肉瘤和恶性淋巴瘤等），发展为典型艾滋病。HIV 可能主要通过对 CD4$^+$细胞的直接破坏，诱导 CD4$^+$细胞凋亡，以及病理性免疫反应所致 CD4$^+$细胞损伤等机制导致 CD4$^+$细胞数量减少。HIV 感染所致免疫损害的特点是以 CD4$^+$细胞缺损和功能障碍为中心的严重免疫缺陷，主要表现为细胞免疫功能低下、体液免疫功能异常和免疫调节功能紊乱等。

机体在 HIV 感染过程中能产生多种高滴度的抗 HIV 蛋白抗体和特异性细胞免疫应答，

对机体有轻微的保护作用，但均不能彻底清除体内的病毒，也不能阻止病情的发展。

（三）微生物学检查

1. 检测抗体 一般感染 HIV 后 1~3 个月即可检出抗 HIV 抗体。可选用 ELISA、免疫荧光法或放射免疫测定法检测患者血清中 HIV-1 和 HIV-2 的抗体。由于存在假阳性反应，故对阳性标本需再进一步用免疫印迹实验等予以确认。

2. 检测病毒核酸和抗原 用 RT-PCR 法检测血浆中 HIV 的 RNA，多用于监测 HIV 感染者的病情发展情况及评价药效，也可用核酸杂交法检测细胞中的前病毒 DNA 以判断潜伏感染情况；或用 ELISA 法检测 HIV 的核心蛋白 P24 抗原。

（四）防治原则

HIV 疫苗正在研制中。一般性预防措施主要是加强宣传教育，普及预防知识，取缔娼妓，避免婚外性行为，抵制吸毒，以及加强血源、移植器官的筛选与管理等。

目前临床用于治疗艾滋病的药物主要有三类：①核苷类逆转录酶抑制剂。如叠氮胸苷（AZT）、双脱氧胞苷（ddC）、双脱氧肌苷（ddI）和拉米夫定（3TC）等。②非核苷类逆转录酶抑制剂。如德拉维拉丁（delaviradine）和耐维拉平（nevirapine）等。以上两类药物能干扰病毒 DNA 的合成。③蛋白酶抑制剂。能通过抑制 HIV 蛋白水解酶的活性而影响其成熟和释放，如赛科纳瓦（saquinavir）和瑞托纳瓦（ritonavir）等。此外，还可把 IFN-γ 和 IL-2 等免疫调节剂用于艾滋病的辅助治疗。

第七节 狂 犬 病 病 毒

狂犬病病毒（rabies virus）是狂犬病的病原体。狂犬病是一种侵犯中枢神经系统的人畜共患性疾病，人主要是被患病或带毒动物咬伤而感染。

（一）生物学性状

病毒呈子弹状，大小约（75~80）nm×180nm。核心为负单链 RNA、核蛋白、多聚酶和基质蛋白，衣壳蛋白呈螺旋排列，其表面的包膜上有许多糖蛋白刺突。狂犬病病毒能感染犬、猫、狼、狐狸、牛、羊、小鼠等多种动物；能在地鼠肾细胞、人二倍体纤维母细胞等多种细胞中增殖，一般不引起细胞病变。

对理化因素的抵抗力不强。易被热（60℃，30 分钟）、甲醛、碘、乙醇等灭活，肥皂水和去垢剂等对病毒也有灭活作用。

（二）致病性与免疫性

狂犬病主要在家畜及野生动物中传播。在动物发病前 5 天，其唾液中即可含有病毒。人被带毒动物咬伤后，病毒经伤口进入人体，亦可因破损的皮肤、黏膜接触含病毒的物质而感染。

　　病毒进入机体后，先在入侵部位的肌纤维细胞中增殖，再由神经末梢沿神经轴索上行至中枢神经系统，在神经细胞内增殖并引起中枢神经系统损伤，然后沿传出神经扩散至唾液腺、泪腺、角膜、鼻黏膜、心肌、骨骼肌、肝、肺和肾上腺等部位，引起唾液腺等非神经组织感染。发病后病死率极高。

　　狂犬病病毒的糖蛋白和核蛋白能刺激机体产生中和抗体和细胞免疫，在接种狂犬病疫苗后的特异性抗感染免疫中起重要作用。

（三）防治原则

　　捕杀野犬，给家犬接种狂犬疫苗。人被动物咬伤或抓伤后，应尽快采取以下预防措施：①认真处理伤口：立即用20%肥皂水或0.1%新洁尔灭或清水充分冲洗伤口，再用70%酒精和碘酒消毒。②注射免疫血清：伤口周围与底部浸润注射，肌注高效价抗狂犬病病毒血清或人抗狂犬病免疫球蛋白。③接种疫苗：由于狂犬病的潜伏期多较长，所以人被动物咬伤后，除应注射免疫血清外，还应尽早接种疫苗，使机体在发病前产生免疫力。兽医、动物管理人员等有接触病毒危险的人员亦应接种疫苗。

第八节　其他致病性病毒

　　除前面所介绍的病毒外，能引起人类致病的病毒种类还很多，见表19-6。

表19-6　　　　　　　　　　　　　　　其他致病性病毒

病毒名称	主要生物学性状	致病性与免疫性特点	防治原则
轮状病毒（rotavirus）	球形，核酸为双链RNA，其外有双层衣壳，内衣壳的壳粒沿病毒核心边缘呈放射状排列，形如车轮的辐条。分A~G 7个组	A、B、C 3组轮状病毒能引起人类和动物腹泻，其中以A组引起的6个月~2岁婴幼儿的急性胃肠炎最为常见，主要经粪-口途径传播，多在秋冬季流行。大龄儿童和成人感染A组轮状病毒后，多为隐性感染。病后免疫力不持久	预防主要是控制传染源，切断传播途径。疫苗尚在研制中
登革病毒（dengue virus）	球形，直径40~50nm。核酸为RNA，衣壳为20面立体对称，有包膜和刺突。有1~4四个血清型	登革热的病原体。病毒随蚊叮咬进入人体，在局部毛细血管内皮细胞和单核细胞中增殖，然后随血流播散，引起发热、肌肉和关节酸痛、淋巴结肿大及皮肤出血、休克等	预防主要是防蚊灭蚊。疫苗正在研制中
EB病毒（Epstein-Barr virus，EBV）	形态、构造与其他疱疹病毒相似。是一种嗜B细胞的病毒，在细胞内增殖后受染细胞可出现EBV抗原	传染源是患者和隐性感染者，通过呼吸道和输血传播。EBV侵入人体在鼻咽部上皮细胞内增殖后，再感染B细胞，通过B细胞播散至全身。EBV能促进B细胞分裂增殖和抑制其凋亡。主要引起传染性单核细胞增多症，与非洲儿童恶性淋巴瘤和鼻咽癌也有密切关系	尽量避免与传染性单核细胞增多症患者接触

续表

病毒名称	主要生物学性状	致病性与免疫性特点	防治原则
巨细胞病毒 （cytomegalovirus，CMV）	形态、构造与其他疱疹病毒相似。人CMV只能感染人，能在人的成纤维细胞等细胞中缓慢增殖，形成巨大细胞，核内有大型嗜酸性包涵体	通过口腔、生殖道、胎盘、输血和器官移植等多种途径传播。初次感染多见于2岁以下的幼儿和胎儿，多为隐性感染。初次感染后，CMV可在唾液腺、乳腺、肾脏、白细胞等细胞中长期潜伏，当机体免疫功能低下时引起复发感染，发生肺炎、视网膜炎和脑膜脑炎等。输入含有大量CMV的血液可发生输血后单核细胞增多症等。子宫内感染约5%~10%可导致肝脾肿大、黄疸、畸形、流产或死胎等	目前在研制亚单位疫苗。有人报告用丙氧鸟苷、磷甲酸、高价免疫球蛋白和干扰素治疗CMV感染有效
人类嗜T细胞病毒 （human T - cell lymhotropic virus，HTLV）	球形，直径约100nm。核酸为RNA，衣壳为20面立体对称，有包膜和刺突。有HTLV - Ⅰ和HTLV - Ⅱ 2个型	通过输血、注射、性交、胎盘、产道和哺乳等途径传播。人体感染病毒后多为长期无症状潜伏感染，少数人发病。HTLV - Ⅰ主要引起成人T细胞白血病，还能引起热带下肢痉挛性瘫痪和B淋巴细胞瘤；HTLV - Ⅱ可引起慢性CD4⁺细胞淋巴瘤	据报道，叠氮胸苷（AZT）对T细胞白血病有一定疗效
人乳头瘤病毒 （human papillomavirus，HPV）	球形，直径52~55nm。核酸为双链环状DNA，衣壳为20面立体对称，无包膜。现已发现70多型	主要通过直接接触患者的病损部位或接触带毒物品传播。HPV只在感染部位的皮肤黏膜中复制，诱导上皮增殖，表皮变厚，并伴有棘层细胞增生和表皮角化而形成皮肤乳头状瘤，也称之为疣。不同型的HPV侵犯的部位和所致的疾病也不尽相同，常见的疾病有跖疣、寻常疣、扁平疣、尖锐湿疣等	可在疣体局部外涂5%5-氟尿嘧啶等，或用激光、冷冻、手术除去疣体。小的皮肤疣一般无需处理

附：朊　　粒

　　朊粒（Prion）与微生物不同，其本质是由正常宿主细胞基因编码的、构象异常的蛋白质，称为朊蛋白（prion protine，PrP），又称朊病毒或传染性蛋白粒子，是医学生物学领域中至今尚未彻底弄清的一种蛋白质传染因子。

　　朊粒是一种疏水性糖蛋白，不含核酸和脂类。近年发现有两种分子构型不同的朊蛋白：一种为细胞朊蛋白（cellular PrP，PrPᶜ），是正常基因的产物，存在于正常组织和感染动物的组织中，对机体无害；其肽链的三维结构具有4个α螺旋，没有β折叠。另一种称为羊痒疫朊蛋白（scrapie prion protine，PrP^{sc}），仅存在于感染动物的组织中，有致病性和传染性；其肽链的 2 个 α 螺旋转换为 4 个 β 折叠。

朊粒的传播途径和致病机制尚不完全清楚，其特点是潜伏期长，引起致死性中枢神经系统的慢性退行性疾患。病理特点是大脑皮质的神经元退化、空泡变性，神经细胞弥漫性缺失，形成淀粉样斑块，脑组织呈海绵状改变等。患者出现痴呆，共济失调，震颤等症状。现已发现由朊粒引起的人类疾病有库鲁病、克－雅病和克－雅病变种、格斯特曼综合征以及致死性家庭失眠症。此外，朊粒还能引起羊瘙痒病和牛海绵状脑病（俗称疯牛病）等动物疾病。

第二十章

真 菌 学

真菌（fungus）是一类真核细胞型微生物，具有典型的细胞核和完善的细胞器。不含叶绿素，无根、茎、叶的分化。真菌在自然界分布广泛，种类繁多，约有 10 余万种。绝大多数真菌对人类无害，有些真菌可用于生产抗生素和酿酒等。但也有些真菌可使食品、衣物、药材、药物制剂及农副产品霉变，少数真菌还可引起人类疾病，甚至与肿瘤的发生有关。近年来真菌感染有明显上升的趋势，这可能与滥用抗生素引起菌群失调和应用激素及抗癌药物导致免疫力低下有关。

第一节 真菌学概述

一、真菌的生物学性状

（一）形态与结构

真菌比细菌大几倍至几十倍，用普通光学显微镜放大数百倍就可观察到。结构比细菌复杂。真菌的细胞壁缺乏构成细菌细胞壁的肽聚糖，主要由多糖与蛋白质组成。其外层坚韧性主要为几丁质与 β-葡聚糖组成的微细纤维骨架和不定形多糖基质构建的致密结构，故真菌不受青霉素或头孢菌素的作用。真菌的细胞膜与细菌的区别在于真菌含固醇而细菌无。

真菌可分单细胞真菌和多细胞真菌两大类。单细胞真菌呈圆形或椭圆形，如酵母菌（yeast）。多细胞真菌由菌丝和孢子组成，菌丝延伸分支，有的菌丝上长出孢子，交织成团，称丝状菌（filamentous fungus）或霉菌（mold）。（图 20-1）

1. 菌丝（hyphe） 多细胞真菌的孢子在适宜环境下，由孢子长出芽管，芽管延长呈丝状，称为菌丝。菌丝继续生长和分支，形成菌丝体（mycelium）。菌丝体按功能可分为：①营养菌丝，即菌丝深入被寄生物体或培养基中吸取和合成营养物质的菌丝。②气生菌丝，即指向上生长的菌丝。③生殖菌丝，即产生孢子的气生菌丝。菌丝还可按其结构分为有隔和无隔菌丝两类。有隔菌丝的菌丝，在一定间距有横隔膜，将菌丝分成许多细胞。大多数致病性真菌均有隔膜，隔膜中有小孔，允许胞质流通；无隔菌丝的菌丝，无横隔将其分段，整条菌丝为一个多核的单细胞。

菌丝可有多种形态：螺旋状、球拍状、结节状、鹿角状和梳状等。不同种类的真菌可有不同形态的菌丝，有助于鉴别。（图 20-2）

2. 孢子（spore） 是真菌的繁殖结构，一条菌丝可以形成多个孢子。在合适环境条件

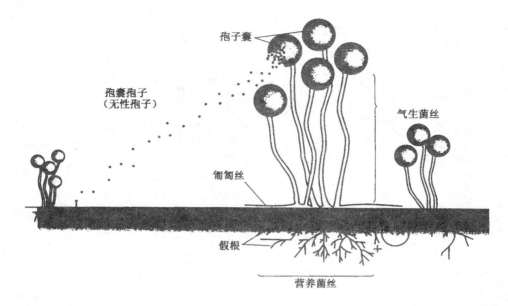

图 20 - 1　多细胞真菌示意图

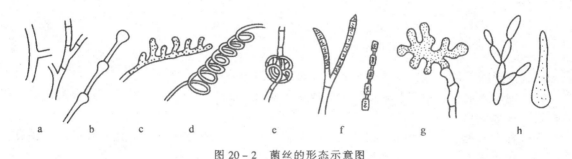

图 20 - 2　菌丝的形态示意图

a. 单纯菌丝　b. 球拍状菌丝　c. 破梳状菌丝　d. 螺旋状菌丝　e. 结节菌丝

f. 鹿角状菌丝　g. 关节菌丝　h. 假菌丝

下，孢子可发芽伸出芽管，发育成菌丝。真菌的孢子与细菌的芽胞不同，其抵抗力不强，加热60℃～70℃短时间即可死亡。真菌孢子可分无性孢子和有性孢子两大类。

（1）**无性孢子**：指真菌不经过有性繁殖，由菌丝上的细胞分化或出芽生成。无性孢子根据形态可分为3种。（图20 - 3）

①分生孢子：由菌丝末端细胞分裂或收缩形成，或菌丝侧面出芽形成。分生孢子又可分大分生孢子与小分生孢子两种：大分生孢子体积较大，内分隔成多个细胞，呈梭状、棍棒状或梨状；小分生孢子较小，每个孢子只有一个细胞，呈圆形或卵圆形。

②叶状孢子：由菌丝或菌体细胞直接形成。如芽生孢子，由菌体细胞通过发芽形成的圆形或卵圆形真菌细胞。若芽伸长而不与母细胞脱离，则称为假菌丝；厚膜孢子，由菌丝细胞浆浓缩和胞壁增厚而成。条件合适时，厚膜孢子可出芽繁殖；关节孢子，菌丝细胞壁变厚，

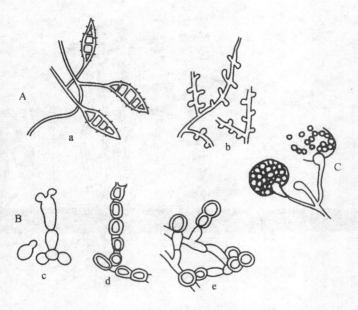

图 20－3　真菌的无性孢子形态示意图
A．分生孢子　a．大分生孢子；b．小分生孢子
B．叶状孢子　c．芽生孢子；d．关节孢子；e．厚膜孢子
C．孢子囊孢子

形成长方形的节段，这种孢子容易脱落飞扬而随空气转播。

③孢子囊孢子：由菌丝末端膨大生成孢子囊，内含许多孢子，孢子成熟则破囊而出，如毛霉、根霉等。

（2）有性孢子：是由同一菌体或不同菌体上的 2 个细胞融合经减数分裂形成。主要有卵孢子、接合孢子、子囊孢子和担孢子。（图 20－4）

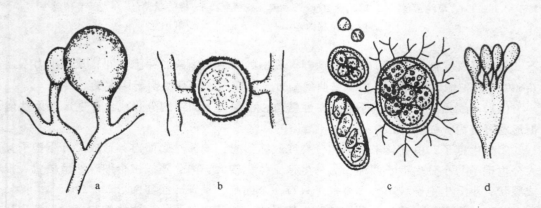

图 20－4　真菌有性孢子的四种形态
a．卵孢子　b．接合孢子　c．子囊孢子　d．担孢子

（二）培养特性

真菌的营养要求不高，常用沙保（Sabouraud）培养基培养，该培养基主要含有 1% 蛋白胨、4% 葡萄糖和 2% 琼脂。培养真菌最适宜的酸碱度是 pH 4.0 ~ 6.0，浅部感染真菌的最适温度为 22℃ ~ 28℃，如皮肤癣菌在沙保培养基上需要培养 1 ~ 2 周才出现典型菌落。但多数真菌在沙保培养基上生长迅速。培养真菌需较高的湿度与氧。真菌的菌落有酵母型、酵母样和丝状菌落 3 种。

（三）抵抗力

真菌对热的抵抗力不强，60℃，1 小时即可被杀死，但对干燥、阳光、紫外线及一般消毒剂有较强的抵抗力。实验显示紫外线对丝状真菌与念珠菌在距离 1m 处照射 30 分钟才杀死。对 2% 石炭酸、2.5% 碘酊、0.1% 升汞或 10% 甲醛溶液较敏感。对常用的抗细菌感染的药物均不敏感；灰黄霉素、制霉菌素 B、二性霉唑、克霉素、酮康唑、伊曲康唑等对多种真菌有抑制作用。

二、真菌的致病性与免疫性

（一）致病性

真菌对人类的感染主要表现为亚急性和慢性感染，不同种类的真菌可以不同形式致病，主要有真菌性感染、真菌毒素中毒、真菌变态反应和真菌毒素致癌等 4 种类型。

1. 致病性真菌感染　主要是外源性真菌感染，如孢子丝菌、组织胞浆菌（histoplasma）等侵入人体遭吞噬细胞吞噬后，不被杀死而能在细胞内繁殖，引起组织慢性肉芽肿炎症和坏死。

2. 条件致病性真菌感染　主要是内源性真菌感染，如念珠菌、隐球菌、曲霉菌和毛霉菌。这些真菌的致病性不强，只有在机体免疫力降低时才发生，如肿瘤、糖尿病、免疫缺陷、长期应用广谱抗生素、皮质激素、放射治疗等过程中易继发感染。

3. 真菌超敏反应性疾病　真菌超敏反应性疾病属迟发型变态反应，是在病原性真菌的基础上发生的，与真菌病的发生发展有着直接或间接的关系。如敏感体质者在接触、吸入或食入某些真菌菌丝或孢子时可引起各种类型的超敏反应，临床表现有皮肤真菌性变态反应、呼吸道真菌性变态反应和消化道真菌性变态反应。如荨麻疹、过敏反应性皮炎、过敏性鼻炎、过敏性胃肠炎等。

4. 真菌毒素与疾病　某些真菌污染食品或饲料并产生毒性代谢产物即真菌毒素（mycotoxin），人和动物食后可发生急性或慢性中毒。这部分真菌称为产毒真菌。目前已知产毒真菌有 150 种以上，真菌毒素已近 200 多种。有的真菌本身就含有有毒物质，如毒蕈类；另一部分是在生长繁殖过程中分泌出毒性物质，当人或动物摄入这些真菌毒性物质即可引起急性或慢性中毒。

（1）真菌性中毒症：有些真菌在粮食或饲料上生长，人、畜食后可导致急性或慢性中毒，称为真菌中毒症（mycotoxicosis）。能引起人或动物中毒的微观产毒真菌主要有镰刀菌属中禾谷镰刀菌、小麦赤霉菌、梨抱镰刀菌、拟枝镰刀菌、雪腐镰刀菌等；曲霉菌属中的黄曲霉、杂色曲霉、赭曲霉毒以及青霉菌属中的黄绿青霉、桔青霉、岛青霉等。其中毒性最强的真菌毒素有黄曲霉毒素、赭曲霉毒素、黄绿青霉毒素、红色青霉毒素及青霉酸等。产毒真菌不仅能在自然界中，如粮食、食品和饲料中繁殖产生毒素，还能进入人或动物体内，不断产生毒素引起疾病。例如，从人体鼻窦原发性曲霉瘤中分离出黄曲霉，经证明能产生黄曲霉毒素，同时患曲霉瘤病人的血清能和黄曲霉抗原发生沉淀反应。有动物实验证明，黄曲霉菌能在蛙体内产生黄曲霉毒素。

产毒真菌所产生的毒性物质根据损害机体的主要部位及病变特征的不同，可分为肝脏毒、肾脏毒、造血组织毒及超敏反应性物质等。实际上，许多真菌毒素的作用部位是多器官性的。过去把直观真菌引起的中毒列为植物性自然中毒，以毒蕈类最为多见，占该类中毒的70％。现在认为，直观真菌引起的中毒，应归属于产毒真菌中毒。蘑菇毒素也分为胃炎毒、神经精神毒、溶血毒、肝脏毒和光过敏皮炎毒等。

真菌中毒症与一般细菌性或病毒性疾病不同，主要特征是：①无传染性；② 一般药物与抗生素治疗无效；③与特定食物或饲料有关；④有一定地区性与季节性。

（2）真菌毒素与肿瘤：近年来不断发现有些真菌产物和肿瘤有关，目前已知 18 种真菌毒素可引起实验动物的恶性肿瘤。近年研究最多的是黄曲霉毒素，已确认具有致癌作用。黄曲霉毒素是一种双呋喃氧杂萘邻酮衍化物，毒性很强，小剂量即有致癌作用。根据荧光分析有 20 多种衍化物，其中 B1 致癌作用最强，B2 次之。大鼠口服 B1 后易被吸收，在肝脏迅速达到高峰。B1 与细胞 RNA 和 DNA 结合能力很强，抑制细胞 RNA 与 DNA 的合成，与致癌有一定关系。在肝癌高发区的花生、玉米、油粮作物中，黄曲霉污染率很高，含量可高达 lppm。大鼠实验饲料中含 0.015ppm 即可诱发肝癌。其他致癌的真菌毒素还有储曲霉产生的黄褐毒素也可诱生肝肿瘤，镰刀菌 T－2 毒素可诱发大鼠胃癌、胰腺癌、垂体和脑肿瘤，展青霉毒素可引起局部肉瘤等。

（二）免疫性

1．非特异性免疫　真菌感染的发生与机体的天然免疫状态有关。正常情况下皮肤对皮肤癣菌有一定的屏障作用，皮脂腺分泌的不饱和脂肪酸有杀真菌作用。学龄前儿童皮脂腺发育不完善，头皮分泌的不饱和脂肪酸较成人少，因而易感染头癣；成人的趾间和足底无皮脂腺，是易发生足癣的原因之一。正常菌群中白色念珠菌是口腔、肠道、阴道的正常菌群成员，正常情况下与其他菌群间互相拮抗而不能大量繁殖。长期应用广谱抗生素可破坏其拮抗关系，引起白色念珠菌感染。真菌进入机体后，易被单核巨噬细胞及中性粒细胞吞噬，但被吞噬的真菌孢子可在细胞内繁殖，刺激组织增生，引起细胞浸润，形成肉芽肿。

2．特异性免疫　真菌感染的恢复一般认为主要与机体细胞免疫有关。临床观察到由各种原因所致免疫功能低下者，如肿瘤、白血病患者，其白色念珠菌病的发病率显著增高；艾滋病患者若继发真菌感染，可导致死亡。特异性抗体在真菌感染恢复中也有一定作用。检测真菌感染后的相应抗体，对深部真菌感染的诊断有一定的意义。

三、真菌的微生物学检查法

各种真菌具有一定的形态结构，一般可以通过直接显微镜观察和真菌培养观察菌落进行鉴定。

浅部感染真菌的检查可用 70% 乙醇棉球擦拭局部后取皮屑、毛发、指（趾）甲屑等角质标本。深部感染真菌的检查可根据病情取血液、脑脊液等标本。

1. 直接镜检 皮屑、毛发、指（趾）甲屑等角质标本，置玻片上。滴加 10% KOH 少许，以盖玻片覆盖后在火焰上微微加温，使被检组织中的角质软化。轻压盖玻片，制成薄透明标本，然后在低倍或高倍镜下检查。若见菌丝或孢子，即可初步诊断患有皮肤癣菌感染。

2. 分离培养 直接镜检不能确诊时应作真菌培养。皮肤、毛发、甲屑标本经 70% 乙醇或 2% 石炭酸浸泡 2～3 分钟杀死杂菌，无菌盐水洗净后接种于含放线菌酮和氯霉素的沙保培养基上，25℃～28℃数日至数周，观察菌落特征。再以此菌落微小培养后，在光镜下观察菌丝及孢子的特征，作为鉴定真菌的参考。

四、真菌感染的防治原则

目前尚无特异性预防，故强调一般性预防。皮肤癣菌的预防主要是注意皮肤卫生，避免直接或间接与病人接触。预防足癣要保持鞋袜干燥，透气性好，防止真菌孳生，或以含甲醛棉球置鞋内杀菌后再穿。局部治疗使用咪康唑霜等抗真菌药物。

对深部真菌感染目前还缺乏高效、安全、理想的抗真菌药物。口服抗真菌药物有：二性霉素 B、制霉菌素、咪康唑（miconazole）、酮康唑（ketoconazole）、氟康唑（fluconazole）和伊曲康唑（itraconazole）等，但对肾、肝、神经系统等都有一定毒性。

第二节　主要致病性真菌

一、浅部感染真菌

引起皮肤感染的真菌主要是皮肤癣菌（dermatophytes）。皮肤癣菌有嗜角质蛋白的特性，其侵犯部位主要在角化的表皮、毛发和指（趾）甲，病理变化是由真菌的增殖及其代谢产物刺激宿主引起的反应。皮肤癣菌分为毛癣菌（*Trichophyton*）、表皮癣菌（*Epider mophyton*）和小孢子癣菌（*Microsporum*）3 个属。3 个属真菌都形成有隔菌丝，在沙保培养基上容易生长，形成丝状菌落，产生大、小分生孢子及厚膜孢子。根据菌落形态、孢子形态，可进行鉴别（表20-1）。

实验室检查可取皮屑、指（趾）甲屑或毛发，经 10% KOH 消化后镜检，初步诊断有皮肤癣菌感染后，经沙保培养基培养，根据形态特点鉴定其属种。

表 20 - 1 　　　　　　　　　　　　　癣菌的种类、侵犯部位及形态特征

癣菌属名	侵犯部位			肉眼菌落外观		镜 检			
	皮肤	指甲	毛发	性状	颜色	大分生孢子	小分生孢子	厚膜孢子	菌丝
毛癣菌	+	+	+	绒絮状粉粒状或蜡样	灰,白,红紫,黄,橙棕	细长棒状,壁较薄,数目少	丛生呈葡萄状、梨状、棒状,较多见	有时可见	螺旋状、球拍状,结节状,鹿角状
表皮癣菌	+	+	-	绒絮状粉粒状	黄绿	卵圆形或粗棒状,壁较薄,数目多	无	数目较多	球拍状
小孢子菌	+	-	+	绒絮状粉粒状石膏样	灰白,橘红棕黄	纺锤状,壁较厚,数目多少不一	卵形或棒状,不呈葡状	比较常见	结节状,梳状,球拍状

二、深部感染真菌

是指能侵袭深部组织和内脏及全身感染的真菌,大多数引起慢性肉芽样炎症、溃疡和坏死。深部真菌如组织胞浆菌、球孢子菌和芽生菌引起的感染较少见,最常见的是条件致病性真菌感染,主要有以下几种:

1. 白色念珠菌（*candida albicans*）　白色念珠菌是常见的条件致病菌,又称白假丝酵母菌,常存在于正常人的口腔、上呼吸道、肠道和阴道黏膜上,当机体免疫力下降或因长期使用广谱抗生素导致菌群失调时可致病。念珠菌属中有 81 个种,其中 7 个种有致病性,白色念珠菌致病力最强。

白色念珠菌的菌体呈圆形或卵圆形,直径 3～6μm。革兰染色阳性,但着色不均匀。以出芽方式繁殖,形成芽生孢子及假菌丝。营养要求不高,在普通琼脂、血琼脂与沙保培养基上均生长良好。37℃孵育 2～3 天,形成灰白色乳酪样菌落。在玉米粉培养基上可长出厚膜孢子,白色念珠菌的假菌丝形成及厚膜孢子形成,对于鉴定致病性白色念珠菌具有重要意义。

白色念珠菌可侵犯人体皮肤黏膜浅表部位,机体抵抗力降低和菌群失调是引起感染的主要原因。例如,①皮肤黏膜感染:最常见的黏膜感染有鹅口疮、口角炎及真菌性阴道炎等;②内脏感染:主要有肺炎、支气管炎、肠炎、肾盂肾炎、脑膜炎等,严重时发展成为全身感染和败血症;③中枢神经系统感染:多由原发病灶转移而来,引起脑膜炎、脑膜脑炎、脑脓肿。

微生物学检查:脓、痰等标本可直接涂片染色镜检。皮肤、甲屑经处理后镜检。镜检必须同时观察到芽生孢子及假菌丝才能说明白色念珠菌在组织中定居,只有带假菌丝的白色念珠菌在黏膜上才有黏附力及侵袭力。必要时做芽管形成、厚膜孢子形成及动物实验。

2. 新生隐球菌（*Cryptococcus neoformans*）　在土壤中广泛存在,在鸽粪中大量存在,

正常人的体表、口腔、粪便中也可分离到此菌。新生隐球菌为圆形酵母型真菌，直径 4 ~ 12μm，外周有较厚荚膜，荚膜比菌体大 1 ~ 3 倍。用墨汁负染，可见黑色背景中有圆形透明菌体，外包透明荚膜。本菌以出芽方式繁殖，不形成假菌丝。在沙保培养基或血琼脂培养基上，于 25℃ ~ 37℃，数天后形成酵母型菌落，表面黏稠，由乳白色逐渐变为棕褐色。

新生型隐球菌可经呼吸道吸入，在肺部可引起轻度炎症。当机体免疫力下降时，可从肺部播散至其他部位，如骨、心脏、皮肤等，但最易侵犯的是中枢神经系统，引起慢性脑膜炎，表现为剧烈头痛、发热、呕吐和脑膜刺激症状。病程进展缓慢，若不早期诊断与治疗，预后较差。

微生物学检查：取可疑患者脑脊液离心沉渣，或痰、脓液等标本，加墨汁负染后镜检，若见出芽菌体外围宽厚荚膜，即可作出诊断，必要时作分离培养、生化反应及动物实验最后确诊。一般认为血清学诊断具有高度特异性与敏感性。应用 ELISA 实验与乳胶凝集实验测定脑脊液或血清中的隐球菌荚膜多糖抗原，若抗原效价持续升高，提示新生隐球菌在体内持续繁殖。

3. 曲霉菌（*Aspergillus*） 曲霉菌在自然界分布广泛，种类多，对人致病的主要是烟曲霉菌、黄曲霉菌等。曲霉菌生长快，在培养基形成丝状菌落，初为白色，后转黄绿色。镜检可见典型光滑分生孢子柄，倒立烧瓶状顶囊，顶囊上长出密集小梗与圆形小分生孢子，有助于鉴定。曲霉菌引起的疾病，称为曲霉病。最多见的是肺部曲霉病，在肺部形成肉芽肿样的真菌体，主要表现为慢性气喘。肺曲霉病死亡者多因病菌侵犯脑血管，形成血栓或脓肿。

肺超敏反应性曲霉病，主要是持续从事接触发霉干草、饲料等有关劳动的农民、工人所发生的外源性哮喘和急性、亚急性或慢性疾病，常称为"农民肺"。在翻动干草时，曲霉菌孢子被反复吸入而致敏，2 周后再次吸入，即出现气急、干咳，甚至哮喘、鼻炎等症，属 I 型超敏反应。

4. 毛霉菌（*Mucor*） 广泛分布于自然界。毛霉菌生长快，沙保培养基上形成丝状菌落，初为白色，后转灰黑色。菌丝体上可长出长短不一的孢子囊梗，末端膨大成孢子囊，内含大量孢子。在一定条件下可形成有性接合孢子。毛霉菌易侵袭机体抵抗力显著降低的病人，如糖尿病酸中毒、大面积严重烧伤、白血病等病人，可累及肺、脑和胃肠道等多个器官。

第三节　真菌与中药霉变

中草药的生药药材、各种中药制剂，都容易被真菌和其他微生物污染而变质。这主要是因为在植物性中草药表面有大量真菌和其他微生物存在，如根茎类药材带有来自土壤的真菌、放线菌和其他微生物，叶、花、果类药材也带有真菌、酵母和细菌等。同时由于许多中草药中含有蛋白质、糖类、油脂等营养物质，当夏秋季气温在 20℃ ~ 35℃，雨量较多，相对湿度 >70% 时，药材吸收水分，当含水量超过 10% ~ 15% 时，容易发生霉变。真菌在药材表面形成不同颜色的霉点，逐渐扩大，可见绒毛状、丝状、粉状斑点或斑块。成捆堆放的中草药生药药材很容易霉烂。

用中草药为原料制成的制剂，如中药煎剂、糖浆、大小蜜丸、片剂、散剂和针剂等，在制药过程中如未严密消毒或未注意无菌操作，中草药制剂就有可能被真菌和其他微生物污染，当夏秋季温湿度适宜时，中草药制剂就会霉变。如片剂、丸剂易形成白色、黄绿或黑褐色斑点、斑块，水煎剂易变酸，表面有一层菌膜，底部有沉淀；糖浆表面形成菌膜；针剂药液中可见絮状菌团。引起中草药制剂霉变的常见真菌有：

1. 毛霉属（Mucor） 属于藻菌纲，毛霉目，毛霉科。在空气和土壤中有大量毛霉的孢囊孢子存在，可引起中草药霉变。毛霉菌丝发达，繁殖快，菌丝不分隔，含有几个核，为多核单细胞。菌丝顶端膨大形成圆形、柱形或犁头形囊轴，连在孢子囊柄上，围绕囊轴形成黑色孢子囊，孢子囊中长出很多无性孢囊孢子。孢子囊成熟后破裂释放出黑褐色、表面光滑的孢囊孢子。每个孢囊孢子又可出芽长出新的菌丝体。毛霉菌当雌雄配子相结合时，也可通过有性生殖，形成接合孢子。（图 20 - 5）

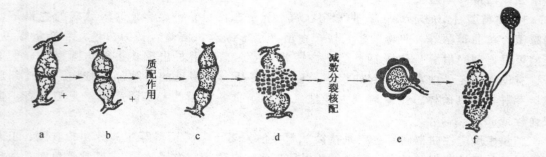

图 20 - 5 真菌的有性繁殖
a. 原配子囊　b. 配子囊　c. 幼接合孢子　d. 成熟接合孢子　e. 接合孢子萌发　f. 芽生子囊

2. 根霉属（Rhizopus） 属于藻菌纲，毛霉目，毛霉科。菌丝无隔，为单细胞，交错形成疏松的絮状菌落，生长迅速，蔓延覆盖整个培养基。根霉有一部分菌丝呈弧形，在培养基表面生长，称为匍匐菌丝，其上有节，接触培养基处伸入培养基内呈分支状生长，称为假根，为根霉的重要特征。假根着生处向上长出直立的孢子囊柄，柄的顶端膨大为孢子囊，黑色较大，底部有半球形囊轴，孢子囊内形成大量球形孢囊孢子，成熟后，囊壁破裂，孢子随气流散布，孢囊孢子又可出芽长出新的菌丝体。根霉菌当雌雄配子相结合时，也可通过有性生殖产生接合孢子。根霉菌分解淀粉的能力强，能把淀粉转化成糖；含淀粉多的中药材，更易由根霉菌引起霉变。

3. 犁头霉属（Absidia） 属于毛霉目，毛霉科。犁头霉也产生弧形匍匐菌丝，向四周蔓延，与培养基接触形成假根。其孢子囊柄不是从假根长出而是散生在匍匐菌丝间，这是与根霉区别点。孢子囊顶生，犁形，较小，孢囊孢子无色，也较小。有性生殖在匍匐菌丝上产生接合孢子。犁头霉广泛分布于土壤、空气中，可引起中草药霉变。

4. 曲霉属（Asperfillus） 曲霉菌菌丝有隔，为多细胞。气生菌丝可分化生成分生孢子柄，其顶端膨大形成球形的顶囊，顶囊表面以辐射状生出一层或两层小梗，在小梗上长出一串串球形的小分生孢子。曲霉菌在生长繁殖过程中可根据菌种不同产生不同的颜色，如黄、绿、橙、褐、黑等各种颜色。曲霉菌在分生孢子柄的底部接触培养基处菌丝壁较厚，形成足细胞，并伸展连接营养菌丝体（图 20 - 6）。少数曲霉菌也可通过有性生殖，形成子囊和子囊孢子。曲霉菌广泛分布于空气、土壤、谷物上，可引起中药材霉变，其中有些曲霉还能产生毒素、致癌变。

5. 青霉属（*Penicillium*） 青霉菌丝有隔，为多细胞，无足细胞。分生孢子柄的顶端不膨大，无顶囊，但有多次分支，形成小梗，小梗顶端长出成串球形的小分生孢子，形似扫帚状，呈蓝绿色（图 20 - 7）。少数青霉菌种也可通过有性生殖，形成子囊孢子。青霉广泛分布于自然界，在腐烂的橘皮上常见有青绿色的青霉生长，同时也可引起中草药的霉变。

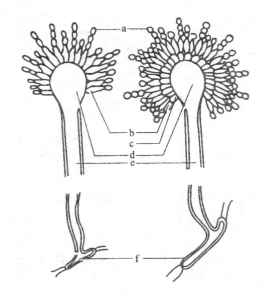

图 20 - 6 曲霉的形态
a. 分生孢子 b. 小梗 c. 梗基
d. 顶囊 e. 分生孢子梗 f. 足细胞

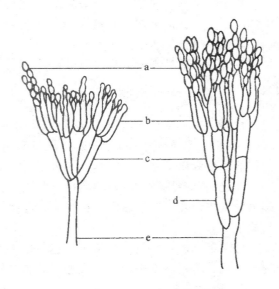

图 20 - 7 青霉的形态
a. 分生孢子 b. 小梗 c. 梗基
d. 副枝 e. 分生孢子梗

6. 木霉属（*Trichoderma*） 木霉菌丝分隔，为多细胞。菌丝向上长出直立的分生孢子柄，柄上再形成两侧对称的侧枝，侧枝上长出小梗，小梗上长出成簇的球形小分生孢子，每簇 10～20 个，呈绿色或铜绿色。在自然界分布很广，可引起中草药霉变及木材的腐烂。

第二十一章

微生物在中药学中的应用

第一节　微生物与中药生产

我国把灵芝、茯苓、猪苓等真菌作为中药，或利用微生物生产神曲、淡豆豉等中药防治疾病历史悠久，迄今药用真菌就达 120 余种。一些真菌类中药还能进行人工培育，大量生产。其中由微生物类中药为原料制成的药材或保健类制剂，不但能提高人们的健康水平，而且还具有显著的社会效益和经济效益。

一、微生物类中药

1. 灵芝　属担子菌纲、多孔菌科的多年生高等真菌，分紫芝［*Ganoderma japonicum* (Fr.) Lloyd］和赤芝［*Ganoderma lucidum* (Leyss. ex Fr.) Karst］等。在自然界多生长于林内阔叶树的木桩旁以及立木或倒木上，每年夏秋季菌丝生长迅速，形成子实体，即药用的灵芝。

灵芝生产多用瓶栽或段木栽培子实体，也可用深层发酵培育菌丝。瓶栽将锯木屑、麦麸等培养基成分装入广口瓶中，接种灵芝菌种后塞好棉塞，在 26℃～28℃培养 2～3 个月即可长成子实体。

可用灵芝制备水煎剂、酊剂、糖浆、片剂、灵芝酒等多种制剂，治疗虚劳、咳嗽、气喘、失眠、消化不良等病证。灵芝多糖能增强机体的免疫功能。

2. 茯苓［*Poria cocos* (schw.) Wolf.］　属担子菌纲、多孔菌科一种真菌的菌核，多生长在赤松或马尾松等松树地下根间或埋于地下的松树枝干上，隐生地内。菌丝沿树根蔓移，在适宜处集结成为球形、椭圆形或不规则形态的茯苓。鲜时质软，干后坚硬。表皮呈瘤状皱缩。

黑褐色外皮为"茯苓皮"，皮层下的红色部分为"赤茯苓"，菌核内部的白色部分即为"茯苓"。茯苓的人工栽培宜选择气候温暖、背风、干燥、阳光充足的向阳山坡，常用简栽、树头栽培和活树栽培等方法。

茯苓有利尿渗湿，健脾补中，宁心安神等功效；常用其治疗各种水肿、脾虚诸症、心悸失眠等。

3. 猪苓［*Polyporus umbellatus* (pers.) Fr.］　为担子菌纲、多孔菌科一种真菌的干燥菌核。此菌的菌丝体生长在山林中柞、枫、桦等树木的根间，喜松软凸起不易长草的土壤。菌核多呈不规则块状，稍扁，表面凹凸不平，棕黑色或黑褐色。子实体从地下菌核内生出，菌柄常分成多个分支，每支顶端有一圆形菌盖。菌盖肉质，干后硬而脆，浅褐色至红褐色。菌管口圆形至多角形，担子呈短棒状，顶生 4 个卵圆形的担孢子。人工栽培茯苓宜选择阴坡林下、肥沃湿润、富含腐殖质、排水良好的砂质土壤，多以新鲜菌核（小猪苓或大猪苓分切成小块）作为菌种，一般 3 年左右可采收。

猪苓有利水渗湿作用，可治疗小便不利、水肿、泄泻、淋浊等。猪苓多糖有增强机体免疫功能作用和抗肿瘤活性。

4. 冬虫夏草　为子囊菌纲、麦角菌科真菌冬虫夏草菌［*Cordyceps sinensis*（Berk.）Sacc］的子座及其寄主蝙蝠蛾科昆虫幼虫尸体的复合体。冬季菌丝侵入蛰居于土中的幼虫体内，并不断生长发育，使虫体充满菌丝而死亡。至夏季从幼虫尸体的头部长出单生、细长如棒球棍状的子实体，长 4~11cm，顶部稍膨大，中空，褐色，其内密生许多卵圆形的子囊壳，壳内有数个细长的子囊，子囊内有具横隔的子囊孢子。

冬虫夏草有益肾壮阳，补肺平喘，化痰等功效；常用于肾虚腰痛、阳痿遗精、劳嗽痰血及病后虚损不复等病证。

5. 银耳（*Tremella fuciformis* Berk.）　又称白木耳，为担子菌纲、银耳科一种真菌的子实体。此菌寄生于多种阔叶树的朽木上。子实体白色，胶质半透明，由多个呈鸡冠状的子实体瓣片组成，干燥后呈淡黄色。子实体瓣片的上下表面覆盖有子实层，其内有许多卵圆形的担子，每个担子分割成 4 个细胞，其顶端着生卵圆形的担孢子。人工栽培可将银耳菌种接种到装有木屑、米糠等培养基的广口瓶中培养；也可将菌种接种到阔叶树木段上，置适宜的野外自然环境中培育；还可用发酵罐生产。

银耳能滋阴，润肺，养胃，生津；可治疗虚劳咳嗽、虚热口渴等。银耳多糖能增强机体的免疫功能。

6. 雷丸　为担子菌纲、多孔菌科真菌雷丸菌（*Polyporus mylittae*，Cook et Mass.）的菌核。呈不规则球形或块状，直径 1~3.5cm，表面呈褐色、紫褐色至暗黑色，多有细皱纹，干燥后坚硬。多野生于竹根部，在棕榈、桐树等树的朽根处也可生长。雷丸菌喜温暖湿润气候，人工栽培宜选土质干燥疏松处培植，通常挖坑并将木段放入坑内，再撒入鲜雷丸粉末，上盖 10~15cm 腐殖质土（略高于坑面）。一般下种后第 2 年可采收。

雷丸能杀虫，消积；可治疗绦虫、钩虫、蛔虫等寄生虫病。

7. 马勃　为担子菌纲、马勃科中的脱皮马勃［*Lasiosphaera fenzlii* Reich.］、大马勃［*Calvatia gigantea*（Batsch ex pers.）Lloyd］和紫色马勃［*Calvatia lilacina*（Mont. & Berk.）Lloyd］的干燥子实体。临床常用脱皮马勃。夏秋季生长于草地上，子实体近球形至长圆形，直径 15~20cm，有两层很薄的包被，成熟时外层剥脱，内层破碎消失，遗留成团的孢子体。孢子体灰褐色，由孢子丝和球形的孢子组成。

马勃具有清肺利咽，解毒止血等功效；可治疗喉痹咽痛、咳嗽失音、吐血衄血、外伤出血等。

8. 竹黄　为子囊菌纲、肉座菌科真菌竹黄（*Shiraia bambusicola* P. Henn.）的子座。生于竹枝杆上，早期白色，后变成粉红色，呈不规则瘤状。

竹黄有镇咳化痰，镇痛等作用；可治疗胃痛、支气管炎、风湿性关节炎、中风、小儿惊风等。

9．香菇 [*Lentinus edodes* (Berk.) Sing.] 又称香蕈、冬菇。属担子菌纲、伞菌科。野生香菇寄生于阔叶树的倒木上，现多进行人工培育。菌盖表面黑褐色，直径 3～30cm，多有不规则裂纹，并常见到茶褐色或黑色鳞片；菌柄白色，常弯曲。我国人工栽培香菇已有几百年的历史，可用段木栽培和袋栽培等法，产品不仅供国内药用和食用，还远销国外。

香菇具有开胃健脾，益气助食，化痰理气等功效；可治疗毒菌中毒、水肿、高血压等病证。经常食用还可预防肝硬化，维生素 B_2、C 缺乏等。香菇多糖有抗肿瘤和免疫激活作用。

二、利用微生物生产的中药

1．神曲 为青蒿、辣蓼、杏仁等中药加入面粉或麸皮混合后，经发酵而成的加工品。有几种制法。一般将面粉、赤小豆粉和杏仁粉混匀，加入鲜青蒿、鲜苍耳草、鲜辣蓼草汁及其药渣水煎液，揉搓成团，并用鲜青蒿覆盖发酵，至表面长出黄白色菌丝时取出切成小块，干燥即成。

神曲具有健脾和胃，消食调中功效；常用其治疗饮食积滞、消化不良、伤食腹泻、腹胀等。

2．淡豆豉 为豆科植物黑大豆的成熟种子经蒸、发酵等加工而成。其制法通常将洗净的黑大豆与桑叶、青蒿的水煎液拌匀，待黑大豆吸尽药汤后置笼内蒸透，再将其置容器内，上盖煎过的桑叶和青蒿药渣，使之发酵至长满黄衣后取出，弃药渣，加水适量搅拌，再置容器内闷至充分发酵后取出，略蒸并干燥即成。

淡豆豉具解表，除烦，宣郁，解毒功效；常用其治感冒头痛、胸中烦闷、虚烦不眠等。

3．僵蚕 又称白僵蚕。为蚕蛾科昆虫家蚕的幼虫感染白僵菌〔*Beauveria bassiand* (Bals.) Vuill.〕而僵死的干燥全虫。白僵菌为链孢菌科白僵菌属的一种真菌，菌丝呈绒毛状，成簇，由幼蚕躯体的节缝中长出，逐渐覆满寄主的全部躯体，并逐渐变成粉末状。分生孢子柄成丛，顶生球形的分生孢子。

为防止家蚕传染白僵菌，一般多在非养蚕区专为药用生产僵蚕。通常将僵蚕洗液或人工培养的白僵菌液用喷雾器均匀地喷射到蚕体上，加强温度、湿度等管理，待蚕僵死且白僵菌充分繁殖后，将僵蚕倒入石灰中拌匀，吸去水分，晒干或焙干。也可用蚕蛹接种白僵菌制备僵蛹，其药效与僵蚕相似。

僵蚕有祛风解痉，化痰散结等功效；可治疗中风失音、惊痫抽搐、风热头痛、目赤、咽痛、痰核、瘰疬等病证。

4．半夏曲 为法半夏加赤小豆、苦杏仁等中药经发酵制成的曲剂。通常将法半夏、赤小豆、苦杏仁三药粉末与面粉混匀，加入鲜青蒿、鲜辣蓼、鲜苍耳草煎液，搅拌揉匀并使之发酵，再切成小块晒干而成。

半夏曲有止咳化痰，消食化滞功效；可治疗咳嗽多痰、恶心呕吐、食积等。

5．红曲 为子囊菌纲，曲霉科真菌紫红曲霉 (*Monascus purpureus* Went) 寄生在粳米上而成的红曲米。菌丝体在粳米内生长，使整个米粒变成紫红色。制备时可把粳米置大三角烧瓶内，加入适量沸水，并高压灭菌后接种紫红曲霉菌种，30℃培养至全部米粒变为紫红色时即成。也可选择红色土壤，挖一深坑，在坑上下周围铺以竹席，把粳米倒入其中，上压重石，使其自然发酵而变为紫红色。

红曲有活血化瘀，健脾消食功效；可疗治食积饱胀、赤白下痢、跌打损伤等。

三、从微生物中提取药用成分及以微生物为原料生产保健品

从天然药物中提取有效成分是开发天然药物的主要途径之一。迄今已从微生物中提取出多种药用成分，如香菇多糖、灵芝多糖等多种真菌多糖、麦角碱等。其中有些已用于临床防治某些疾病。另外，人们还利用某些微生物或其成分为原料开发出一些保健品，如氨基酸和酶制剂等。

第二节　微生物与中药制剂变质的关系

中药制剂被微生物污染主要是指中药制剂在生产过程中受所处的环境、中药材原料、药厂的生产设备、空气、操作人员及包装材料等污染细菌、真菌、螨等造成。中药制剂一旦被微生物污染，就有可能导致药物的降解变质，降低对患者的疗效，有的甚至还可引起患者发热等毒副作用。这些被微生物污染的药物尽管最后仍需消毒灭菌，但所含死菌体中的热原质等，不易被破坏，其结果同样损害药物的质量。因此，在药品生产过程中应特别注意在生产环境、中药材原料、厂房的生产设备、工艺卫生、生产管理等方面，严格遵守规章制度和采取必要的防护措施，防止药物被微生物污染。为此，不少国家包括我国制定了"优良生产操作规程"（GMP），加强对药品生产的全面质量管理，促进药品质量提高，已获得良好的效果。

一、中药制剂中微生物的来源

（一）空气

空气中的微生物主要来自土壤、尘埃、人畜体表及呼吸道排泄物等。药厂原材料的搬运、晒干、炮制、粉碎、配料、制粒、压片和包糖衣等过程，都有尘埃、原料粉尘进入空气中，空气中的微生物一般多为非致病菌，但常常可造成药物制剂、培养基、生物制品、发酵产品的污染，引起变质。

（二）原料

1. 中药药材　天然采集的中药药材，常带有大量微生物。中药中，根茎类药材如川芎、羌活等表面多沾有泥土中的微生物；果实类如五味子等尤其是含糖分多的经常带有酵母菌、真菌；叶花类如金银花、桑叶等多染有空气中微生物。中药药材中含多种蛋白质、糖类、维生素、油脂等，微生物可在其中大量繁殖，一些含糖及黏液质多的药物（熟地黄、天门冬、党参等）炮制后不易干燥，容易滋生霉菌，使药物霉烂变质，影响药物质量。植物原料微生物群，主要来自三方面：土壤微生物、植物病原菌、农用微生物杀菌剂及人畜粪便等。

2．动物性药材　动物性药材如明胶、地龙和土鳖虫等，来自动物本身带菌及体表微生物的污染。

3．原料贮藏　原料贮藏地的环境卫生、通气、湿度、温度等因素都极为重要。温度、湿度适宜有利于微生物生长繁殖，反之也可防止微生物的生长繁殖。其次贮藏的工具与包装、用不干净工具也容易污染原料，用易吸潮的包装有利于微生物生长与繁殖。原料等的堆放及管理，也对其污染有重要影响。

（三）制药用水

在中药制剂中，自来水多用于洗涤、清除杂质。尽管自来水中含菌量低，但由于用水量大，直接洗涤材料，仍会有微生物污染。蒸馏水应是无菌的，但常因冷却系统、贮藏器导管或分配系统的污染而被污染。因此用蒸馏水制备的口服、外用药物制剂中也常常发现污染。

（四）包装材料

包装对药品的污染的防护是十分重要的，优质的包装材料能防止外来的微生物污染。但包装材料本身被微生物污染，就给被包装药品带来污染。包装材料污染程度取决于材料本身的成分和贮藏条件。光滑、不渗透、无裂缝或间隙的玻璃纸、醋酸纤维素、聚乙烯、聚丙烯、金属箔、薄板等包装材料，其表面有少量微生物。

（五）建筑物与设备

在潮湿环境的建筑物（如底层、地下室）及开大窗、自然通空气的建筑等有可能被大量的微生物污染。厂区的排水渠，废水、废气的排放处，垃圾堆放处等，皆为微生物滋生之地，它们是主要污染源。室内墙壁、天花板，甚至玻璃窗、纤维板上也常长有霉菌。设备中特殊的、不易清洗的部位等所谓"死角"，常常是微生物繁殖场所。尤其是在粉碎机、灌装机、压片机、制丸机的"死角"里，由于药物残留，更易污染微生物。此外，有些霉菌可生长于冰箱之中，以及霉菌培养箱的缓冲层中。

（六）制药人员

微生物可以因制药人员的皮肤、呼吸道等带菌污染，或因不良卫生习惯，使皮肤上的微生物被制药人员带到药品中造成药物污染。

二、微生物与中药制剂变质的关系

（一）中药制剂被微生物污染的外在表现与判断

中药制剂，如片剂、丸剂、口服液、颗粒冲剂等被微生物污染后生长繁殖，其表面变得更湿润或黏滑，除有带色菌落外，由于所产生的色素及其他原因，可使药品呈现各种颜色，如绿色、桃红、褐色、黄色或黑色等，明显地破坏了外观性状及质量。液体制剂，如悬浮剂等可产生解聚作用，使悬浮物质沉降、乳剂腐败而变成块状或砂粒状，甚至分离成两相，变为水和油乳状的液剂等。

（二）中药制剂被微生物污染后对人体的危害

1. 药物的化学成分改变 微生物污染中药制剂后，能导致中药中某些成分的迅速破坏。例如水溶液制品被微生物污染后可能产生泥土味、腐败味、苦味、酸味，有的产生不应有的乙醇味或其他香味。另外，微生物在中药制剂中生长繁殖，其代谢产物亦对药物产生影响，如微生物产酸可导致液体制剂的 pH 值降低；微生物还可能产生各种代谢产物如酸臭的脂肪酸、酮、鱼胶、硫化氢、氢等物质，从而破坏药物成分。同时，微生物在生长繁殖时，所产生的大量气体，还可引起安瓿、玻璃瓶爆炸伤人的严重事故。另外，中药制剂被产毒真菌污染，如黄曲霉、寄生曲霉、杂色曲霉、岛青霉和桔青霉等，这些产毒的真菌污染药物后不仅破坏药物的化学成分，而且还能产生真菌毒素危害人体健康或致癌。

2. 中药制剂被微生物污染后对疗效的影响 中药制剂被微生物污染后可被降解而失去或改变疗效。例如某些微生物可使阿托品滴眼剂、阿司匹林和扑热息痛的液体制剂降解，以致效价降低。某些微生物能利用吗啡、阿托品、阿司匹林、对乙酰氨基酚、巴比妥盐酸和苯乙醇酸等药物作为营养物，以致使之失效；某些微生物能使阿司匹林转变为有刺激性的水杨酸而变质；有些微生物的酶，如青霉素酶可使青霉素失活，氯霉素乙酸酶可使氯霉素失活，以致变为无抗菌活性的药物。另外，大多数的有机防腐剂和消毒剂，可被细菌或真菌分解而失效；甚至在低于使用浓度时，尚可被微生物当作营养物利用，例如新洁尔灭。

三、防止微生物污染中药制剂的措施

中药制剂被微生物污染后，在适宜条件下，微生物生长繁殖，引起药物降解和变质，减低疗效，有的可引起发热或感染。目前我国药物生产，特别是中药制剂生产工艺还存在一些薄弱环节，可造成细菌、霉菌、螨等的污染。因此，只有防止和消除微生物污染中药制剂，加强对药品生产的全面质量管理，才能保证中药制剂的质量。主要措施如下：

（一）原辅料的控制

1. 加强中药原料的管理 优质的中药原料和辅料，是生产优质产品的前提，故应保持原辅料质量的高标准。因此对原辅料的贮藏及前处理应高度重视，中药材原料带菌是污染的主要环节，防止微生物污染中药的措施首先是植物药材要晾晒或烘烤保持干燥，有的药材干燥后，要密封，防止再吸收水分。或将药材通过蒸气灭菌、煎煮或用有机溶媒提取，再制成各种药剂，其所含活菌数则大为减少。已加工和炮制的原料，包装保存应注意清洁，以免再被微生物污染。

2. 制药用水的管理 我国对饮用自来水的卫生标准规定：大肠菌群每升不超过 3 个；细菌数每升不超过 100 个。当生产单位自建自来水作为制药用水，应对水源、环境等进行勘测、化验。一般在配制中药制剂时要用新鲜蒸馏水（或去离子水），注射制剂、眼科用药制剂等要用无菌蒸馏水。

（二）药品包装材料的管理

药品包装是保证药品质量的重要条件之一。这涉及包装材料（纸、玻璃、塑料等）、包装的形式（盒装、瓶装、袋装、罐装等）、包装方法（机械、手工、密封或密闭）以及包装剂量等方面，均应加强管理。包装材料除应符合卫生要求外，应对药物无作用、对人体无害。染菌超限度的包装材料，应及时进行消毒灭菌处理方可使用。同时还需注意在运输、贮藏和使用过程不再被微生物污染。

（三）环境与厂房

现代制药工业要求厂房的建造、扩建和改造，应有长远的总体规划，力求控制污染、保证生产和检验能在良好的卫生环境下进行。药厂选址和设计应考虑环境的综合条件，环境的清洁及厂区周围环境的空气应符合生产的最低卫生要求。厂区建筑设计应考虑产品生产工艺的特点，从原料开始至成品出厂全部过程都必须尽量减少微生物污染。凡生产性车间的建筑结构和装饰应有利于清洁和维修。某些车间内墙壁、地板和天花板结构，首先要考虑到反复清洗和消毒。制药用具如药碾等及各种容器表面有大量微生物，在整个药剂制备过程中，应注意无菌操作，尽量减少污染等。装注射剂的玻璃瓶应完全无菌。

此外，还应注意一些车间的独特要求，例如无菌制剂车间应有封闭式建筑，以及较高的洁净度标准与洁净设备，并要有经高效过滤的无菌空气输入。尤其是不能灭菌的无菌制剂的车间。各种药剂制作后，都应按要求进行防腐或灭菌。然后放在干燥、冷暗处贮藏，有的应置冰箱中保存。

（四）卫生管理措施

为了防止药品受到微生物污染，除上述厂房、设备和原辅料的条件外，还必须有完整、科学的卫生管理制度与措施。对从事药品生产的工作人员应加强无菌和无菌操作的认识。一般情况下制药人员的皮肤、呼吸道等带菌污染，不良卫生习惯，或由于不正规的操作，均可造成中药制剂的污染。因此要求工作人员操作前要洗手和消毒手部皮肤，穿戴工作衣帽和口罩，进行正规操作。

在制药工业方面，GMP为国际通行的药品生产管理规范标准。因此，加强药品生产管理，采取有效的消毒灭菌措施，对保证产品质量具有十分重要的意义。

第三节　中药制剂的微生物学检查

天然的中药原料极易被微生物所污染，在药物的制作前，如未对中药原料进行必要的处理，或在药物制备时不注意无菌操作，药物制剂就有可能被微生物所污染，造成药品变质或失去治疗作用，如果进入人体就能引起发热反应或导致疾病的发生。因此，为了防止和消除微生物的污染，确保药物制剂的质量，就必须采取有效的检测措施对药物进行微生物学方面的检测。根据国内药典对中药制剂检测的规定，中药制剂的微生物学检测主要包括：无菌检查、杂菌总数检测和致病菌检查几个方面。

一、中药制剂的无菌检查

无菌检查是用于判定被检药物制剂中是否含有微生物的一种检查方法。无菌制剂包括各种注射剂如针剂、输液、手术用滴眼剂等，这些制剂中都必须保证不含有任何活的微生物，如果中药制剂被微生物或热原质污染，在临床使用时将会引起发热反应或感染，甚至导致死亡等严重的后果。因此，中药制剂在我国药典中有明确的规定，在出厂前都必须做无菌检查，防止微生物污染，以确保中药制剂的安全。

（一）无菌检查的基本原则

无菌检查的基本原则：在无菌操作情况下，将被检测的药品，按其剂型的不同，分别取一定量加入适合各类微生物生长的不同培养基中（通常为需氧菌培养基、厌氧菌培养基和真菌培养基），在各自适宜的条件下进行培养。在规定时间内观察有无微生物生长，以判断被检药品是否符合要求。整个被检药品的取样及程序必须按照国家药典的规定进行。

（二）无菌检查的基本方法

1. 一般注射剂的无菌检查 一般注射剂指本身不含有任何抗菌或抑菌成分，剂型为水溶性药品的无菌检查。无菌检查应包括需氧菌、厌氧菌和真菌三类微生物的检查。一般注射剂的无菌检查采用直接接种法，按照国家药典的规定将供试品按量直接分别接种于适宜需氧菌、厌氧菌和真菌生长繁殖的一定量的培养基中（表21-1）。上述三种培养基在使用前应进行培养基质量合格实验，即在硫乙醇酸钠培养基和真菌培养基中分别加入1ml含100个活菌的标准菌株，作为阳性对照菌，经一定时间培养后生长良好才能使用。阳性对照实验是证明微生物确实可在应用的实验条件下生长。实验采用的标准菌株通常以藤黄八叠球菌（*Sarcina lutea*）作需氧菌对照（国家药检部门标准菌株），产芽胞杆菌（*Clostridium sporogenes*）作厌氧菌对照（国家药检部门标准菌株）、白色念珠菌（*Candidian albicans*）作为真菌对照菌株（国家药检部门标准菌株）。同时实验还需作培养基阴性对照管。然后分别按不同的需要条件培养一定时间，如需氧菌、厌氧菌在37℃培养箱中培养5天，真菌在25℃培养箱中培养7天。并每天观察记录实验结果。如在规定时间内无任何微生物生长，则可判定待检制剂符合标准（表21-2）。

表21-1　　　　　　　液体或混悬液待检品的每管接种量和培养基量

待检药品量（ml）	每管接种量（ml）	培养基加入量（ml）
2或2以下	0.5	15
2~20	1.0	15
20以上	5.0	40

表 21-2　　　　　　　　　　无菌实验的培养基种类、数量和培养条件

培养基种类	培养温度（℃）	培养时间（天）	培养基数量		
			实验管（支）	阴性对照管（支）	阳性对照管（支）
需氧菌	37	5	2	1	1
厌氧菌	37	5	2	1	0
真菌	25	7	2	1	0

注：需氧菌和厌氧菌用硫乙醇酸钠培养基培养；真菌用真菌培养基培养。

2. 特殊注射剂的无菌检查　有些中药制剂比较特殊，或含有抗菌成分，或制作过程中加入防腐剂及油剂等，如按上述一般注射剂进行检测，就不能证明被检注射剂是否真正无菌。因此，在检查前必须进行特殊处理后方可按照一般注射剂进行无菌检查。处理方法如下：

（1）中药注射剂中含有抑菌或防腐成分的检测：有些药品本身含有抑菌成分，或于制作过程中加入防腐剂等，如按上法检测往往不能证明它们是否真正无菌。必须先经一定的处理，再按一般注射剂检测的方法进行检查。最常用的处理方法有灭活法、稀释法、微孔滤膜过滤法和离心沉淀集菌法。

①灭活法：在培养基中加入合适的灭活剂（neutralizing agent），以去除或抵消抗菌药物的抗菌作用。但灭活剂本身必须对微生物没有毒性，同时灭活剂与抗菌药物相互作用后的产物对微生物也没有毒性，且灭活剂的作用必须迅速而完全。如在青霉素的无菌检查时，加入足够使青霉素灭活的无菌青霉素酶溶液，然后再按一般方法进行无菌检查。

②稀释法：稀释法是通过对待检药品进行一系列的稀释，使待检药品中含有的抑菌成分或防腐剂作用减少到对微生物生长无影响的浓度，然后再按常规方法进行检测。在检测前首先应测出待检药品的最小抑菌浓度，而后将检测的药品按规定量取样，加入到各种培养基中培养，进行检查。所加入的培养基应使检测药品所含的抑菌或防腐成分稀释到最小抑菌浓度以下。

③微孔滤膜过滤法：被检药品先加入无菌生理盐水稀释后，用孔径小于细菌的无菌微孔滤膜器（孔径为 0.22~0.45μm），过滤待检药品，把药品中的干扰物质（抑菌或防腐成分）滤去。而大于孔径的微生物则可以留在滤膜上，将滤膜取下分成数块，置不同培养基中培养，观察有无微生物生长，即可检测药品是否无菌。此法运用范围广，但装置较复杂，在操作时较易为外界微生物所污染，影响结果的判定。

④离心沉淀集菌法：取经过适当稀释的待检药品，以无菌法操作置于无菌离心试管内，经 3500 转/分钟离心 30 分钟，吸出上清液弃去，取管底沉淀液 0.5ml，加入各种培养基中培养，检测是否确为无菌。

（2）油剂性制剂的检测：油剂性制剂不溶于水，检测前需用一定量的吐温-80（Tween80）在无菌条件下与油剂性制剂混合乳化，再用培养基稀释，使油剂性制剂均匀混合在培养基中，然后再按常规方法进行检测，同时还需作吐温-80对照管，吐温-80低浓度时一般对微生物生长无影响。

二、口服及外用中药的微生物检查

对于中药制剂我国药典规定了卫生学检测标准（表 21 - 3）。其中口服中药制剂微生物检测应包括：细菌总数、真菌总数、大肠杆菌和活螨的检测；外用药物微生物检测包括：绿脓杆菌、金黄色葡萄球菌和破伤风杆菌；一般眼科制剂微生物检测包括：细菌总数、霉菌总数、绿脓杆菌和金黄色葡萄球菌，并规定三者均不能检出致病菌。

表 21 - 3　　　　　　　　　　　　　中药制剂卫生学检测标准

中药制剂类型		杂菌总数		致病菌
		细菌（个）	霉菌（个）	
口服药物	片剂、冲剂浓缩丸	< 1000/g	< 100/g	每克或每毫升待检药品中不得检出大肠杆菌、活螨及螨卵
	水丸、散剂	< 10000/g	< 500/g	
	蜜丸	< 10000/g	< 500/g	
	糖浆合剂、水剂	< 100/g	< 100/g	
外用药物		每克或每毫升待检药品不得检出绿脓杆菌、破伤风杆菌和金黄色葡萄球菌		

（一）细菌总数检测

细菌总数检测是指对被检药品在单位重量或体积（每克或每毫升）内所含活菌总数进行检测的方法。以判断被检药品被细菌污染的程度。检查方法采用普通琼脂培养基倾注平皿计数法。即取一定量的被检药品，用无菌生理盐水按一定比例进行系列稀释后，然后取定量的稀释液加入无菌平皿中，再加入一定量已熔化的、温度在 60℃ 左右的普通琼脂培养基，充分混匀，凝固后放置于 37℃ 培养箱内，培养 24 小时后取出计数平板内菌落数。一般选取菌落数在 30～300 个之间的琼脂平板培养物进行计数，然后根据数得菌落均值乘以稀释倍数，即可得每克或每毫升测试药物中的活菌总数。

（二）霉菌总数检测

霉菌检测是确定被检药物中每克或每毫升内所含霉菌总数的检测方法。检测方法与细菌总数的测定相似，培养基改用适合真菌生长的虎红培养基。将培养基与一定稀释度的被检药物混合后，培养物放置 25℃ 的培养箱内，培养 72 小时（也可在 24、48 和 72 小时分别计数），一般选取菌落数在 5～50 个之间的琼脂平板培养物进行计数，然后根据数得菌落的均值乘以稀释倍数，即可得每克或每毫升测试药物中的真菌总数。

（三）致病菌检测

致病菌检测：被检测药物中不能检出致病菌，如大肠杆菌、绿脓杆菌、沙门菌、金黄色葡萄球菌和破伤风杆菌。

致病菌检查的原则：致病菌的检查除一般形态和培养特性的观察外，对生化反应和血清学诊断，以及动物毒力实验等项目的要求因菌而异，各有其侧重点。致病菌一般的检测程序如下（图 21 - 1）：

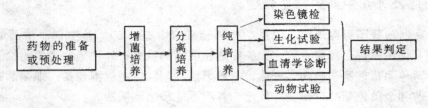

图 21 - 1　致病菌一般检测程序

下面简单介绍几类致病菌的检查要点及其意义。

1．大肠杆菌检测要点

（1）形态与染色：革兰阴性杆菌。

（2）分离培养：在麦康凯平板（MacConkey agar）培养基上形成桃红色菌落；在伊红美蓝（eosin methylene blue，EMB）培养基上，产生紫黑色、有金属光泽的菌落。

（3）生化反应：乳糖发酵实验结果为产酸产气或产酸不产气；IMVIC 实验（I - 吲哚实验，M - 甲基红实验，Vi - VP 实验，C - 枸橼酸盐利用实验）结果为 + + - - 。其结果与产气杆菌相反。

意义：大肠杆菌是人、畜肠道内的寄生菌，可随粪便排出，广泛分布于自然界，在外界环境中的生存能力与肠道致病菌相似，而且数量多，检测方便。因此，在卫生细菌学检查中将大肠杆菌作为卫生监督的指示菌。当从药品、饮用水、冷饮和熟肉等物品中检出大肠杆菌，表明该药品、饮用水、冷饮和食物已被粪便污染，可能有肠道致病菌和寄生虫卵的存在。因此，口服药品中不得检出大肠杆菌。

2．沙门菌检测要点

（1）形态与染色：革兰阴性短小杆菌。

（2）分离培养：SS 琼脂（Salmonella - Shigella agar，SS）上，沙门菌不分解乳糖，产生 H_2S，因而菌落无色、透明或半透明，圆形，边缘整齐，表面光滑湿润，菌落中心呈黑褐色。EMB 平板上菌落呈无色或粉红色。三糖铁培养基（triple sugar iron，TSI）上分解葡萄糖，可产酸产气，不分解乳糖、蔗糖，有动力，产生黑色沉淀。

（3）生化反应：见表 21 - 4。

表 21 - 4　　　　　　　　　　　　主要沙门菌的生化反应特点

菌名	葡萄糖	乳糖	甲基红	H_2S	枸橼酸盐	VP	赖氨酸脱羧酶	阿拉伯胶糖
伤寒杆菌	+	-	+	-	-	-	+	+
甲型副伤寒杆菌	⊕	-	+	- / +	-	-	-	-
乙型副伤寒杆菌	⊕	-	+	+ + +	+	-	+	⊕
鼠伤寒杆菌	⊕	-	+	+ + +	+	-	+	⊕
猪霍乱杆菌	⊕	-	+	+ / -	+	-	+	-
丙型副伤寒杆菌	⊕	-	+	+	+ / -	-	+	⊕
肠炎杆菌	⊕	-	+	+ + +	-	-	+	⊕

（4）血清学反应：用可疑菌作为抗原，抗沙门菌 A – F 组的多价血清作为抗体，进行玻片凝集反应，并以生理盐水作实验对照。若出现凝集反应，表明该菌为沙门菌。

意义：沙门菌被列为口服药品的必检项目。它主要寄生在人体和动物肠道内，可随粪便污染水源、食品和药品，能引起人类伤寒、副伤寒、急性肠胃炎及败血症等疾病。因此规定口服药不得检出沙门菌。

3．绿脓杆菌检测要点

（1）形态与染色：革兰阴性短杆菌。

（2）分离培养：在十六烷三甲基溴化铵（cetyl trimethyl ammonium bromide）琼脂平板上菌落扁平，无定形，湿润，周边扩散或略有蔓延，灰白色，培养基上扩散有水溶性绿色色素。

（3）生化反应：氧化酶实验阳性，绿脓菌素实验阳性，可报告检出绿脓杆菌。如绿脓菌素阴性，则须明胶液化实验阳性，硝酸盐还原产气实验阳性，42℃生长实验阳性，才可报告被检品检出绿脓杆菌。

绿脓杆菌的检测主要根据其在普通培养基上形成的菌落特征，产生的特殊色素，革兰染色和生化反应来鉴定。将被检药品经增菌后转种于明胶十六烷三甲基溴化胺琼脂平板上，经培养后根据其特殊的菌落、色素、革兰染色，可初步作出判断。但仍需作氧化酶实验和绿脓菌素实验进一步证实。最后依据菌落特征、蓝绿色色素、革兰阴性杆菌、氧化酶实验和绿脓菌素实验均阳性，可得出结论，确定检测到绿脓杆菌。

意义：绿脓杆菌是条件致病菌，特别在大面积的烧伤、烫伤患者，眼科疾病和其他外伤后，常因感染绿脓杆菌后病情加重，造成患者创伤处组织化脓，严重的可引起败血症、眼角膜溃疡甚至失明。因此，一般眼科制剂和外用药中不得检出绿脓杆菌。

4．金黄色葡萄球菌检测要点

（1）形态与染色：革兰阳性球菌，呈葡萄状排列。

（2）分离培养：在卵黄高盐培养基中，菌落呈金黄色，圆形凸起，边缘整齐，外围有乳浊圈；在甘露醇高盐培养基中，菌落呈黑色，圆形凸起，边缘整齐，外围有黄色环。

（3）生化反应：甘露醇发酵实验阳性、血浆凝固酶阳性。

被检药物在检测时需先经亚碲酸钠肉汤培养基中培养增菌，然后转种于选择培养基上（如甘露醇高盐琼脂培养基、卵黄高盐琼脂培养基等），经培养后挑取可疑菌落作革兰染色及生化反应。根据选择培养基上典型菌落、革兰阳性菌、发酵甘露醇及血浆凝固酶阳性，可得出检测到金黄色葡萄球菌的结论。

意义：金黄色葡萄球菌能引起人体皮肤黏膜、多种组织器官的化脓性炎症，严重者可导致败血症，是常见的化脓性球菌。此外，金黄色葡萄球菌耐药菌株高达 90% 以上，且常可污染药品及食品，也是人类食物中毒症的常见病原体之一。目前药典规定，凡外用药和眼科制剂不得检出金黄色葡萄球菌。

5．破伤风杆菌检测要点

（1）形态：革兰阳性芽胞杆菌，菌体细长，带芽胞的菌体呈鼓槌状，有周鞭毛，能运动，不形成荚膜。

（2）分离培养：葡萄糖庖肉培养基中生长，消化肉渣，使肉渣变黑，有特殊臭味。在血平板上，菌落蔓延生长，呈雾状、细丝状或羽毛状，边缘不整齐，常有β溶血环。

（3）**毒力实验**：小白鼠后肢皮下注射破伤风杆菌培养物上清液，6～48小时观察小鼠发病情况。小鼠注射部位后肢出现强直性痉挛，即为阳性。为证实小白鼠是否由破伤风外毒素引起破伤风症状，应同时注射抗破伤风杆菌外毒素的抗体，即抗毒素保护实验（中和实验），若没有注射抗毒素的小鼠出现强直性痉挛，而注射抗毒素的小鼠不出现症状，即可判断被检物中有破伤风杆菌。

检测时首先把待检药物加入到0.1%葡萄糖庖肉培养基中进行增菌产毒培养。根据培养基所表现出的破伤风杆菌生长特有的现象（产气、有恶臭味、消化庖肉），再经革兰染色及动物毒力实验和保护实验证实。如找到革兰阳性破伤风杆菌的典型形态，毒力实验和保护实验阳性，可确定有破伤风杆菌存在。

意义：破伤风杆菌广泛存在于土壤及人和牲畜的粪便中。以根、茎、叶类植物为原料的中药制剂特别易受破伤风杆菌的污染，如人体创伤感染破伤风杆菌后，生长繁殖产生破伤风杆菌外毒素引起疾病，死亡率达50%以上。因此，用于深部组织、创伤和溃疡面的外用制剂不得检出破伤风杆菌。（图21-2）

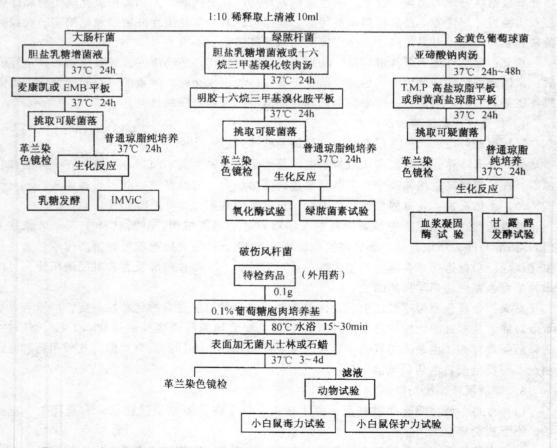

图21-2 大肠杆菌、绿脓杆菌、金黄色葡萄球菌、破伤风杆菌检测顺序（口服或外用药）

三、活螨的检验

中药原料由于含有糖、淀粉、脂肪和油脂等，极易被螨类污染。

螨（mites）是一种小形的节肢动物，在自然界分布很广。螨本身带有各种病原菌，除污染药物制剂，使之变质失效外，还可传播一些疾病，如引起皮炎、过敏性哮喘，以及消化道和泌尿道疾病。因此，口服药及外用药中均不得检出活螨。

活螨的检查方法一般有直检法、漂浮法和分离法三种，最后都必须在显微镜下观察是否有活动的螨，如有，即可确定被检药物中有活螨存在。

第二十二章

中药制剂的抗菌、抗病毒实验方法

目前临床上发现许多原因不明的疾病都与病毒感染密切相关，而目前西药化学药的研究进展比较缓慢，且特异性差，副作用多。相反，中医药却显示出较好的治疗效果，如对SARS、艾滋病、乙肝等，因此，切实做好中药抗菌抗病毒性疾病的研究工作，保护人民群众的身体健康和生命安全，是一项具有十分重要意义的工作。

第一节 中药制剂体内抗菌、抗病毒实验方法

一、实验动物的选择

常用的实验动物有小鼠、大鼠、豚鼠、家兔等。实验动物应选用国家标准的清洁动物。实验动物饲养，以及感染动物，应在国家相关部门检查合格的二级实验动物室中进行。

二、动物模型的制备

菌株的选择：一般可选用多种不同的菌株，如金黄色葡萄球菌、伤寒杆菌、肺炎球菌、绿脓杆菌等，菌株应有国家药检部门提供的标准菌株号。

病毒毒株：可选用小鼠流感病毒 FM1、小鼠柯萨奇 B3（CVB3）、呼吸道合胞病毒、腺病毒等，病毒株应有国家药检部门或相关病毒实验室提供的标准病毒株号。

动物感染模型制备：感染前先应确定接种的感染菌株或病毒株对动物的最小致死菌量（MLD），即感染后引起实验动物 100% 死亡的最小接种菌株或病毒株悬液浓度。然后选择合适的量进行感染。做一般性实验时可选择动物感染细菌后 5～10 天左右死亡的细菌或病毒量为宜，做慢性实验时可依具体情况而定。动物感染途径：细菌感染一般采用腹腔或静脉注射等途径进行感染；病毒感染可采用鼻、气管内、皮下、皮内、肌肉、腹腔、静脉或脑内感染。

三、抗菌、抗病毒治疗剂的筛选

1. 确定测试药物是否具有广泛的生物活性，以便用各种特异性指标进一步筛选。

2. 通过体内外测定方法建立基本参数：如测试药物的剂量（如大、中、小剂量）、给药途径（如灌胃、肌肉、腹腔、静脉注射）、给药方式（可以在动物感染后给药，也可以在感染前给药）。对于吸收快的药物可采用动物感染后给药，吸收慢的药物可采用动物感染前给

药。疗程可参考临床用药的时间确定疗程。最后确定测试药物的抗菌、抗病毒作用效应和对感染动物的死亡保护力等。

3．对测试药物进行毒理学和一般毒理学评估，确定测试药物毒性，以免浪费时间和财力于毒性化合物。

4．在完成临床前药理后，对确有疗效的药物，可以进入临床实验阶段。

四、中药制剂抗病毒作用的实验研究

1．清热解毒药抗病毒作用的研究　抗病毒中药多为清热解毒药，多有抗病毒和抗炎双重作用。其功能主要有清热、抗菌、抗病毒、抗炎、抗过敏、镇痛、增强免疫等作用，较少毒副作用。该实验主要针对清热解毒药在抗病毒活性方面进行研究，并确定清热解毒药方药，如银翘散方药中有效成分黄酮类物质的抗病毒作用，实验采用小鼠流感病毒动物模型进行研究。研究报道提示，黄酮类物质具有抗流感病毒的作用。

2．清热解毒利湿加补气活血化瘀药抗肝炎病毒的研究　采用目前认为抗乙型肝炎比较有效的中药，如虎杖、茵陈、大黄、山豆根、赤芍、丹参、黄芪、旱莲草、五味子、桑寄生、何首乌、叶下珠提取物以及一些复方制剂等。在研究程序上，从体内到体外，从动物实验到人体治疗，从广泛筛选到重点研究。研究报道提示，该类药物具有抗病毒、免疫调节和保护肝脏的作用。

3．清热解毒加益气养阴药抗柯萨奇病毒治疗病毒性心肌炎的研究　柯萨奇病毒在心肌炎的发病中起着重要的作用。实验采用清热解毒加益气养阴药如沙参、麦门冬、黄芪、黄芩、生地、大青叶、蒲公英、黄精、金银花、炒酸枣仁等，对实验性小鼠柯萨奇 B3（CVB3）诱导心肌炎进行了研究。研究报道提示，该类药物具有治疗病毒性心肌炎的作用。

第二节　中药制剂体外抗菌实验方法

中药体外抗菌实验不但可用于药物的筛选、药物疗效的评估等，而且还可在细胞、分子、基因水平上研究药物的作用机制，具有省时高效、实验条件易控制等优点，但缺点是脱离体内环境而无法确切反映机体各系统间的相互调节关系。因此，体内和体外实验应相互补充，统一评估。

（一）实验菌株

选用多种不同的菌株，如金黄色葡萄球菌、伤寒杆菌、链球菌、肺炎球菌、绿脓杆菌等，菌株应有国家药检部门提供的标准菌株号。细菌培养一般取培养 18 小时左右的实验菌株，即细菌对数生长期的细菌。因为在这个时期，细菌细胞内各种酶的作用活跃，代谢旺盛，形态和生理特性稳定，生长速度恒定，是研究细菌基本代谢的最佳时期。

（二）培养基制备

根据不同种类的细菌，可选择不同的培养基；如链球菌、肺炎球菌需含有血清或血液的培养基。培养基的配制和 pH 值应参考标准统一配制。

（三）测试药物

测试药物可以是中药复方、单味药、水煎剂与总提取物（总苷、总碱、多糖、总黄酮等）、天然化合物等。体外实验最好采用较纯提取物。从中药中分离的活性成分可作为开发新药的先导物质，或改造其化学结构或化学合成，是一条易于进行新药开发的途径。

（四）测试方法

体外抗菌实验包括抑菌实验和杀菌实验，可用于了解被筛选的药物是抑菌药物还是杀菌药物。抑菌药物能抑制微生物的生长繁殖，但不能杀死微生物，当除去药物后，微生物可重新生长繁殖。杀菌药物能杀死微生物，去除药物后，微生物不能再生长繁殖。许多药物的抑菌和杀菌作用并非绝对，在一定条件下只是相对而言。在药物浓度低、菌量偏多时为抑菌作用，而在药物浓度高、菌量偏少时为杀菌作用。体外抗菌实验是最常用的抗菌实验，方法简便，一般在玻璃器皿中进行。常用的体外实验方法有液体稀释法和固体稀释法等实验。液体稀释法（serial dilution test）主要用于测定药物的最小抑菌浓度（minimal inhibitory concentration，MIC），是一种定量测定药物抗菌作用的方法，较固体稀释法精确。

1. 液体稀释法 首先在一系列试管中用液体培养基将实验药物作连续倍数稀释，使药物的浓度沿试管顺序依次成倍稀释。再于各管中加入等量的实验菌，经 16 ~ 24 小时培养后，与阴性及阳性对照管进行对照观察。凡能抑制实验菌生长的最高药物稀释度为该药的最小抑菌浓度（MIC）。将未长细菌的培养液取出，分别转种到琼脂培养基上。如培养后重新长出实验菌，说明该药仅有抑菌作用，如无菌生长则可以认为该药物有杀菌作用，依此可找出最小杀菌浓度（minimal bactericidal concentration，MBC）。亦可将实验管继续于 37℃培养 48 小时，以无细菌生长的最高药物稀释度为最小杀菌浓度。观察结果时既可用肉眼，亦可用光电比色测定。在测定中药煎剂时，由于有些煎剂颜色较深，肉眼不易分辨是否有效，需再于每管中取数环移种于适当的培养基上，经培养后观察有无细菌生长而判断中药煎剂的抗菌作用。

2. 固体稀释法 是一种在琼脂培养基上观察抗菌药物对细菌生长繁殖影响的实验方法。

（1）试管法：将含有不同浓度的测试药液分别与等量固体培养基混合，在试管内做成斜面。然后在试管琼脂培养基斜面上接种一定量的实验菌，经培养后观察是否有菌生长，判断 MIC。该法主要用于测定一些生长缓慢的微生物，如测定结核杆菌等。

（2）平板法：取含有一定浓度的测试药物或同一药物不同稀释浓度，混入等量琼脂培养基内。然后再以点种法接种定量实验菌（10^4 左右），让菌液在琼脂培养基上垂直流下，培养物置 37℃温箱培养 24h 后取出观察结果。计算培养物上的菌落数。该法可以测定某种药物或某一浓度药物对几种实验菌的 MIC，并且不受药物颜色及混浊度的影响，适用于中药制剂体外抗菌活性的测定。

（3）**纸片法**：纸片法是在琼脂固体培养基平板表面先均匀涂布实验菌后，将含有一定浓度的测试药物的纸片平贴于培养基表面，培养物置 37℃ 温箱培养 24 小时后取出观察结果。根据纸片周围呈现的抑菌圈大小，判断被测试药物抗菌作用的强弱。（图 22－1）

（4）**打孔法和管碟法**：首先在含有实验菌的琼脂固体培养基平板上打孔或放置管碟，然后向孔内加入不同浓度的待检测药物，培养物置 37℃ 温箱培养 24 小时后取出观察结果。经培养后根据抑菌圈直径的大小来评价药物的抗菌作用。本法具有用药量小，敏感性高，操作简便等优点。

（5）**挖沟法**：在制备好的琼脂平板中央挖一条沟，沟两侧垂直划线接种各种实验菌，药物直接加在琼脂沟内。培养物置 37℃ 温箱培养 24 小时后取出观察结果。根据沟两边所生长的实验菌离沟的距离来判断药物的抗菌作用的强弱。本法适用于在一个平板上实验一种药物对几种不同实验菌的抗菌作用。（图 22－1）

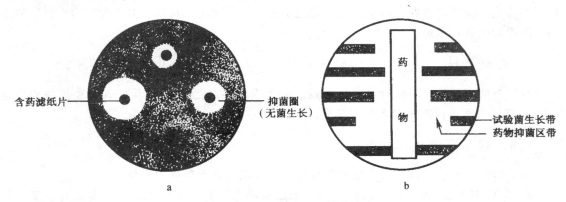

图 22－1 细菌对药物的敏感实验

（6）**熏蒸法**：中药中有些药物含有挥发性物质（如薄荷、艾叶、挥发油等），这些物质具有抗菌作用。测试方法是在厌氧培养罐内进行，首先取一定浓度的细菌定量加在琼脂固体培养基上，菌液垂直流下。培养物置厌氧培养罐内，置 37℃ 温箱培养 24 小时后取出观察结果。计算培养物上的菌落数，判断测试药物中挥发性物质抗菌作用的强弱。

第三节 中药制剂体外抗病毒实验方法

病毒在体外培养必须提供易感的组织细胞，病毒在活细胞内才能生长增殖。病毒的体外培养主要指的是单层细胞培养。单层细胞培养可分成原代细胞培养、二倍体细胞培育和传代细胞培养三种。病毒培养要求严格，传染性强的病毒需要在国家安全三级实验室中进行培养。

一、材料与方法

（一）中药制剂

体外实验最好采用较纯提取物，如从中药中提取的总提取物（总苷、总碱、多糖、总黄酮等）或单体成分。

（二）体外传代细胞株

供体外病毒培养的体外细胞有以下三种。①原代细胞培养，是由新鲜组织制备的单细胞。原代培养对病毒的检测最为敏感，但制备和应用不方便。一般原代细胞仍可再传一代为次代培养。②二倍体细胞，经多次传代仍可保持其二倍体特性，染色体总数为 46 条，这种细胞为正常细胞，广泛地应用于疫苗生产。一般只能传至 30～50 代。③传代细胞，能在体外无限传代，应用很方便，但这些细胞无论从染色体及增殖特征均类似恶性肿瘤细胞，故多用于病毒的分离和鉴定。

（三）病毒株

脊髓灰质炎病毒、腺病毒、流感病毒、SARS 冠状病毒、肝炎病毒、人类免疫缺陷病毒（HIV）等（由国家标准病毒实验室提供）。

（四）检测方法

下面以脊髓灰质炎病毒的人胚肾单层细胞培养法为例予以简单介绍。

1. 原代 HWK（人胚肾）细胞培养 无菌取出人胚肾，置于平皿内，剪取肾皮质，使成 $1mm^3$ 左右的小块，用 Hank's 液洗 2～3 次后，用毛细吸管移至三角烧瓶内。

2. 消化 三角烧瓶内的人胚肾组织加入适量的 0.25% 胰蛋白酶液，置 37℃水浴 30 分钟（定时摇动），胰酶使大量细胞离散，液体变混浊。将此液体用四层纱布过滤，滤液离心，1000rpm，5 分钟。弃去上清液，沉淀物加适量含 10% 小牛血清的 Eagle's 细胞培养液，制成细胞悬液。

3. 细胞计数 用含 10% 小牛血清的 Eagle's 细胞培养液，配制细胞悬液为 50～80 万/ml，然后将此细胞悬液移至 96 孔细胞培养板内，每孔 0.1ml，将细胞培养板静置于 5% 二氧化碳培养箱内，37℃培养 48 小时后，在倒置显微镜下镜检见已贴壁长成一片单层肾上皮细胞时，即可接种病毒。

4. 接种病毒及药物测定 弃去细胞培养板内的液体，用 Hank's 液轻轻洗涤细胞 1～2 次，以除去可能存在的病毒抑制物。培养板各孔内分别接种 0.1ml 一定浓度的脊髓灰质炎病毒，置 5% 二氧化碳培养箱内，37℃培养 15～30 分钟后，加入 0.1ml 含 10% 小牛血清的 Eagle's 细胞培养液，并设正常对照管（仅加培养液）；抗病毒药物测定组，每孔加入 0.1ml 含有一定浓度待检药物的含 10% 小牛血清的 Eagle's 细胞培养液，并同时设抗病毒药物阳性对照组，置 5% 二氧化碳培养箱内，37℃培养。

二、实验结果

每天镜检，观察细胞病变的形态及其特点。脊髓灰质炎病毒在人胚肾细胞中的病变特点是：初为细胞肿胀成圆形或椭圆形，有细小颗粒聚集，折光率减低，病变进一步发展则细胞脱落、溶解。中药制剂抗病毒作用的确定，应根据测试药物的浓度和细胞病变的程度，与不用药的病毒感染对照组比较，并进行统计学处理。

细胞病变程度的表示法：

符号	说明
–	无细胞病变者；
±	个别细胞出现可疑病变者；
+	25％细胞出现病变者；
+ +	50％细胞出现病变者；
+ + +	75％细胞出现病变者；
+ + + +	100％细胞出现病变或全部脱落者。

病毒学实验常用的细胞培养见表 22 – 1。

表 22 – 1　　　　　　　　　　　病毒学实验中常见的细胞培养

细胞培养	通用名称	动物来源	组织来源	细胞形态
原代细胞	HWK（人胚肾）	人	胚肾	主要为上皮细胞
	MK（猴肾）	猴	肾	主要为上皮细胞
	RK（兔肾）	兔	肾	主要为上皮细胞
	GPE（豚鼠胚）	豚鼠	全胚	主要为成纤维细胞
	CE（鸡胚）	鸡	全胚	主要为成纤维细胞
传代细胞株	HDF＊（人二倍体）	人	肺或包皮	成纤维细胞
	Hep – 2	人	喉癌	上皮细胞
	HeLa	人	宫颈癌	上皮细胞
	KB	人	口腔癌	上皮细胞
	Vero	非洲绿猴	肾	上皮细胞
	BSC – 1	非洲绿猴	肾	上皮细胞
	RK – 13	兔	肾	上皮细胞
	BHK – 21	婴仓鼠	肾	成纤维细胞
	A – 549	人	肺癌	上皮细胞

注：＊包括 WI – 133 IMR – 5 MRC – 5，均来自人胚肺或包皮的二倍体细胞株。

第三篇

医学免疫学与微生物学实验指导

免疫学与微生物学实验须知

医学免疫学与微生物学实验课，是免疫学与微生物学课程的重要组成部分，学习本实验课的目的在于：在系统学习医学免疫学与微生物学理论知识的基础上，验证和巩固理论知识，使学生加深对理论课的理解，学习和掌握本学科的基本操作技能。同时培养学生观察、思考和分析问题、解决问题、提出问题的能力，养成实事求是、严肃认真的科学态度和敢于创新的开拓精神。为临床疾病（尤其是传染病）的预防、诊断和治疗打下良好的实验基础。现将实验室规则介绍如下：

1. 每次实验前对实验内容进行预习，了解实验的目的、原理、方法步骤和注意事项，以便在实验时做到心中有数，思路清晰。

2. 非实验必备物品一律不得带入实验室，进入实验室必须先穿好隔离服。

3. 在实验室内，禁止饮食、吸烟、大声喧哗或嬉戏。

4. 未经老师许可，不得擅自搬动示教器材或其他室内设施。

5. 按照实验要求，严格遵守无菌操作规程，认真仔细地进行操作，节约使用各种实验材料。

6. 实验用过的器材，必须放在指定地点或按要求处理，不能随便乱丢乱放。

7. 实验中万一发生有菌材料污染桌面或衣物、菌液打翻等，应立即报告老师，及时处理。

8. 要爱护实验室内的仪器，使用显微镜及其他贵重仪器，需按要求操作。

9. 每次实验结果，应以实事求是的科学态度客观地认真记录，联系理论分析讨论。

10. 未经许可，不得将实验室内任何物品，特别是菌种，带出室外。

11. 实验完毕，整理桌面，打扫卫生，关好门、窗、水、电、煤气，脱下隔离服，将手洗净后离开实验室。

第二十三章

免疫学实验

实验一　抗原或抗体的检测

【实验目的】

1. 掌握凝集反应和沉淀反应的基本原理。
2. 熟悉凝集反应和沉淀反应的操作方法。
3. 了解凝集反应和沉淀反应在临床检验中的应用及意义。

一、凝集反应

【原理】

当颗粒性抗原（如细菌或红细胞等）与特异性抗体结合后，在有电解质存在的环境下，抗原抗体可凝集成肉眼可见的块状物。此现象称为凝集反应。

（一）玻片凝集实验

【材料与试剂】

菌种和血清　伤寒杆菌琼脂斜面培养物、伤寒杆菌诊断血清（1∶10 稀释）、痢疾杆菌诊断血清，生理盐水，玻片，接种环。

【实验步骤】

1. 洁净玻片一张，用蜡笔分成三格，注上号码。
2. 第一格内，加入一滴生理盐水，第二格加入一滴伤寒杆菌血清，第三格加入痢疾杆菌血清。
3. 用接种环取伤寒杆菌分别加入伤寒杆菌血清、痢疾杆菌血清和生理盐水中，使成均匀混浊的细菌悬液。

【结果】

菌液混合后将玻片略微摆动后静置室温中，1～2 分钟后肉眼观察凝集反应现象，伤寒杆菌抗体与伤寒杆菌特异性结合发生凝集，即为凝集实验阳性。痢疾杆菌抗体和生理盐水伤寒杆菌不发生结合，仍为均匀混浊。

（二）间接凝集抑制实验（妊娠免疫诊断实验）

【原理】

间接凝集抑制实验是将可溶性抗原（或抗体）先吸附（或偶联）在与免疫无关、有一定大小的颗粒性物质（载体）上，然后再与相应抗体（或抗原）反应而出现的凝集反应。但如一定量的特异性抗体与待检标本内的可溶性抗原绒毛膜促性腺激素（HCG）抗原先期结合，则反应体系中的抗原抗体合适比例破坏，不再出现凝集现象。从而能抑制抗体与吸附 HCG 抗原的乳胶发生凝集，即为间接凝集抑制现象，此实验已作为早期妊娠免疫学诊断方法。

【材料与试剂】

1．兔抗绒毛膜促性腺激素免疫血清。
2．绒毛膜促性腺激素的乳胶颗粒。
3．孕妇尿、正常尿。
4．玻片、滴管等。

【实验步骤】

1．洁净玻片一张，用蜡笔分为二格。
2．玻片放在黑色背景上，分别滴加一滴待检尿与正常尿（对照）。
3．再分别滴加一滴妊娠诊断血清，用牙签搅匀后，轻轻摇动约 1 分钟。
4．然后分别再滴加一滴乳胶诊断抗原，充分摇匀，约 3~4 分钟，观察有无凝集现象。

【结果】

正常尿出现凝集为阴性。孕妇尿无凝集为阳性。

二、沉淀反应

（一）环状沉淀实验

【原理】

在沉淀管中可溶性抗原叠加于抗体上时，则抗原与抗体相互扩散，在二者比例适当的界面上形成乳白色沉淀环，即环状沉淀实验。

【材料与试剂】

1．马血清、羊血清、兔抗马血清、生理盐水。
2．沉淀管、尖吸管、橡皮乳头、试管架。

【实验步骤】

1．环状沉淀管 2 支，用毛细滴管将兔抗马血清分别加入 2 个沉淀管中，每管约 0.2ml。

2．用二支尖吸管分别沿管壁缓缓向第一管中加入 1:20 羊血清 0.2ml，向第二管加入 1:20 马血清 0.2ml。

3．注意加样时要避免有气泡产生。先加抗体，后加抗原。

4．静置于室温 10 分钟左右。

【结果】

抗原与抗体交界面有乳白色沉淀带为阳性反应。

（二）琼脂扩散实验

1．单向琼脂扩散实验

【原理】

单向琼脂扩散实验是一种定量实验，将一定量的抗体混合于琼脂内，倾注载玻片上，凝固后在琼脂上打孔，再将抗原加入孔中，孔中抗原向四周扩散，在两者比例合适处形成抗原抗体复合物，呈现白色沉淀环，环的直径与抗原浓度成正比，如事先用不同浓度的标准抗原制成标准曲线，则未知标本中的抗原含量，即可从标准曲线查出。本实验主要用于检查标本中各种免疫球蛋白和补体各种成分的含量。

【材料与试剂】

琼脂粉、生理盐水、水浴箱、温箱、打孔器、微量注射器、吸管、载玻片、三角烧瓶。

【实验步骤】

（1）琼脂粉 3g 加生理盐水 100ml 置于三角烧瓶内，用水浴煮沸使琼脂完全熔化，制备成 3%琼脂，熔化后放 60℃水浴中保温。

（2）已知单价抗体（只含一种抗体血清）。用生理盐水适当稀释，把稀释后的抗体放 60℃水浴中预温数分钟。

（3）使 3%琼脂与等量抗体混合均匀，用吸管吸取一定量熔化的抗体琼脂倾注于载玻片上，待凝固后，按一定距离用打孔器打孔，准备注入抗原。

（4）取相应抗原，以生理盐水作适当稀释，用微量注射器向每孔内加入 10μl 抗原，加抗原时注意量准确且不外溢。

（5）抗原加毕后，将有载玻片放置湿饭盒中，置 37℃保温 24 小时后观察结果。

【结果】

测定抗原孔周围沉淀环直径，以毫米为单位记录之，再从标准曲线中查出浓度。

2．双向琼脂扩散实验

【原理】

在琼脂介质中，可溶性抗原和相应抗体相互扩散，两者相遇在比例合适处形成白色沉淀线，如果同时含有多种抗体抗原系统，因其扩散的速度不同，可在琼脂中出现多条沉淀线，因此根据沉淀线的数目可推测标本中有多少种抗原成分。

【材料与试剂】

1%琼脂、马血清、兔抗马血清、生理盐水、载玻片、打孔器、微量注射器、铝饭盒。

【实验步骤】

（1）载玻片上滴加1%熔化琼脂3ml铺成均匀的琼脂层，琼脂凝固后，用打孔器在琼脂上打孔。

（2）在间孔中加一滴兔抗马血清，另四孔分别加入1:40、1:80马血清，1:40羊血清和生理盐水10μl，进行标记，加样时注意不要溢出孔外。放入湿盒中37℃温育24小时。

【结果】

（1）相应抗原抗体浓度相当，沉淀线在二孔中间；两者浓度不相当时，沉淀线偏近浓度较低的一侧。

（2）①若二孔中抗原相同，则与相应抗体形成的沉淀线相连；②若二孔中抗原不同，第三孔中含有各相应抗体形成的沉淀线相交；③若一孔中抗原与另一孔中抗原除有相同成分外又有不同成分，第三孔中有各相应的抗体，则形成的沉淀线相切。参见图12－4。

实验二　免疫标记技术

【实验目的】

1．掌握酶联免疫吸附实验的基本原理。
2．熟悉酶联免疫吸附实验的操作过程。
3．了解各类主要免疫标记技术的原理与应用。

酶联免疫吸附实验双抗体夹心法

【原理】

酶联免疫吸附实验（enzyme – linked immunosorbent assay，ELISA）是用酶标记抗原或抗体，检测血清或细胞培养液中未知抗体或抗原的免疫学方法。ELISA双抗体夹心法是用已知抗体包被固相载体的表面，加入待检标本，标本中若含有相应抗原即与固体上的抗体结合，洗涤去除未结合成分，加入该抗原特异的酶标记抗体，洗去未结合的酶标记抗体，加入相应的底物时，可催化底物水解、氧化或还原，从而产生有色的物质。因为颜色反应的深浅与相应的抗体或抗原量成正比，所以可借助于颜色反应的深浅来定量抗原。

【材料与试剂】

1．抗体：马抗人 IgE – IgG。
2．酶标记抗体：辣根过氧化物酶（HRP）标记的马抗人 IgE – IgG。
3．待检血清。
4．邻苯二胺（OPD）底物稀释液、洗涤液、2M H_2SO_4、96 孔培养板等。
5．酶标仪。

【实验步骤】

1．微量板包被已知抗体：用 0.05M pH9.6 碳酸盐缓冲液将马抗人 IgE – IgG McAb 稀释至 1:200，按每孔 0.2ml 包被 96 孔培养板，37℃温箱作用 2 小时，洗涤 3 次。
2．封闭：1% BSA 0.2ml/孔，放置 4℃冰箱过夜，取出微量板洗涤 3 次。
3．加入待检血清：不同稀释度血清 0.2ml/孔，每份标本分别加入 3 孔，同时设阳性对照。37℃作用 2 小时，洗涤 3 次。
4．加入酶标记抗体：适当稀释度的酶标记抗体 0.2ml/孔，37℃作用 2 小时，洗涤 3 次。
5．加入底物：每孔加入邻苯二胺底物溶液 0.2ml/孔，放置 37℃作用 20 分钟。
6．加入终止液：以 2M H_2SO_4，每孔 0.1ml 终止反应。
7．酶标仪测定：在酶标仪 490nm 处测定显色变化的 OD 值。

【结果】一般 OD 值 > 2.1 为阳性，或经标准品定值。

实验三　免疫细胞功能测定

【实验目的】

1．掌握 T 淋巴细胞转化实验的原理及结果。
2．熟悉抗体形成细胞间接空斑实验的原理及结果。
3．熟悉吞噬细胞吞噬功能测定的方法及结果。

一、T 淋巴细胞转化实验形态学检查法

【原理】

在体外，将人外周血 T 淋巴细胞与 PHA 共同培养一定时间后，取培养细胞涂片染色，

镜下可见转化为体积较大的原始母细胞或细胞分裂现象，则为 T 淋巴细胞转化。转化率的高低可反映人体的细胞免疫水平，因此常作为检测细胞免疫功能的指标之一。

【材料与试剂】

1．PHA 溶液：在测定前先确定最适浓度，一般为 $50 \sim 200 \mu g/ml$。

2．培养液：RPMI l640 培养液，临用前加入 10％的小牛血清、青霉素（100U/ml）、链霉素（$100 \mu g/ml$），pH $7.2 \sim 7.4$。

3．姬姆萨染液或瑞氏染液。

4．离心机、恒温箱、计数器、载玻片、油镜、显微镜等。

【实验步骤】

1．采用全血微量法时，取肝素抗凝血 0.5ml 注入含 0.2ml PHA 的 3ml 培养液中。同时设不含 PHA 的对照组。

2．T 淋巴细胞转化培养：置 5％二氧化碳培养箱内，37℃培养 72 小时，每天旋转摇匀 2 次。

3．全血微量法一般要经低渗破坏红细胞，经培养后离心 1000rpm10 分钟，弃上清，加蒸馏水 2ml/管 1 分钟，红细胞破坏后立即加高渗生理盐水恢复为等渗，再离心。弃上清后将细胞打匀，取悬液滴成血片，晾干。经姬姆萨染色，油镜观察计数。

【结果】

根据 T 淋巴细胞大小、细胞核和胞浆特征等计数 100 或 200 个淋巴细胞，计数 T 淋巴细胞转化百分率。T 淋巴母细胞：体积明显增大，为成熟淋巴细胞的 $3 \sim 4$ 倍。核膜清晰，核染色质疏松呈细网状。核内见明显核仁 $1 \sim 4$ 个。胞浆丰富，嗜碱性，有伪足样突出。胞浆内有时可见小空泡。过渡型 T 淋巴母细胞：具有上述淋巴母细胞的某些特征。核质疏松，可见核仁，胞浆增多，嗜碱性强，比小淋巴细胞大。核分裂相 T 细胞：核呈有丝分裂，可见许多对成堆或散在的染色体。

计算公式为：转化率 ＝ 转化的淋巴细胞数／（转化的淋巴细胞数 ＋ 未转化的淋巴细胞数）×100％

正常情况淋巴细胞转化率为 60％~80％，若 50％以下则为降低。

【注意事项】

形态学方法简便易行，但结果受操作和主观判断的影响较大。

二、定量溶血分光光度测定法（QHS）

【原理】

是将 SRBC 免疫小鼠的脾细胞、SRBC 和补体在液相介质中进行反应，观察抗体形成细胞所产生的 IgM 在补体存在时溶解 SRBC 而释放的血红蛋白量，用分光光度计作定量测定，用 OD 值表示抗体形成细胞的数量。

【材料与试剂】

1. 5%SRBC 免疫 4 天后的小鼠、解剖器械。
2. 无酚红指示剂的 Hanks 液 pH7.2、0.2%SRBC、1:10 稀释补体。
3. 分光光度计。

【实验步骤】

溶血测定：取 5%SRBC 免疫 4 天后的小鼠脾细胞悬液（1×10^7/ml）0.5ml，0.2%SRBC 0.5ml 及 1:10 稀释补体 0.5ml 加于试管内，混匀后置 37℃ 水浴箱内温育 1 小时，对照管不加脾细胞，用 Hanks 液终止反应，并补足液量，离心（2000 转/分）10 分钟，吸出上清，用分光光度计比色，滤光板波长 460nm 测其中红细胞裂解后释放的血红蛋白量（以 OD 值表示之）。

【结果】

用 OD 值表示抗体形成细胞的数量。计算 OD 值应减去对照管数值。

三、小鼠腹腔巨噬细胞吞噬功能检测

【原理】

将小鼠腹腔巨噬细胞与颗粒性抗原（如白色假丝酵母菌、绵羊红细胞或葡萄球菌等）混合孵育一定时间后，可被巨噬细胞吞噬。根据巨噬细胞吞噬的多少，计算吞噬百分率和吞噬指数，以反映巨噬细胞的吞噬功能。小鼠腹腔巨噬细胞吞噬功能的检测可分为体内实验法和体外实验法。

【材料与试剂】

1. 动物：小鼠。
2. 0.5%绵羊红细胞。
3. 试剂：10%硫乙醇酸盐、Hank's 液、甲醇、瑞士染液、肝素（40U/ml）、RPMI 1640 培养基。
4. 器材：注射器、解剖器材、毛细吸管、小试管、载玻片、离心机等。

【实验方法】

1. 体内法 小鼠腹腔内诱导腹腔巨噬细胞，用 10%硫乙醇酸钠溶液 1ml 腹腔注射，48 小时后再向腹腔注入 0.2% SRBC 悬液 2ml，30 分钟后将小鼠拉颈处死，轻揉腹部 1 分钟，在腹部中央将皮肤剪一小口，向上下撕开，暴露腹膜，用毛细滴管吸取腹腔液，制成薄涂片，加甲醇溶液固定1分钟，经瑞士染液染色10分钟后镜检。计数并计算出吞噬百分率和吞噬指数。

2. 体外法 取小鼠腹腔注入含肝素的 Hank's 液6ml，用手指反复轻揉腹壁1分钟后，在腹部中央将皮肤剪一小口，用毛细吸管吸取腹腔内液体放入离心管内，离心1500rpm，10分钟。弃上清，加入 RPMI l640 培养液调整细胞浓度为 $2 \times 10^6/\text{ml}$。然后取巨噬细胞悬液和0.2% SRBC 悬液各 1ml 等量混合，立即吸取 0.2ml 置于有蜡封圈的载玻片内。将载玻片置37℃温箱培养30分钟后取出，弃去未黏附的多余悬液，晾干后甲醇固定。以瑞士染液染色10分钟后，用 PBS 液轻轻冲洗，晾干后镜检。计算吞噬百分率和吞噬指数。

【结果】

置油镜下随机观察 100 个巨噬细胞，计数吞噬有 SRBC 的巨噬细胞数和吞噬的 SRBC 总数。按下列公式计算吞噬百分率和吞噬指数。吞噬指数和吞噬百分率一般是平行的。

$$吞噬百分率 = \frac{吞噬 SRBC 的巨噬细胞数}{100 个巨噬细胞} \times 100$$

即 100 个巨噬细胞中吞噬了 SRBC 的细胞数。

$$吞噬指数 = \frac{100 个巨噬细胞中吞噬的 SRBC 的个数}{100 个巨噬细胞} \times 100$$

【注意事项】

1. 涂片不应太厚，否则将影响计数。
2. 剪开小白鼠腹腔时应避免出血，否则将影响巨噬细胞的浓度。

第二十四章

微生物学实验

实验一 细菌形态及特殊结构观察

【实验目的】

1．掌握生物显微镜油镜的使用方法和保护方法。
2．掌握细菌的基本形态和特殊结构。
3．掌握革兰染色的原理和操作方法。

一、显微镜油镜的使用和保护

【原理】

光线从玻片经空气进入镜头时，由于介质密度不同而发生折射现象，因此进入物镜中的光线很少，结果视野很暗，物像不清晰。如在玻片上加上和玻片折光率（n = 1.52）相近的香柏油（n = 1.515），就可减少光线的折射，使光线集中进入物镜，加强视野的亮度，获得清晰的物像。（图 24 - 1）

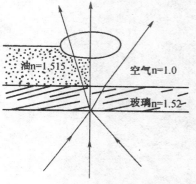

图 24 - 1 油镜的原理

【实验方法】

1．油镜的识别 观察微生物标本最常用油镜。油镜头上标有 90 × 或 100 ×；镜头前端有黑、白或红色的圆圈；刻有 "HI" 或 "Oil" 等，其孔径也较其他物镜小。

2．油镜的使用

（1）显微镜平稳地安放在实验台上，勿将镜臂倾斜，以免香柏油流散。

（2）以天然光线为光源时，使用平面反光镜。以灯光为光源时，使用凹面反光镜。

（3）集光器升到最高位置，光圈完全打开，增大进入光线的强度。

（4）将玻片固定在载物台上，先用低倍镜调至视野最亮，并找到玻片所在位置，然后换用油镜。

（5）先在玻片上滴香柏油 1 滴，缓慢转动粗调节器，使油镜头浸于油滴内，并几乎与玻片接触为止，但切勿使两者相碰，防止损伤镜头或玻片。后从目镜观察，仔细转动粗调节器，看到模糊物像时，再调动细调节器，使物像清晰。未能看到物像时，可重复上述操作。

（6）油镜头使用后应立即用拭镜纸擦净镜头上的油。如油已干，可在拭镜纸上滴少许二甲苯擦拭，并随即用干的拭镜纸擦去二甲苯，以防镜片脱落。

3．显微镜的保护

（1）显微镜是贵重精密仪器，使用时要精心爱护，不得随意拆散和碰撞。

（2）取送显微镜时，应右手持镜臂，左手托镜座，平端于胸前。

（3）防止与强酸、强碱、乙醚、氯仿、酒精等化学药品接触。

（4）擦镜头时，应顺其直径方向擦，不要转圈擦。

（5）不用时，将接物镜转开呈八字，聚光器下降，罩上镜套，对号归位。

二、细菌运动的观察

【原理】

许多杆菌与弧菌有鞭毛，能作固有运动，观察细菌动力是鉴别细菌有无鞭毛的方法之一。常采用不染色标本的压滴法或悬滴法观察。

【材料与试剂】

1．变形杆菌、葡萄球菌肉汤 12 小时培养物。

2．载玻片、凹玻片、盖玻片、凡士林、接种环、酒精灯等。

【实验方法】

1．压滴法 用接种环分别取变形杆菌及葡萄球菌菌液置于洁净的载玻片中央，在菌液上轻覆以盖玻片（注意勿产生气泡，也勿使菌液外逸），静置片刻后于高倍镜下观察。

2．悬滴法 在凹玻片的凹窝四周涂少许凡士林，用接种环分别取变形杆菌及葡萄球菌菌液置于洁净的盖玻片中央,将凹玻片的凹窝对准盖玻片的菌液处，反扣覆在盖玻片上，微压使二者贴紧后迅速反转，使菌液悬滴于盖玻片下（图24－2），静置片刻后于高倍镜下观察。

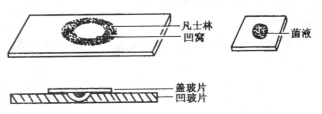

图 24－2 悬滴标本的制作

【结果】

有鞭毛的细菌为固有运动（即有方向的移动），无鞭毛的细菌则为布朗运动（即分子运动）。

【注意事项】

1．镜检时需适当降低集光器，视野不要过亮。

2．需仔细辨认鞭毛运动与布朗分子运动的区别，前者是有方向的移动，而后者是细菌受环境中液体分子的冲击呈现在原位附近的颤动。无鞭毛的细菌无动力，呈布朗分子运动。

三、细菌的革兰染色法

【原理】

革兰染色的机制，主要是由于两类细菌的细胞壁成分和结构的不同，革兰阴性菌细胞壁中含有较多的类脂质，而肽聚糖含量较少。当用酒精脱色时，溶解了类脂质，增加了细胞的通透性，使结晶紫和碘的复合物易于渗出，细胞脱色，经复染后，染上复染液的颜色。而革兰阳性菌细胞壁中肽聚糖含量多且交联度大，类脂质含量少，经酒精脱色后，肽聚糖层的孔径变小，通透性降低，细胞仍保留结晶紫的颜色。革兰染色不但可以观察细菌的形态、排列和染色性，即革兰阳性菌和革兰阴性菌；而且还可分析细菌的致病性，为临床选用抗菌药物提供依据。

【材料与试剂】

1. 葡萄球菌和大肠杆菌 18～24 小时培养后的混合菌液。
2. 革兰染色液。
3. 载玻片、酒精灯、接种环等。

【实验步骤】

标本片制备：取载玻片 1 块，在玻片上加 1 滴生理盐水，然后用接种环挑取混合菌液 1 滴，加入生理盐水中混合涂成一薄层，接种环在火焰上烧灼灭菌。涂片自然干燥后，涂片通过火焰 3 次固定标本，并按以下顺序染色。

初染：滴加结晶紫染液数滴，染色 1 分钟，水冲洗。

媒染：滴加卢戈碘液数滴，染 1 分钟，水冲洗。

脱色：滴加 95％酒精，脱色时频频倾动玻片，直到紫色不再被酒精脱退为止，约半分钟，水冲洗。

复染：加石炭酸复红稀释液染 1 分钟，水冲洗，用滤纸轻轻吸干，待标本充分干燥后用油镜观察。

【结果】

经革兰染色后，呈紫色者为革兰阳性菌，红色者为革兰阴性菌。

【注意事项】

1. 要掌握好染色时间，尤其是酒精脱色时间，不易过长或过短。
2. 在染色过程中，不可使染液干固。
3. 选用适龄培养物，以 18～24 小时为宜，否则影响染色效果。

四、细菌的基本形态和特殊结构观察

1．细菌的基本形态（观察示教片）　葡萄球菌、链球菌、脑膜炎双球菌、大肠杆菌、弧菌等。注意菌体的形态、排列及染色性。

2．细菌特殊结构（观察示教片）

鞭毛：伤寒杆菌鞭毛染色示教片。注意鞭毛和菌体的颜色及鞭毛的位置。

荚膜：肺炎双球菌荚膜染色示教片。注意荚膜与菌体的颜色，荚膜的厚度。

芽胞：破伤风杆菌芽胞染色示教片。注意菌体与芽胞的颜色，芽胞的形态、大小及位置。

实验二　细菌的人工培养与代谢产物检查

【实验目的】

1．熟悉常用培养基的种类和制备方法。

2．掌握细菌的常用接种方法和细菌在不同培养基上的生长现象。

3．熟悉细菌产生代谢产物的检查方法。

【原理】

人工培养细菌，除需要提供充足的营养物质使细菌获得生长繁殖所需要的原料和能量外，尚要有适宜的环境条件，如酸碱度、渗透压、温度和必要的气体，以满足不同的需求。培养基按其营养组成和物理性状不同，可分为液体培养基、固体培养基和半固体培养基3种。

一、常用培养基的制备

（一）营养肉汤培养基

【材料与试剂】

新鲜牛肉、蛋白胨、NaCl、蒸馏水。

【方法与结果】

1．将除去脂肪及筋膜的新鲜瘦牛肉切碎绞细，称取 500g 加蒸馏水 1000ml，混和后，置 4℃浸泡过夜。

2．次日，煮沸 30 分钟后过滤，于滤液中加 1%蛋白胨、0.5%NaCl，补足水分至 1000ml。

3．调整 pH 至 7.4～7.6。

4．用试管或烧瓶分装肉汤，加塞后置 15 磅 15～20 分钟灭菌，冷却后取出。

5．无菌实验：将肉汤置 37℃温育 24 小时，确无细菌生长方可应用。

营养肉汤培养基也可用牛肉膏制备：称取牛肉膏 3g，蛋白胨 10g，NaCl 5g，加蒸馏水 1000ml，搅拌或稍加热使之完全溶解后，调整 pH 值，分装、高压灭菌后，即可使用。

（二）普通琼脂培养基

【材料与试剂】

pH7.4 营养肉汤、琼脂、无菌平皿和试管等。

【方法与结果】

1．在 pH7.4 的营养肉汤 100ml 中加入琼脂 2～3g。加热融化，分装于试管和烧瓶中，并加塞。

2．高压蒸气灭菌，经 15 磅 15～30 分钟灭菌后，待琼脂冷却到 50℃～60℃时倾注平板，将瓶口或管口迅速通过火焰 2～3 次，微启无菌平皿盖（仅允许瓶口或管口伸入，靠近火焰），迅速倾注后，盖皿，并在桌上轻轻移摇，使皿底铺满肉汤琼脂，冷却后即成琼脂平板。

3．制备琼脂平板，每个直径为 9cm 的平皿内装肉汤琼脂 15ml；制平板，每个 15 × 150mm 试管内装肉汤琼脂 5ml 或 10 × 100mm 试管内装 2ml。

（三）半固体培养基

在营养肉汤中加入 0.3%～0.5% 琼脂，即成半固体培养基。常用于检测细菌的动力和保存菌种。

【材料与试剂】

pH7.6 营养肉汤、琼脂、试管等。

【方法与结果】

1．在营养肉汤 100ml 中加入琼脂 0.3g，加热融化。
2．分装 10 × l00mm 试管，每管 3ml，加塞后 15 磅 15～20 分钟灭菌，直立冷凝。

二、细菌的接种法及生长现象的观察

（一）平板划线分离培养法

【原理】

在琼脂平板培养基上划线分离，可将混杂的细菌在琼脂平板培养基表面逐一分散，经培养后，单个细菌沿接种线生长繁殖，形成菌落。根据菌落形态、大小、颜色、气味、透明度、表面光滑、湿润、边缘整齐等不同，可识别和鉴定细菌。

【材料与试剂】

1．葡萄球菌和大肠杆菌混合菌液 18～24 小时培养物。
2．普通琼脂培养基、接种环、酒精灯。

【实验步骤】

1．烧灼接种环，冷却后，取一环混合菌液。
2．打开平皿盖，左手斜持平板（约 45°角），并靠近火焰，以免空气中杂菌落入平板内，右手握持已带有菌液的接种环在普通琼脂培养基一端连续平行划线。划线时，接种环与平板成 30°～40°角，轻轻接触平板，以腕力平行划移接种环，注意避免将接种环插入琼脂内。
3．接种环烧灼灭菌冷却后，分区划线，每次划线后，接种环烧灼灭菌冷却后再进行划线，便于分离出单个菌落。（图 24 - 3）

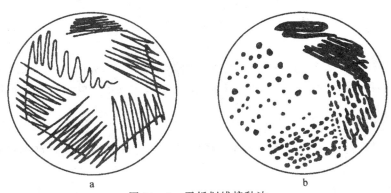

图 24 - 3 平板划线接种法
a．平板划线法 b．孵育后菌落散布情况

4．接种完毕，盖上平皿盖，于平皿底进行标记，将平板倒置，置 37℃培养 24 小时后观察结果。

【结果】

琼脂培养基表面散在分布两种菌落，均为圆形、光滑、湿润、边缘整齐，能产生色素的菌落为葡萄球菌，另一种为大肠杆菌的菌落。

（二）斜面培养基接种法

【原理】

斜面培养基接种主要用于移种经划线分离培养所获的单个菌落，以得到纯种细菌，并观察细菌培养特性。

【材料与试剂】

1．金黄色葡萄球菌琼脂平板 18～24 小时培养物。
2．斜面培养基。

【实验步骤】

将已灭菌的接种环挑取金黄色葡萄球菌单个菌落，迅速伸入培养基管中，在斜面表面先从底部上行拉一线，然后从底部向上轻轻连续蜿蜒划线直到斜面顶端。火焰灭菌管口，塞好棉塞，接种环烧灼灭菌。进行标记，置37℃培养24小时。

【结果】观察细菌在斜面上的生长现象（菌苔）。

（三）液体培养基接种法

【原理】

液体培养基有营养肉汤培养基、蛋白胨水、糖发酵管等。营养肉汤培养基常用于增菌，细菌可呈现混浊、沉淀、菌膜生长现象；蛋白胨水和糖发酵管主要用于检测细菌的生化反应。

【材料与试剂】

1．乙型溶血性链球菌、枯草杆菌 18～24 小时肉汤培养物、大肠杆菌琼脂斜面 18～24 小时培养物。
2．营养肉汤培养基。

【实验步骤】

用已灭菌的接种环挑取斜面上的大肠杆菌菌苔，伸入肉汤培养基，在接种液面的管壁处，轻轻研磨，使菌混合于肉汤中，加塞。同样，用接种环分别取乙型溶血性链球菌和枯草杆菌菌液，直接接种于肉汤培养基中，加塞。烧灼接种环，将肉汤管置37℃，培养24小时。

【结果】

1．混浊生长　大肠杆菌菌液呈均匀混浊，管底有少量沉淀。
2．沉淀生长　乙型溶血性链球菌菌液管底有沉淀，菌液无明显混浊。
3．表面生长　枯草杆菌菌液表面形成膜状物。

（四）穿刺接种法

【原理】

半固体培养基均以穿刺法接种，用于观察细菌动力或保存菌种。

【材料与试剂】

1．大肠杆菌、金黄色葡萄球菌琼脂斜面 18～24 小时培养物。
2．半固体培养基。
3．接种针。

【实验步骤】

火焰灭菌接种针，冷却后分别挑取大肠杆菌和金黄色葡萄球菌菌苔，刺入半固体琼脂的中心达近管底处后，沿原径退出接种针，加塞，烧灼接种针，将半固体琼脂置 37℃，培养 24 小时。

【结果】

葡萄球菌沿穿刺线呈清晰灰白色菌线，线外的培养基仍透明清亮；大肠杆菌可见沿穿刺线呈羽毛状或云雾状混浊生长。

三、细菌代谢产物的检查

（一）糖发酵实验

【原理】

各种细菌含有不同的酶，分解糖的能力不同，代谢产物亦不同。有的细菌能分解某些糖产酸产气，有的则只产酸不产气。根据细菌对糖发酵能力不同可鉴别细菌。

【材料与试剂】

1．大肠杆菌、伤寒杆菌 18～24 小时斜面培养物。
2．葡萄糖、乳糖发酵管。

【实验步骤】

1．将大肠杆菌、伤寒杆菌分别接种于 1 支葡萄糖和 1 支乳糖发酵管中。
2．将上述糖发酵管置 37℃温箱培养 24 小时后，取出观察结果。

【结果】

单糖发酵管颜色没有发生改变，说明细菌不分解该糖，以符号"－"表示；当培养基中指示剂发生改变，如由紫色变成黄色时，说明细菌分解该糖产酸，以"＋"表示；当培养基不仅变黄而且倒置小管中有气泡产生时，表明该细菌分解这种糖又产酸又产气，以"⊕"表示。结果如下：

菌种	葡萄糖	乳糖
大肠杆菌	⊕	⊕
伤寒杆菌	＋	－

（二）靛基质（吲哚）实验

【原理】

某些细菌如大肠杆菌、变形杆菌等具有色氨酸酶，能分解蛋白胨中的色氨酸，产生靛基质（吲哚），再与对二甲基氨基苯甲醛（又称靛基质试剂）反应后，形成红色化合物——玫瑰吲哚，即为阳性。

【材料与试剂】

1. 吲哚试剂（对二甲基氨基苯甲醛）。
2. 大肠杆菌、产气杆菌 18～24 小时斜面培养物。
3. 蛋白胨水培养基。

【实验步骤】

1. 分别将大肠杆菌、产气杆菌接种于 2 支蛋白胨水中。
2. 置 37℃ 培养 48 小时后，每管加吲哚试剂 2～3 滴，观察结果。

【结果】

大肠杆菌：+（产生玫瑰吲哚）　　　　　产气杆菌：-（无色）

（三）甲基红实验

【原理】

某些细菌如大肠杆菌等，分解葡萄糖产生丙酮酸，继而分解为甲酸、乙酸、乳酸等，使培养基的 pH 降至 4.5 以下，加入甲基红指示剂呈红色。此为阳性反应。若产酸量少或产生的酸进一步转化为醇、酮、醛、气体和水等，则培养基的酸碱度仍在 pH6.2 以上，加入甲基红指示剂呈黄色，为阴性反应。

【材料与试剂】

1. 甲基红试剂。
2. 大肠杆菌、产气杆菌 18～24 小时斜面培养物。
3. 葡萄糖蛋白胨水培养基。

【实验步骤】

1. 分别将大肠杆菌、产气杆菌接种于 2 支葡萄糖蛋白胨水中。
2. 置 37℃ 培养 2～3 天后取出，分别滴加甲基红试剂 2～3 滴，混匀观察。

【结果】

大肠杆菌：+（变红）　　　　产气杆菌：−（无色）

（四）V－P实验

【原理】

某些细菌如产气杆菌，分解葡萄糖产生丙酮酸，经丙酮酸脱羧，生成乙酰甲基甲醇，在碱性环境中，被氧化为二乙酰，再与培养基内的胍基结合，生成红色化合物，为 V－P 实验（Voges－Proskauer test）阳性。

【材料与试剂】

1．V－P 试剂。
2．大肠杆菌、产气杆菌 18～24 小时斜面培养物。
3．葡萄糖蛋白胨水培养基。

【实验步骤】

1．分别将大肠杆菌和产气杆菌接种于 2 支葡萄糖蛋白胨水中。
2．置 37℃培养 2～3 天后取出，分别加入 40％KOH 1ml 和 α－萘酚溶液 1ml，摇匀、静置 5～15 分钟观察结果。

【结果】

大肠杆菌：−（无色）　　　　产气杆菌：+（产生红色化合物）

（五）枸橼酸盐利用实验

【原理】

枸橼酸盐培养基中枸橼酸钠为唯一的碳源，磷酸二氢铵为唯一的氮源，有的细菌如产气杆菌，可利用枸橼酸盐作为碳源，分解枸橼酸盐产生碳酸盐，使培养基变碱性，由绿色变为深蓝色，为枸橼酸盐利用实验阳性。大肠杆菌不能直接利用枸橼酸盐作为碳源，则为阴性。

【材料与试剂】

1．大肠杆菌、产气杆菌 18～24 小时斜面培养物。
2．枸橼酸盐斜面培养基。

【实验步骤】

1．分别将大肠杆菌、产气杆菌接种于 2 支枸橼酸盐斜面培养基上。

2．置 37℃培养 24 小时后观察结果。

【结果】

产气杆菌：+（培养基变蓝色）　　　　大肠杆菌：－（不生长）

（六）硫化氢产生实验

【原理】

某些细菌如变形杆菌，能分解含硫氨基酸（胱氨酸、半胱氨酸）产生硫化氢。硫化氢与培养基中的重金属盐如铅盐或铁盐结合，生成硫化铅或硫化亚铁黑色沉淀物，即为阳性。

【材料与试剂】

1．大肠杆菌、变形杆菌 18～24 小时斜面培养物。
2．醋酸铅培养基。

【实验步骤】

1．分别将大肠杆菌、变形杆菌接种（穿刺法）于 2 支醋酸铅培养基。
2．置 37℃培养 24 小时后观察结果。

【结果】

变形杆菌：+（产生黑色沉淀）　　　　大肠杆菌：

实验三　细菌的分布、消毒与灭菌、药物敏感实验

【实验目的】

1．了解微生物在自然界和人体的分布。
2．熟悉药物抗菌实验的检测方法。
3．掌握实验室常用消毒灭菌设备的原理和使用方法。

一、空气中的细菌检查

【材料与方法】

1．采用沉降法。取 4 个普通琼脂平板，启开平皿盖，培养基面朝上，分别放在实验桌上、走廊及无菌操作室等处，15～30 分钟后，盖好。
2．置 37℃培养 18～24 小时。

【结果】

观察 4 个平板培养基表面菌落生长情况，比较菌落数的差异，并分析原因。

二、正常人体的细菌检查

（一）皮肤上的细菌

【材料与方法】

1．用无菌棉签取无菌生理盐水在指头上洗涤数次后，涂布接种于琼脂平板表面。

2．倒置平板于 37℃ 培养 18 ~ 24 小时。

【结果】观察培养基表面菌落生长情况，并分析结果。

（二）咽喉部的细菌

咽拭子法检查咽喉部的细菌。

【材料与方法】

1．用无菌棉签涂取扁桃体两旁的分泌物，在血琼脂平板表面分离培养。

2．血琼脂平板放置 37℃ 温箱，培养 18 ~ 24 小时后，涂片。革兰染色、镜检。

【结果】

血平板表面有大小不同的单个菌落出现，菌落周围有的有绿色溶血环，镜检多为革兰阳性球菌。

三、物理因素对细菌的影响

紫外线杀菌实验

【原理】

波长 240 ~ 280nm 的紫外线，因与 DNA 吸收光谱一致而有明显的杀菌作用。其机制是使细菌 DNA 相邻的胸腺嘧啶形成二聚体，从而破坏 DNA 构型，干扰其正常复制，导致细菌死亡。紫外线杀菌力虽强，但穿透力弱，故仅用于实验室、病房、手术室空气和物体表面的消毒灭菌。

【材料】

1．大肠杆菌肉汤 12 小时培养物。

2．琼脂平板一块。

3．镊子、纸片、紫外线灯等。

【方法】

1．用灭菌后的接种环挑取大肠杆菌菌液于琼脂平板上均匀涂布。

2．用镊子夹取一定形状的灭菌纸片小心覆盖在平板中心部，置于紫外灯下约 10cm 处接受照射 30 分钟。

3．关闭紫外灯，小心取下纸片在酒精灯上烧毁。

4．盖上皿盖，置 37℃温箱，培养 24 小时后取出观察结果。

【结果】

被纸片盖住的琼脂表面形成灰白色菌苔，直接暴露的琼脂表面没有细菌生长。

四、化学消毒剂对细菌的影响

【原理】

化学消毒剂主要通过使菌体蛋白沉淀或凝固，改变细胞壁或细胞膜的通透性，干扰细菌的代谢等方式，使其失去生物学功能而导致细菌死亡。化学消毒剂浓度高时能杀灭病原微生物，称为化学消毒剂；浓度低时能抑制细菌生长，称为防腐剂。化学消毒剂对人体细胞有毒性作用，故只能外用。

碘酒、酒精对细菌的作用

【材料与方法】

1．取琼脂平板 1 块，将底面分成 3 等份，注明①②③。

2．用无菌棉签蘸取生理盐水，在左手食指头上涂搽。用该指头在平板①处琼脂表面涂抹，作为消毒的对照。

3．用棉签蘸 2.5% 碘酒消毒左手食指。待碘酒干后，用蘸有 75% 酒精的棉签将碘酒揩擦掉，依上法在平板②处琼脂表面涂抹。

4．另用一支棉签，蘸 75% 酒精，在左手中指头上涂搽，然后用中指头在平板③处琼脂表面涂抹。

5．置平板于 37℃温箱，培养 24 小时。

【结果】

观察碘酒、酒精消毒灭菌的效果，并记录结果。

实验四　化脓性球菌的检测

【实验目的】

1. 掌握葡萄球菌、链球菌、肺炎球菌、脑膜炎球菌的形态特征和染色特性。
2. 了解葡萄球菌血浆凝固酶实验、链球菌抗"O"实验的原理、方法和意义。

一、葡萄球菌

葡萄球菌为革兰阳性球菌，呈葡萄串状排列，无鞭毛、无芽胞，某些菌株有荚膜。营养要求不高，需氧或兼性厌氧。根据其细胞壁组成、血浆凝固酶及毒素产生和致病性不同，分为金黄色葡萄球菌、表皮葡萄球菌及腐生葡萄球菌。金黄色葡萄球菌能产生溶血毒素和金黄色色素，血浆凝固酶阳性并能分解甘露醇，某些菌株还能产生肠毒素。在临床上主要引起化脓性炎症、败血症或食物中毒。

（一）葡萄球菌形态与培养特性观察（示教）

1. 观察金黄色葡萄球菌、表皮葡萄球菌在血液琼脂平板上菌落的特点。
2. 观察金黄色葡萄球菌革兰染色片。注意细菌的形态、排列、结构和染色性。

（二）结果

1. 血平板上的菌落：金黄色、表皮葡萄球菌菌落均为圆形、湿润、光滑、边缘整齐的菌落，各自形成金黄色、白色脂溶性色素。金黄色葡萄球菌常形成透明的完全溶血环。
2. 革兰染色片镜检：可见到呈葡萄串状聚集的革兰阳性球菌。

（三）金黄色葡萄球菌血浆凝固酶实验

【原理】

血浆凝固酶是鉴别葡萄球菌有无致病性的主要标志，金黄色葡萄球菌能产生此酶。

血浆凝固酶可与凝血酶原形成稳定的复合物，此复合物有凝血酶样活性，可使纤维蛋白原变成纤维蛋白，导致血浆凝固。

【材料与试剂】

1. 金黄色、表皮葡萄球菌琼脂斜面18～24小时培养物。
2. 兔（或人）血浆、生理盐水。
3. 毛细吸管、玻片、接种环等。

【实验步骤】

1. 将玻片划分成3格，用毛细吸管分别在第3格中加一滴生理盐水，第1及第2格中加1滴兔或人血浆。

2. 从琼脂斜面挑取金黄色葡萄球菌，分别混悬于第3和第1格内，第2格中混悬表皮葡萄球菌，静置片刻，观察结果。

【结果】

第3格和第2格不凝集；第1格中金黄色葡萄球菌凝集成块，即判定为血浆凝固酶阳性。

二、链球菌形态与培养特性观察

链球菌为革兰阳性球菌，成双或成链状排列。无芽胞，无鞭毛，幼龄菌具有由透明质酸形成的荚膜。在血清肉汤中生长良好，并易形成长链，管底呈絮状沉淀。致病菌株能产生多种毒素和酶。根据不同菌株有不同溶血能力，将链球菌分为：甲型溶血性链球菌、乙型溶血性链球菌、丙型链球菌。

（一）形态与培养特性观察（示教）

1. 观察链球菌革兰染色片和荚膜染色片。注意细菌的形态、排列、结构和染色性。

2. 观察链球菌在血琼脂平板上的生长情况。注意菌落的特点及溶血现象。

（二）结果

1. 革兰染色片镜检：可见到呈链状排列的革兰阳性球菌。

2. 链球菌在血液琼脂培养基上的菌落特点：

（1）甲型溶血性链球菌（α - hemolytic strep）：又称草绿色链球菌，具有α溶血作用，培养24小时后可在血平板上菌落周围形成较窄的、半透明草绿色溶血环。

（2）乙型溶血性链球菌（β - hemolytic strep）：又称溶血性链球菌，具有β溶血作用，培养18～24小时后可在血平板上菌落周围形成宽大的、透明溶血环。

（3）丙型链球菌（γ - strep）：又称不溶血链球菌，不产生溶血素，故无溶血作用。

三、肺炎球菌形态与培养特性观察

肺炎球菌（strep·pneumoniae）属链球菌属。菌体呈矛头状，成双排列，尖端向外，革兰阳性球菌。无芽胞，无鞭毛，有明显的多糖荚膜。菌体易自溶。在血肉汤培养基中生长最好，5%～10% CO_2 能促进生长，可出现α溶血现象，在固体培养基上形成"肚脐"样特殊菌落。能分解菊糖产酸不产气，对胆汁或胆盐和optochin敏感。肺炎球菌粗糙型可以在一定条件下，转化成光滑型。具有荚膜的肺炎球菌致病力最强，临床上主要引起大叶性肺炎。

（一）形态与培养特性观察（示教）

1．肺炎球菌革兰染色片和荚膜染色片。油镜观察注意细菌的形态、排列、结构和染色性。

2．肺炎球菌在血琼脂平板上的生长情况。观察注意菌落的特点及溶血现象。

3．观察肺炎球菌在菊糖发酵管和血清肉汤管中的生长情况。

（二）肺炎球菌与甲型链球菌的鉴别

肺炎球菌与甲型链球菌在形态和培养特性方面，有很多相似之处，特别是在血平板上的生长情况，更难区别，故将其列表比较，以资鉴别（表24－1）。

表 24 – 1　　　　　　　　　　肺炎球菌与甲型链球菌的鉴别

菌名	肺炎球菌	甲型链球菌
细菌形态	矛头状	圆形或椭圆形
排列方式	成双排列占优势	短链排列占优势
菌落特点	肚脐状	无明显特点
菊糖发酵	分解，产酸不产气	不分解
菌落现象	溶菌	不溶菌
optochin 敏感性	敏感	不敏感
毒力实验	有毒力	无毒力

四、脑膜炎球菌形态与培养特性观察

脑膜炎球菌菌体呈肾形，成双排列，凹面相对。无鞭毛和芽胞，具有荚膜和菌毛。革兰阴性球菌。临床标本作涂片革兰染色，常见于多核白细胞内。专性需氧菌，在巧克力色培养基上和 $5\% \sim 10\% CO_2$ 条件下生长良好。菌落似露滴状，一般不溶血。能产生自溶酶和氧化酶，不发酵蔗糖。主要引起流行性脑脊髓膜炎。

（一）形态与培养特性观察（示教）

1．观察脑膜炎球菌革兰染色片。油镜观察注意细菌的形态、排列及染色性。

2．观察脑膜炎球菌在巧克力色琼脂平板上的生长情况。观察注意菌落特点。

（二）结果

1．菌体呈肾形，成双排列，凹面相对，革兰染色阴性。

2．菌落圆形、凸起、光滑、湿润，似露滴状，无色素。

实验五　粪便标本中致病性肠道杆菌的分离鉴定

【实验目的】

1. 熟悉肠道杆菌的形态、培养特征、生化反应、动力学等的特性。
2. 了解肠道杆菌血清学诊断的方法、结果判断及临床意义。

一、肠道致病菌的分离与鉴定（示教）

粪便中存在的细菌很多，有革兰阴性杆菌及弧菌，还有革兰阳性的杆菌及球菌。本实验的目的主要是分离沙门菌属及志贺菌属中的某些致病菌以及大肠杆菌和产气杆菌。

（一）标本采集

采取标本应注意病程，选取脓血或黏液部分，取材后应立即送检，如不能立即送检，可将标本保存于 30% 甘油缓冲盐水中。必要时采取肛拭子。

（二）分离培养

粪便标本可直接在选择培养基上划线分离培养，如在中国蓝琼脂平板、SS 琼脂平板、伊红美蓝琼脂平板中选择一种使用。血、骨髓、尿标本需经增菌培养基增菌后，再取增菌液在平板上划线分离培养。置 37℃ 温箱，培养 18～24 小时。

（三）初步鉴定

经平板划线分离培养，每份标本选取 3～5 个可疑菌落，每个菌落各接种 1 支双糖铁斜面培养基，置 37℃ 温箱，培养 18～24 小时，观察结果。同时作生化反应测定，结果见表 24-2。

表 24-2　　　　常见肠道杆菌主要生化反应简明鉴定表

菌种	双糖铁				葡萄糖	乳糖	甘露醇	吲哚	甲基红	V-P试验	枸橼酸盐	尿素	备注
	上层	下层	H₂S	动力									
大肠杆菌	⊕	⊕	−	+	⊕	⊕	⊕	+	+	−	−	−	
产气杆菌	⊕	⊕	−	+	⊕	⊕	⊕	−	−	+	+	−	
肺炎杆菌	⊕	⊕	−	−	⊕	⊕	⊕	−	−	+	+	+	
普通变形杆菌	−	⊕	+	+	⊕	−	−	+	+	−	+	+	迁徙生长
伤寒杆菌	−	+	+	+	⊕	−	⊕	−	+	−	+	−	
甲型副伤寒杆菌	−	⊕	−	+	⊕	−	⊕	−	+	−	+	−	木胶糖 −

续表

菌种	双糖铁				葡萄糖	乳糖	甘露醇	吲哚	甲基红	V-P试验	枸橼酸盐	尿素	备注
	上层	下层	H₂S	动力									
乙型副伤寒杆菌	-	⊕	++	+	⊕	-	⊕	-	+	-	+	-	木胶糖⊕
志贺菌	-	+	-	-	+	-	-	-	+	-	-	-	
福氏菌	-	+	-	-	+	-	⊕	+	+	-	-	-	
宋内菌	-	+	-	-	+	+	⊕	-	+	-	-	-	

（四）血清学鉴定（示教）

根据初步鉴定结果，用已知诊断血清作玻片凝集实验，如发生凝集，即可确定。如凝集阴性，应复查后再确定。

二、大肠杆菌形态和培养特性观察

大肠杆菌形态无鉴别意义，生化反应活泼，能分解多种糖产酸产气，靛基质、甲基红实验阳性，V-P实验阴性，不能利用枸橼酸盐（即 IMViC 反应 + + - -）。根据大肠杆菌分解乳糖而多数病原性肠道杆菌不分解乳糖的特点，利用选择或鉴别培养基可以鉴别。

（一）形态与培养特性观察（示教）

1．观察大肠杆菌革兰染色标本片。

2．观察大肠杆菌普通琼脂平板、SS 平板、中国蓝平板、伊红美蓝（EMB）平板培养物。

（二）结果

1．大肠杆菌为革兰阴性、中等大小杆菌，两端钝圆或稍弯曲，呈分散排列。

2．菌落特征，结果见表 24 - 3。

表 24 - 3　　　　大肠杆菌在普通琼脂平板及选择鉴别培养基上的菌落特征

培养基	菌落特征
普通琼脂平板	圆形，中等大小，灰白，半透明，整齐光滑菌落
SS 平板	呈红色
中国蓝平板	呈蓝色
伊红美蓝平板	呈紫黑色，有金属光泽

三、伤寒、副伤寒杆菌形态与培养特性观察

伤寒、副伤寒杆菌多有周鞭毛，能运动，是与痢疾杆菌的不同点。生化反应比较有规律，该菌不分解乳糖，靛基质、V–P实验阴性，甲基红实验阳性，不分解尿素。主要依据生化反应和血清学反应进行分类鉴定或协助临床微生物学诊断。

（一）形态与培养特性观察（示教）

1．观察伤寒杆菌革兰染色标本片、鞭毛染色标本片。

2．观察伤寒及甲、乙型副伤寒杆菌普通琼脂平板、中国蓝平板、SS平板、伊红美蓝平板培养物。

（二）结果

1．伤寒杆菌为革兰阴性杆菌，分散排列，鞭毛呈粗大、大波浪形。

2．菌落特征：伤寒，甲、乙型副伤寒杆菌菌落特征一致（表24–4）。

表24–4　伤寒，甲、乙型副伤寒杆菌在普通琼脂平板、选择鉴别培养基上的菌落特征

培养基	菌落特征
普通琼脂平板	圆形，中等大小，灰白，半透明，边缘整齐光滑
SS平板	较小、淡黄色半透明
中国蓝平板	较小、淡红色半透明
伊红美蓝平板	较小、无色半透明

四、志贺菌属形态与培养特性观察

志贺菌属的形态特点为革兰阴性杆菌，无鞭毛，但菌体周围有菌毛。除宋内杆菌迟缓发酵乳糖外，均不分解乳糖。根据生化反应及抗原不同可分为四群：A群（志贺痢疾杆菌）、B群（福氏痢疾杆菌）、C群（鲍氏痢疾杆菌）、D群（宋内痢疾杆菌）。

（一）形态与培养特性观察（示教）

1．观察痢疾杆菌革兰染色标本片。

2．观察痢疾杆菌普通琼脂平板，中国蓝平板，SS平板，EMB平板培养物。

（二）结果

1．为革兰阴性杆菌，分散排列。

2．菌落特征：同伤寒杆菌。

实验六   结核杆菌抗酸染色法、厌氧芽胞杆菌形态观察

【实验目的】

1．掌握结核杆菌抗酸染色的方法。

2．了解结核杆菌、破伤风杆菌、产气荚膜杆菌的形态、染色及培养物特征。

一、结核杆菌抗酸染色法

【原理】

结核杆菌对苯胺类染料一般不易着色，但若加温或延长染色时间使其着色后，再用3％盐酸酒精处理也不易脱色。经此法染色后，结核杆菌及其他分枝杆菌呈红色，其他非抗酸菌和细胞杂质等均呈蓝色。

【材料与方法】

1．用接种环挑取肺结核病人痰标本中干酪样小粒或脓性部分，置清洁载玻片中央，均匀涂部成1.5×2.0cm的卵圆形痰膜，干燥，固定。

2．滴加石炭酸复红液于涂片上，夹住玻片，置于酒精灯火焰上缓缓加热，至有蒸气冒出，约维持5分钟（切勿沸腾，亦不可使染液干涸于玻片上。如染液有干涸的趋势，应补加染液）。然后自然冷却，用流水漂去多余染液。

3．滴加3％盐酸酒精脱色，至涂片较厚处无颜色脱出为止，约30秒，之后水洗。

4．滴加碱性美蓝液复染1分钟，水洗。

5．滤纸吸干后镜检。

【结果】

将玻片置油镜下观察，可见结核杆菌呈红色，形态细长微弯；细胞及其他细菌等均染成蓝色。

二、破伤风杆菌形态与培养特性观察

破伤风杆菌（clostridium tetani）是专性厌氧菌，革兰染色阳性，菌体细长，有周鞭毛，芽胞正圆形，大于菌体，位于菌体顶端，使细菌呈鼓槌状。本菌广泛分布于自然界，尤其是土壤中。多于创伤后，芽胞污染伤口，加之伤口深窄，污染严重，造成局部缺氧，芽胞萌发为繁殖体，产生外毒素（痉挛毒素）而致破伤风。

（一）形态与培养特性观察（示教）

1. 观察破伤风杆菌革兰染色片和芽胞染色片。
2. 观察破伤风杆菌在庖肉培养基中的生长情况。

（二）结果

1. 破伤风杆菌是革兰染色阳性的细长杆菌，散在排列。
2. 破伤风杆菌芽胞呈正圆形，位于菌体顶端，直径大于菌体，使芽胞和菌体呈鼓槌状。
3. 破伤风杆菌在庖肉培养基中生长缓慢，培养 2~7 天，培养液变混浊，产酸，将庖肉组织中的血红素氧化为高铁血红素，使组织变黑。丁酸的产生使培养物变臭。

三、产气荚膜杆菌形态与培养特性观察

（一）形态与培养特性观察（示教）

1. 观察产气荚膜杆菌革兰染色片和荚膜染色片。
2. 观察产气荚膜杆菌在庖肉培养基中的生长情况。

（二）结果

1. 产气荚膜杆菌是革兰染色阳性粗大杆菌，两端钝圆，散在或短链状排列。
2. 产气荚膜杆菌从人或动物体内新分离者有荚膜；芽胞呈卵圆形，与菌体等宽，位于菌体中央或次末端。
3. 产气荚膜杆菌在庖肉培养基中呈混浊生长，肉渣呈粉红色，不被消化，产气甚多。
4. 在牛乳培养基上产气荚膜杆菌能迅速分解乳糖，产酸产气，酪蛋白被酸凝固，形成凝块与乳清，凝块被产生的大量气体冲击，形成分散的海绵状碎块，将部分培养基冲至试管口面塞处。这种气势汹涌的现象，一般于培养 6 小时即可发生，称为汹涌发酵。此为鉴别本菌的特征之一。

实验七　其他病原微生物及病毒实验

【实验目的】

1. 了解立克次体、支原体、衣原体、螺旋体、真菌的形态特征，以及真菌菌落的特征。
2. 了解病毒鸡胚培养的方法。

一、立克次体

立克次体多为球杆状，结构似细菌，有细胞壁和细胞膜；专性细胞内寄生，用麦氏

（Macchiavello）染色为红色，油镜下观察可见在细胞内分布位置不同，可作鉴别；如普氏立克次体常散在于胞浆中，恙虫病立克次体在胞浆内靠近核旁成堆排列，而斑点热立克次体在胞浆或胞核内均可找到。

（一）形态与培养特性观察（示教）

观察麦氏染色片。

（二）结果

麦氏染色立克次体为红色，多形态，但大多为球杆状，常散在于胞浆中。若用姬姆萨染色则呈紫色。

二、支原体

支原体是能独立生活的最小微生物，由于缺乏细胞壁，因而其形态呈高度多形性。在营养高的人工固体培养基上，形成微小集落。

（一）形态与培养特性观察（示教）

1. 观察支原体姬姆萨染色片。
2. 观察支原体菌落标本片。

（二）结果

1. 镜下见支原体呈多形性，常有球形、杆状、丝状、环状、分枝状或颗粒状，染色为淡紫色。
2. 低倍镜下可见支原体菌落呈"油煎蛋"样，圆形，边缘整齐，色浅淡较透明，中心部分较厚，着色深。

三、衣原体

衣原体在宿主细胞内生长繁殖时，有独特的生活周期，可见到两种类型的颗粒，即原体和始体。衣原体在繁殖过程中形成众多的子代原体，可构成多种形态的包涵体。

（一）衣原体形态观察（示教）

观察沙眼衣原体示教片。

（二）结果

镜下可见包涵体被染成紫色，存在于细胞浆中，呈帽状、桑椹状等形态。
帽型：紧贴于细胞核上呈帽状。
桑椹型：呈长梭形或椭圆形，由原体和始体集成桑椹状。
填塞型：主要由原体构成，填满胞浆，将细胞核挤压变形。

散在型：呈圆形或卵圆形散布于胞浆中。

四、螺旋体

螺旋体（Spirochete）是一类细长、柔软、呈螺旋状弯曲、运动活泼的原核细胞型微生物。螺旋体种类较多，对人类致病的主要有钩端螺旋体、梅毒螺旋体、回归热螺旋体。

螺旋体形态观察（示教）

1．钩端螺旋体：镀银染色法染色标本。油镜下可见螺旋体呈棕褐色至棕黑色，钩体纤细，螺旋致密而规则，菌体一端或两端弯曲呈钩状。

2．梅毒螺旋体：镀银染色法染色标本。油镜下可见梅毒螺旋体形体细小，螺旋致密，呈棕褐色。

3．回归热螺旋体：瑞氏染色法染色标本。油镜下可见细长的疏螺旋体，呈紫红色，纤细柔软，略呈不规则弯曲。

五、放线菌

放线菌是同细菌相似的原核细胞型微生物，以裂殖方式繁殖，呈分支状、丝状。本菌广泛分布于土壤中，大多数为腐物寄生菌，有一部分可以产生抗生素，如链霉素、氯霉素等。

（一）放线菌形态观察（示教）

1．取放线菌培养物置平皿内寻找硫磺颗粒。

2．不染色观察：将上述颗粒置玻片上，覆一盖玻片轻轻压平，以高倍镜观察。

3．染色观察：镜检革兰染色和抗酸染色片。

（二）结果

1．不染色观察，可见颗粒由纤细分支交织的菌丝体组成，由中心向四周散出放射状棒状体，形如菊花状。伊氏放线菌菌丝末端膨大，星形奴卡菌菌丝末端不膨大。

2．伊氏放线菌中心部菌丝为革兰染色阳性，四周末端肥大染成阴性；星形奴卡菌染为阳性。

3．伊氏放线菌为非抗酸菌，星形奴卡菌为抗酸菌，但延长脱色时间易于脱色，可借此与结核菌鉴别。

六、真菌

真菌为真核细胞形微生物。真菌由单细胞或多细胞组成，有性或无性繁殖。真菌的微生物学检查通常采用直接镜检和培养检查，根据真菌特殊的菌丝和孢子形态来确定真菌的种类。

（一）真菌的基本形态和培养特性观察（示教）

1．观察白色念珠菌厚膜孢子。

2．观察曲霉菌菌丝和孢子。

3．观察青霉菌菌丝和孢子。

4．酵母菌、白色念珠菌、黄曲霉、黑曲霉、青霉、根霉菌在沙氏斜面培养基上的菌落。

（二）结果

1．白色念珠菌为单细胞真菌，菌体呈卵圆形，大小不等，可见到假菌丝呈藕节状。一些菌丝顶端可见较大、圆形、壁厚的孢子，称厚膜孢子。

2．曲霉菌菌丝有隔，为多细胞。部分气生菌丝分化生成分生孢子柄，其顶端膨大成球形的顶囊，顶囊表面以辐射状生出一层或两层（初生与次生）小梗，在小梗上着生出一串串球形的小分生孢子。分生孢子柄的底部接触培养基处形成厚壁的足细胞，通过它与营养菌丝相连。

3．青霉菌菌丝分隔，但无足细胞。分生孢子柄的顶端不膨大，无顶囊，但有多次分支，形成小梗，小梗顶端长出成串球形的小分生孢子，形似扫帚状。

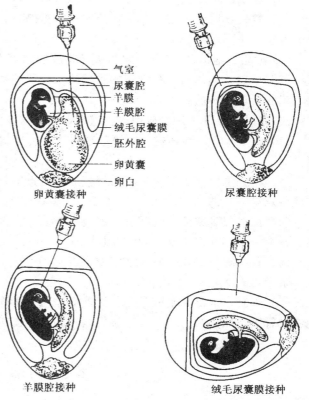

卵黄囊接种　　　　尿囊腔接种

羊膜腔接种　　　　绒毛尿囊膜接种

气室
尿囊腔
羊膜
羊膜腔
绒毛尿囊膜
胚外腔
卵黄囊
卵白

图 24 - 4　鸡胚解剖结构及接种

4．酵母形菌落：酵母菌菌落。菌落圆形、较大，白色，表面光滑湿润，无菌丝伸入培养基内，类似一般细菌菌落。

5．类酵母形菌落：白色念珠菌菌落。菌落与酵母形菌落相似，生长的假菌丝伸入培养基内，成树枝状。

6．丝状菌落：曲霉、青霉、根霉等菌落。菌落表面有绒毛状或粉末状气中菌丝，带有颜色，菌落底部有营养菌丝伸入培养基中。

七、病毒鸡胚培养法

鸡胚培养目前主要用于痘类病毒、黏病毒和疱疹病毒的分离鉴定，制备疫苗及诊断抗原，研究病毒的特性等。鸡胚接种常用四种途径：卵黄囊接种、羊膜腔接种、尿囊腔接种和绒毛尿囊膜接种。（见图 24 - 4）

鸡胚培养法（示教）

1．鸡胚的孵育

（1）选蛋：选蛋壳色浅（易于检视）的来亨鸡受精蛋，鸡胚应新鲜，以产后 5 日为佳。

（2）孵蛋：温度 38℃～39℃（最好用孵蛋箱，也可用普通温箱或温室），湿度以 40%～70%为佳。

（3）检蛋：孵后 4～5 天，将蛋置于检蛋灯或检蛋器上检查鸡胚发育情况，留下血管清晰、有明显主动运动的鸡胚暗影的受精蛋，按照接种的胚龄要求继续孵育，弃去血管模糊不清、鸡胚活动停滞的死亡者。

2．尿囊腔接种　一般应用于流感病毒、新城鸡瘟病和腮腺炎病毒的适应和传代。

（1）取 9～12 日龄胚蛋，照检后划出气室边界与胚位，在胚胎旁避开大血管处标好照射点。

（2）将胚蛋横置于蛋架上，使标记的注射点向上。消毒注射点附近的蛋壳，用无菌小锥在注射点锥一长约 2mm 之小孔，勿损伤壳膜。

（3）注射器吸取流行性感冒病毒液 0.5ml，将针头与蛋壳成 30°角的方向斜向刺入，进针约 2cm 时，注入病毒液 0.2～0.5 ml。

（4）石蜡溶化封孔，置 33℃～35℃温箱培养，每日照检 1 次，弃去 24 小时内死亡的胚蛋，余者培养 2～3 天后收获。

（5）收获：消毒气室处蛋壳，无菌操作除去蛋壳，轻轻撕破壳膜与绒毛尿囊膜，用无菌毛细吸管吸取尿囊液，置于无菌试管内。测定病毒的血凝效价后小瓶分装，低温保存。

实验八　药物的微生物学检查

【实验目的】

1．掌握中药制剂微生物学检测项目。

2．了解注射药物的无菌检查、口服药物和外用药物微生物学检查的基本程序、实验方法和结果判断。

3．了解药物体外抗菌实验的方法和检测结果。

【原理】

药物在生产、包装过程中，可能因为各种原因被微生物污染，造成药物变质失效。

因此，在药物投入使用前，需进行微生物学检查，其中包括无菌检查和药品微生物检查，前者主要用于无菌和灭菌制剂的检测，后者主要用于口服药及外用药物等微生物污染的定性和定量检测。

【材料】

1．待检注射药液：①清开灵注射液；②口服胶囊。

2．培养基：肉汤培养基（15ml/管）2 管、肉汤琼脂平板 9 个、庖肉培养基（15ml/管）2 管、沙保斜面培养基 2 管、虎红琼脂培养基 9 个。

3．器械：无菌刻度吸管、无菌试管、37℃恒温培养箱。

一、注射药物的无菌检查

注射无菌药物检查主要包括需氧菌、厌氧菌和真菌检查 3 个方面。

【方法】

1．采用无菌方法打开清开灵注射液安瓿，用无菌吸管吸取药液 0.5ml 加入肉汤培养基中，共培养 2 管，37℃培养 24 小时。观察结果：如测试管澄清可确定样品合格；如有一管确认有细菌生长，应重新取样，按上法重检；复检有菌生长，可确定样品不合格。

2．以同样方法接种 2 管沙保培养基，22℃～25℃培养 8～14 天，结果判断标准同上。

3．以同样方法接种 2 管庖肉培养基，用石蜡封严管口，37℃，培养 5 天，结果判断标准同上。

二、口服药（胶囊）的细菌总数、霉菌总数和大肠杆菌的测定

口服药物的微生物学检查包括细菌总数、霉菌总数、大肠杆菌的检查 3 个项目。

（一）细菌总数检测

【方法与结果】

1．将待检口服胶囊在无菌环境下打开，称取 10g 放入含有 100ml 无菌生理盐水的烧瓶中，充分混匀后即为 1:10 稀释的原液。

2．取 1:10 液 1ml 加入装有 9ml 无菌生理盐水的试管中，混匀后原液即成 1:100 稀释。

3．按上法将原液作 1:1000 稀释。

4．取上述测试口服胶囊，即 1:10、1:100、1:1000 三个稀释浓度的药液分别加入无菌的平皿中，每个培养皿 1ml，每种浓度做 3 个平板。

5．将 50℃水浴保温的肉汤琼脂培养液 15ml 倒入平皿中，立即转动平板，使药液和培养液充分混匀。冷却后倒置于 37℃培养箱中培养 24～48 小时，进行菌落计数。选取菌落平均值在 30～300 个之间的平板作为菌落总数测定范围。计算出每一稀释度的 3 个平板的菌落均数，将菌落均数乘以相应稀释度，即得到每克或每毫升检测药品中的细菌总数。

稀释度的选择：

①若只有一个稀释度，菌落均数在 30～300 个之间，即乘以稀释倍数报告（见表 24－5 中例Ⅰ）。

②若两个稀释度，菌落均数在 30 ~ 300 个之间，则求出两者每克或每毫升总菌数之比，凡比值小于 2 应报告其均数，若大于 2 则报告较小的数字（见表 24 - 5 中的例 Ⅱ、Ⅲ）。

③若所有稀释度菌落均数均大于 300 个，取稀释度最高的菌落均数乘以稀释倍数报告（见表 24 - 5 中例 Ⅳ）。

④若所有稀释度菌落均数均小于 30 个，取稀释度最低的菌落均数乘以稀释倍数报告（见表 24 - 5 中例 Ⅴ）。

⑤若所有稀释度菌落均数均不在 30 ~ 300 个之间，一个稀释度大于 300 个，相邻的一个稀释度小于 30 个，则以接近 30 ~ 300 个的菌落均数乘以稀释倍数报告（见表 24 - 5 中例 Ⅵ）。

表 24 - 5　　　　　　　　　　　　　　　细菌计数结果及报告方法

菌落例次	稀 释 倍 数			比值	菌落总数（个/g 或个/ml）	报告方式（个/g 或个/ml）	
	10^{-1}	10^{-2}	10^{-3}				
Ⅰ	1365	164	20	—	16400	16000	或 1.6×10^4
Ⅱ	2760	295	46	1.6	37750	38000	或 3.8×10^4
Ⅲ	2890	271	60	2.2	27100	27000	或 2.7×10^4
Ⅳ	不可计	4650	513	—	513000	510000	或 5.1×10^5
Ⅴ	27	11	5	—	270	270	或 2.7×10^2
Ⅵ	不可计	305	12	—	30500	31000	或 3.1×10^4

（二）霉菌总数检测

【方法】

1. 取上述 1:10、1:100、1:1000 三个稀释浓度的药液分别加入无菌的平皿中，每个培养皿 1ml，每个稀释度 3 个平板。

2. 将 50℃水浴保温的虎红琼脂培养基倒入已加样的平皿中，每个稀释度作 3 个平皿，充分混匀，待凝固后倒置于 25℃ ~ 28℃培养箱中培养 72 小时。计算平板内染成粉红色的霉菌菌落均值。判定结果时选取均值在 5 ~ 50 个范围以内的菌落数乘以相应稀释倍数后，即为真菌总数。具体方法可参考细菌计数方法。

【结果】

口服生化药品卫生标准：细菌总数 < 1000/g，霉菌总数 < 100/g。

（三）大肠杆菌的检测

【材料】

待检药品（同上），胆盐乳糖增菌液、伊红美蓝琼脂培养基、普通琼脂斜面培养基、乳糖发酵培养基管、蛋白胨水培养基、葡萄糖蛋白胨水培养基、枸橼酸盐琼脂斜面培养基；革兰染色液、柯氏试剂、甲基红试剂、V-P试剂；产气杆菌菌种；无菌刻度吸管、灭菌试管等。

【方法与结果】

1. 形态学检测：取 1:10 稀释的待检药品 10ml 接种于胆盐乳糖增菌液中，置 37℃恒温培养 18 ~ 24 小时进行增菌。将增菌培养液划线接种于伊红美蓝琼脂平板培养基上，37℃培养 18 ~ 24 小时。根据大肠杆菌在伊红美蓝琼脂平板上形成紫红色带金属光泽菌落的特点，挑取可疑的红色或紫红色菌落，进行革兰染色，若镜下见革兰阴性杆菌，则进一步作纯培养和生化反应实验，进行鉴别。

2. 生化反应（IMVic 实验）

(1) 吲哚实验：将纯培养物转种于蛋白胨水培养基中，同时将产气杆菌接种于另一蛋白胨培养基，作为阴性对照。将培养基置 37℃恒温培养箱培养 24 ~ 48 小时，取出后每管滴加柯氏试剂 0.5ml，静止片刻，观察有无颜色改变。大肠杆菌能够分解色氨酸产生吲哚，加入对二甲基氨基苯甲醛后形成红色的玫瑰吲哚，则为阳性。产气杆菌不产生吲哚，添加试剂后无颜色变化，为阴性。

(2) 甲基红实验：取纯培养的大肠杆菌和产气肠杆菌分别接种于葡萄糖蛋白胨水培养基中，置 37℃恒温培养箱中培养 24 ~ 48 小时，滴加甲基红试剂数滴。大肠杆菌分解葡萄糖产酸较多，加入甲基红试剂后呈红色反应，为阳性。产气肠杆菌分解葡萄糖产生的是乙酰甲基甲醇，酸类较少，加入甲基红试剂后呈黄色反应，为阴性。

(3) V-P 实验：取纯培养的细菌和产气肠杆菌分别接种于葡萄糖蛋白胨水培养基中，37℃培养 24 ~ 48 小时后，滴加数滴 V-P 试剂。大肠杆菌不产生乙酰甲基甲醇，加入 V-P 试剂后无颜色反应，为 V-P 实验阴性。产气肠杆菌产生的乙酰甲基甲醇能氧化成二乙酰，并和培养基中的精氨酸的胍类衍生物生成红色化合物。加入 V-P 试剂后呈红色为阳性。V-P实验时，加入试剂后 15 分钟可出现颜色反应，如果不明显可延长到 4 小时。

(4) 枸橼酸盐利用实验：将上述两种细菌转种于枸橼酸盐琼脂斜面培养基，37℃培养 24 小时，观察结果。大肠杆菌不能利用枸橼酸盐作碳源故不生长，产气肠杆菌能够利用枸橼酸盐故生长良好。

三、外用药物的微生物学检测

外用药物微生物学检测主要检查绿脓杆菌和金黄色葡萄球菌。

（一）绿脓杆菌的检测

【材料】

1. 待检药品及绿脓杆菌菌种。

2. 培养基：胆盐乳糖增菌培养基、明胶十六烷三甲基溴化铵琼脂平板。

3. 革兰染色液、无菌刻度吸管、无菌试管等。

【方法】

1. 取 1:10 稀释的待检药品液 l0ml，加入 100ml 胆盐乳糖增菌培养基中，37℃增菌培养 18~24 小时。同时于另一培养基（已加入待检药物）中加入标准阳性对照菌液 0.1ml，3ml 含待检药物培养基中约有绿脓杆菌活菌 50~100 个，作为阳性对照管。

2. 取上述增菌培养基液面上的菌膜转种在十六烷三甲基溴化铵琼脂平板上，平置 37℃ 培养 24~48 小时后观察结果。

【结果】

绿脓杆菌在明胶十六烷三甲基溴化铵琼脂平板上，菌落周围有蓝绿色的水溶性色素，并且有明胶液化环。挑取扁平、表面湿润呈灰白色、周围有明胶液化环及培养基扩散有水溶性蓝绿色色素的菌落，革兰染色镜检为革兰阴性菌。

（二）金黄色葡萄球菌的检测

【材料】

1. 待检药品（同上）及金黄色葡萄球菌菌种。
2. 培养基：亚碲酸钠增菌培养基、卵黄高盐琼脂培养基、普通琼脂斜面培养基。
3. 革兰染色液、无菌刻度吸管、无菌试管等。

【方法与结果】

1. 取待检药品各 10ml 混入亚碲酸钠增菌培养基中，其中一培养基加入含菌量为 500~1000 个/ml 的标准金黄色葡萄球菌菌液 0.1ml 作为阳性对照，置 37℃，24 小时培养。取增菌培养物分别转种在两个卵黄高盐琼脂培养板上，37℃培养 24~48 小时。挑取培养基平板上墨黑色的可疑菌落，进行纯培养。并与阳性对照菌落一同作革兰染色镜检，均为革兰阳性呈葡萄状球菌。

2. 凝固酶实验：挑取卵黄高盐琼脂培养基平板上的可疑菌落 2~3 环，倒入含 1:2 稀释的兔血浆 0.5ml 的试管内，充分混匀，观察血浆有无发生凝固现象。金黄色葡萄球菌血浆凝固酶实验阳性。

四、药物体外抗菌实验

【材料与方法】

1. **杯碟法（管碟法）** 本法适用于对已筛选出的有效抗菌药物，测定此抗菌药物对受试菌的最小抑菌浓度（MIC）。

（1）将实验菌 16~18 小时肉汤培养物稀释成 10^{-3} 的菌液，用无菌吸管取 0.1ml 放在琼脂平板表面，用 L 形玻棒涂布均匀（亦可用含菌的倾注平板），置 37℃温箱中使平板表面干燥。

（2）取出平板，用镊子取灭菌不锈钢小钢杯（亦可用玻璃制或瓷制小管代替，管外径 8mm，内径 6mm；杯壁的厚度均匀一致，底部须磨平，灭菌后备用），迅速通过火焰，立即放置于琼脂表面上，每个平皿内可放置 6 枚（直径为 9cm 的平皿），其间距离应相等。

（3）在小杯内分别加入不同浓度的待检药液（或不同药液）。其中一小杯为阴性对照。

（4）置 37℃温箱培养 24 小时，观察结果。

2．平板打孔法　此法与杯碟法类似，亦可用于定量（具体方法略）。

3．纸片法

（1）用无菌棉签蘸取经 18 小时培养的金黄色葡萄球菌菌液，均匀涂布于琼脂平板上。

（2）用无菌镊子分别取含有青霉素、氯霉素、庆大霉素、中药及生理盐水的滤纸片，均匀地放在上述琼脂平板上，使其密切接触。

（3）置 37℃培养 24 小时后，观察滤纸片周围抑菌圈，并测其直径〔见图 24 - 5（a）〕。

4．挖沟法

本法适用于某种待检药物对几种实验菌的抗菌作用观察，一般用于药物的初步筛选。

（1）取一块高层琼脂平板，先将琼脂平板中部用无菌小刀挖去长 5cm、宽 0.7cm、深度到底之琼脂一块。

（2）用灭菌吸管取少量已融化的琼脂加入沟的底部，铺成均匀的一薄层，待其凝固，使沟底封住。

（3）用接种环依次与沟垂直方向接种待测细菌。注意切勿种入沟内。

（4）用灭菌吸管将待检药液加入小沟，不可过多，以免外溢。

（5）将平板置 37℃温箱培养 24 小时后取出观察结果〔图 24 - 5（b）〕。

【结果】

杯碟法（包括纸片法）　观察小钢杯（纸片）周围有无抑菌圈，并量出抑菌圈直径（包括钢杯及纸片）大小，比较金黄色葡萄球菌对所试药物的敏感性。抑菌圈越大，表明细菌对药物的敏感性越强。（参见图 22 - 1）

挖沟法　观察小沟两旁细菌生长情况，或有无抑制细菌生长的地带。

附：常用染色液及培养基

一、几种常用染色液

（一）革兰染色染液

1. 初染液（结晶紫）：取结晶紫 14g，溶于 95％乙醇 100ml 中，取出 20ml 与 1％草酸铵水溶液 80ml 混合置 24 小时后过滤。

2. 碘液：碘 1g，碘化钾 2g，先将碘化钾溶于少量蒸馏水中，然后加入碘使之完全溶解，再加蒸馏水至 300ml 即成。溶解后贮于棕色瓶内备用。

3. 95％乙醇。

4. 稀释石炭酸复红染液：取碱性复红 4g，溶于 95％乙醇 100ml 中，配成石炭酸复红乙醇饱和液，取出 10ml 与 5％石炭酸溶液 90ml 混匀，配成石炭酸复红原液，取此原液 10ml 加入蒸馏水 90ml 中混匀，即成稀释石炭酸复红染液。

（二）抗酸染色染液

1. 石炭酸复红：取碱性复红乙醇饱和液 10ml，加 5％石炭酸水溶液 90ml 混合，过滤即成。

2. 3％盐酸酒精溶液：浓盐酸 3ml 加 95％乙醇 97ml 混合即成。

3. 碱性美蓝溶液：取亚甲蓝 2.0g，溶于 95％乙醇 100ml 中配成亚甲蓝乙醇饱和液，取此液 30ml 与 0.1％氢氧化钾水溶液 70ml 混匀即成。

（三）瑞特染色

染液：瑞特染料 0.1g，甲醇 60ml。将瑞特染料 0.1g 放入洁净的乳钵中研细，加入用量 1/5 的甲醇再研，待染料全部溶解后，倒入棕色瓶内，然后用其余的甲醇将乳钵中染料逐一冲洗入瓶内保存，并加入中性甘油 3ml，防止染色时甲醇蒸发过快，同时可使细胞染色较清晰。20％甲醇盐酸脱色液：甲醇液 20ml，蒸馏水 80ml。混合后加 2N HCl 2 滴即成。

二、常用培养基的制备

（一）培养基所用的玻璃器皿

制备培养基所使用的玻璃器皿如平皿、试管等，不但要清洗干净，且要经过灭菌处理，以保证制成的培养基保持无菌状态，便于保存和应用。常采用高压蒸气灭菌（0.103MPa，15～30分钟）和干热灭菌（160℃，2 小时）法。另外，玻璃器皿在灭菌前必须正确包装和加塞，以保证灭菌后不被外界所污染。

常用的玻璃器皿有平皿（培养皿）、试管、烧瓶、大号试管、毛细管等。

（二）常用培养基

1. 肉浸液（肉汤）

【成分】

新鲜牛肉（去脂绞碎）500g　蛋白胨 10g　氯化钠 5g　蒸馏水 1000ml

【制法】

取新鲜牛肉（或兔肉）除去肌腱、肌膜及脂肪，切成小块并绞碎，每 500g 加水 1000ml，混合后置冰箱过夜。取出搅匀，煮沸 30 分钟并常搅拌，蛋白质凝固即停止加温，补足失去水分。用麻布挤压过滤，再用脱脂棉滤入三角烧瓶内，加入其他成分加热使其全部溶解，矫正 pH 至 7.6 ~ 7.8，煮沸 10 分钟，过滤分装，高压灭菌（0.103MPa）15 分钟，冷后置冰箱保存。

【用途】供作基础培养基用。

2. 营养琼脂（普通琼脂）

【成分】

牛肉膏 3 ~ 5g　蛋白胨 10g　氯化钠 5g　琼脂 20 ~ 25g　蒸馏水 1000ml

【制法】

各成分混合加热溶解，矫正 pH 至 7.6，过滤分装，高压灭菌（0.103MPa）15 分钟，冷后置冰箱保存。

【用途】供一般细菌培养用，并可作无糖基础培养基。

3. 半固体琼脂

【成分】

肉浸液（pH7.2 ~ 7.4）100ml　琼脂 0.2 ~ 0.5g

【制法】

各成分混合加热溶解，过滤分装，高压灭菌（0.103MPa）20 分钟，冷后置冰箱待用。

【用途】保存一般菌种，观察细菌动力。

4．血液琼脂

【成分】

营养琼脂 100ml　无菌脱纤维羊血 8～10ml

【制法】

将营养琼脂高压灭菌 0.103MPa，20 分钟，待冷至 50℃时，加入羊血，轻轻摇匀（勿产生气泡），倾注于无菌平皿中（直径 9cm，约 13～15ml），凝固后做无菌实验，无菌生长时置冰箱待用。

【用途】一般标本培养分离、观察溶血现象。

5．庖肉培养基

【成分】

牛肉渣、肉汤

【制法】

将制作肉浸液剩余的肉渣装于试管高约 3cm，加入肉汤（高于肉渣 2cm），并在液面上加已融化的凡士林高约 0.5cm，高压灭菌（0.103MPa）20～30 分钟后，置冰箱备用。

【用途】分离厌氧菌用。

6．沙保弱培养基

【成分】

蛋白胨 10g　麦芽糖 40g　琼脂 20g　蒸馏水 1000ml

【制法】

将上述成分混合，加热溶解，分装，高压灭菌（0.103MPa）20 分钟，备用。

【用途】用于真菌培养。

附 录

常用名词英汉对照

A

acquired immunity 获得性免疫

activation 激活、活化

active immunization 主动免疫

acquired immunodeficiency syndrome（AIDS），获得性免疫缺陷综合征

acute - phase protein 急性期蛋白

acute infection 急性感染

addressin 地址素

adenosine deaminase，ADA 腺苷脱氨酶

adherent cell 黏附细胞

adhesion molecule，AM 黏附分子

adjuvant 佐剂

adoptine transfer 过继转移

adsorption 吸附

affinity 亲和力

agglutination 凝集反应

allergen 变应原

allergen 变态反应

allogenic antigen 同种异型抗原

allotype 同种异型

alternative pathway 旁路途径

anaeroblic bacteria 厌氧性细菌

anamnestic response 回忆应答

anaphy lactogen 过敏原

anaphylatoxin 过敏毒素

anchor residue 锚定残基

antibiotic 抗生素

antibody 抗体

antibody – dependent cell – mediated cytotoxicity，ADCC 抗体依赖性细胞介导的细胞毒作用

antigen 抗原

antigenic determinant 抗原决定簇

antigen presentation 抗原提呈

antigen presenting cell，APC 抗原提呈细胞

antigenicity 抗原性

anti – idiotype，a Id 抗独特型

antigenic variation 抗原变异

antisepsis 防腐

antitoxic serum 抗毒素血清

antitoxin 抗毒素

antiviral protein，AVP 抗病毒蛋白

apoptosis 细胞凋亡

artificial active immunization 人工主动免疫

artificial passive immunization 人工被动免疫

asepsis 无菌

assembly 装配

autoclave 高压蒸气灭菌器

autocrine 自分泌

autoimmunity 自身免疫

autoimmune disease 自身免疫病

avidity 亲和力

B

bacillus Calmette Guerin，BCG 卡介苗

basophil 嗜碱粒细胞

B cell receptor，BCR B 细胞抗原识别受体

B lymphocyte B 淋巴细胞

bacillus 杆菌

bacteremia 菌血症

bacterial infection 细菌感染

bacteriocin 细菌素

bacteriophage，phage 噬菌体

bacterium 细菌

basal medium 基础培养基

biosynthesis 生物合成

biotype 生物型

bone marrow 骨髓

bradykinin 缓激肽

bursa of fabricius 法氏囊

C

C1 inhibitor，C1 INH C1 抑制分子

C4 binding protein C4 结合蛋白

C8 binding protein C8 结合蛋白

C – reactive protein，CRP C – 反应蛋白

cadherin 钙黏蛋白

campylobacter 弯曲菌

candida albicans 白色念珠菌

capsid 衣壳

capsule 荚膜

carrier 带菌者

cell adhesion molecules，CAM 细胞黏附分子

cell membrane 细胞膜

cell mediated immunity，CMI 细胞介导免疫

cell – mediated cytotoxicity 细胞介导的细胞毒性

central immune organ 中枢免疫器官

chemokine 趋化因子

class switch 类别转换

classical pathway 经典途径

cluster of differentiation，CD 分化群

coagglutination 协同凝集反应

collagen 胶原蛋白

colony stimulating factor，CSF 集落刺激因子

complement 补体

complete antigen 完全抗原

complete Freund adjuvant，CFA 弗氏完全佐剂

concanavalin A，ConA 刀豆蛋白 A

constant region，CH 恒定区

co – stimulatory molecule receptor，CMR 协同刺激受体

conditioned pathogen 条件致病菌

culture medium 培养基

cytokine，CK 细胞因子

cytokine receptor 细胞因子受体

cytolytic 细胞裂解

cytoplasm 细胞质

cytotoxic T cell, Tc 细胞毒性 T 细胞

cytotoxic T lymphocyte, CTL 细胞毒性 T 淋巴细胞

cytotoxicity 细胞毒作用

D

decay accelerating factor, DAF 衰变加速因子

delayed type hypersensitivity, DTH 迟发型超敏反应

delayed type hypersensitivity T cell, TDTH 迟发型超敏反应性 T 细胞

dendritic, DC 树突状细胞

dermatophytes 皮肤癣菌

diaminopimelic acid, DAP 二氨基庚二酸

differential medium 鉴别培养基

direct agglutination 直接凝集反应

diplococcus 双球菌

disinfectant 消毒剂

disinfection 消毒

DNA Vaccine DNA 疫苗

donor 供者

double immunodiffusion 双向免疫扩散

double positive cell, DP 双阳性细胞

dual recognition 双识别

E

E rosette test E 花环实验

effector T lymphocyte 效应 T 细胞

endogenous pyrogens 内源性致热原

endothelium - selectin 选择素 E

endotoxemia 内毒素血症

endotoxin 内毒素

endotoxin - like substance, ELS 内毒素样物质

enteric bacilla 肠道杆菌

enzyme immunoassay, ELA 酶免疫测定

enzyme linked immunosorbent assay, ELISA 酶联免疫吸附实验

eosinophil 嗜酸粒细胞

epidermal growth factor, EGF 表皮生长因子

epitope 抗原表位

erythrogenic toxin 红疹毒素

erythropoietin，EPO 促红细胞生成素

eubiosion 微生态平衡

exfoliatin 表皮剥脱毒素

exotoxin 外毒素

extracellular matrix，ECM 细胞外基质

F

Fc receptor Fc 受体

faclutaive anaerobe 兼性厌氧菌

fermentation 发酵

fertility plasmid F 质粒

fibroblast growth factor，FGF 成纤维细胞生长因子

filamentous fungus 丝状菌

filter 滤菌器

flagellum 鞭毛

fluorescence – activated cell sorter，FACS 荧光激活细胞分离仪

follicular dendritic cells，FDC 滤泡树突状细胞

foreignness 异物性

fragment antigen binding，Fab 抗原结合片断

fragment crystallizable，Fc 段

free coagulase 游离凝固酶

fungus 真菌

Freund complete adjuvant 弗氏完全佐剂

G

gene recombinant 基因重组

gene transfer 基因转移

genotype 基因型

genus 属

gonococcus 淋球菌

Gram stain 革兰染色法

granulocyte 粒细胞

granulocyte chemoattractant protein，GCP 粒细胞趋化蛋白

granulocyte colony stimulating factor，G – CSF 粒细胞集落刺激因子

granulocyte – macrophage colony stimulating factor，GM – CSF 粒细胞 – 巨噬细胞集落刺激因子

granuloma 肉芽肿

group 群

growth factor 生长因子

growth curve 生长曲线

gut – associated lymphoid tissue，GALT 肠黏膜淋巴组织

H

haplotype 单元型

hapten 半抗原

heat shock protein，HSP 热休克蛋白

heavy chain 重链

helper T lymphocyte，Th 辅助性 T 细胞

hemagglutination 血凝实验

hemagglutinin 血凝素

hemolytic plaque assay 溶血空斑实验

hemopoietic stem cell，HSC 造血干细胞

heterophil antigen 异嗜性抗原

hidden antigen 隐蔽抗原

hinge region 铰链区

histamin 组胺

histocompatibility antigen 组织相容性抗原

hospital acquired infection 医院获得性感染

horseradish peroxidase，HRP 辣根过氧化物酶

human immunodeficiency virus，HIV 人类免疫缺陷病毒

human leucocyte antigen，HLA 人类白细胞抗原

humoral immunity 体液免疫

hypersensitivity 超敏反应

hypervariable region，HVR 高变区

hypha 菌丝

I

idiotype，Id 独特型

idiotype network 独特型网络

IL – 1 receptor antagonist，IL – 1ra IL1 – 受体拮抗剂

immune adherent，IA 免疫黏附

immune complex，IC 免疫复合物

immune response 免疫应答

immune serum 免疫血清

immune surveillance 免疫监视

immune system 免疫系统

immune tolerance 免疫耐受

immunity 免疫力

immunocyte 免疫细胞

immunodeficiency disease，IDD 免疫缺陷病

immunogen 免疫原

immungenicity 免疫原性

immunoglobuin superfamily，IgSF 免疫球蛋白超家族

immunoglobulin，Ig 免疫球蛋白

immunology 免疫学

immunoreceptor tyrosine – based activation motifs，ITAM 免疫受体酪氨酸活化基序

immunoreceptor tyrosine – based inhibitory motifs，ITIM 免疫受体酪氨酸抑制基序

immunotherapy 免疫治疗

inactivated vaccine 灭活疫苗

integrin family 整合素家族

intercellular adhesion molecule，ICAM 细胞间黏附分子

interferon，IFN 干扰素

interleukin，IL 白细胞介素

invasiveness 侵袭力

isotype 同种型

J

joining chain J 链

K

killer activator receptor，KAR 杀伤细胞活化受体

killer inhibitory receptor 杀伤细胞抑制受体

Kurn disease 库鲁病

L

laminin，LM 层粘连蛋白

leukocyte differentiation antigen，LDA 白细胞分化抗原

leukotrienes，LTs 白三烯

light chain 轻链

lipid A 类脂 A

lipopolysaccharide，LPS 脂多糖

live - attenuated vaccine 减毒活疫苗

lymph node 淋巴结

lymphocyte function associated antigen，LFA 淋巴细胞功能相关抗原

lymphocyte homing 淋巴细胞归巢

lymphocyte homing receptor，LHR 淋巴细胞归巢受体

lymphokine 淋巴因子

lymphokine activated killer cell，LAK 淋巴因子激活的杀伤细胞

lymphotoxin 淋巴毒素

lysogenic bacterium 溶原性细菌

lysogenic conversion 溶原性转换

lysogenic phage 溶原性噬菌体

lysozyme 溶菌酶

M

macrophage 巨噬细胞

major histocompatibility complex，MHC 主要组织相容性复合体

mannan - binding lectin，MBL 甘露聚糖结合凝集素

membrane attack complex，MAC 膜攻击单位

median infective dose，ID50 半数感染量

median lethal dose，LD50 半数致死量

medical microbiology 医学微生物学

memory cell 记忆细胞

meningococcus 脑膜炎球菌

mesosome 中间体

mHC restriction MHC 限制性

microbiology 微生物学

microorganism 微生物

minimal bactericidal concentration，MBCP 最低杀菌浓度

minimal inhibition concentration，MIC 最低抑菌浓度

mitogen 丝裂原

mold 霉菌

monoclonal antibody，mAb 单克隆抗体

monocyte chemotactic protein，MCP 单核细胞趋化蛋白

monocyte 单核细胞

mucosal - associated lymphoid tissue，MALT 黏膜相关淋巴组织

mutation 基因突变

mycoplasma 支原体

myeloperoxidase，MPO 髓过氧化物酶

N

natural killer cell，NK 自然杀伤细胞

necleocapsid 核衣壳

nerve growth factor，NGF 神经生长因子

neuraminidase 神经氨酸酶

neutralization 中和作用

neutrophil 中性粒细胞

nitric oxide 一氧化氮

non – specific immunity 非特异性免疫

normal flora 正常菌群

nuclear material 核质

nutrient medium 营养培养基

O

obligate aerobe 专性需氧菌

obligate anaerobe 专性厌氧菌

old tuberculin，OT 旧结核菌素

opsonin 调理素

opsonization 调理作用

outer cortex 皮质区

P

papain 木瓜蛋白酶

paracrine 旁分泌

pathogenic coccus 病原性球菌

pathogenic bacterium 病原菌

pathogenicity 致病性

pepsin 胃蛋白酶

peptidoglycan 肽聚糖

perforin 穿孔素

peripheral immune organ 外周免疫器官

peroxidase 过氧化物酶

phagocytes 吞噬细胞

phagocytosis 吞噬

phagolysosome 吞噬溶酶体

phytobemagglutinin 植物血凝素

pilus，fimbria 菌毛

pinocytosis 胞饮作用

platelet activating factor，PAF 血小板活化因子

plaque forming cell，PFC 空斑形成细胞

plasma cells 浆细胞

plasmid 质粒

polymorphonuclera neutrophils，PMN 多型核中性粒细胞

pneumococcus 肺炎球菌

polyclonal antibodies 多克隆抗体

polymerase chain reaetion，PCR 聚合酶链反应

precipitation 沉淀反应

primary response 初次应答

primary immunodeficiency disease，PIDD 原发性免疫缺陷病

prion 朊粒

professional antigen presenting cells，APC 专职抗原提呈细胞

programmed cell death，PCD 程序性细胞死亡

properdin，P 因子 备解素

prostaglandin，PG 前列腺素

protein kinase C，PKC 蛋白激酶

protein tyrosine kinase，PTK 蛋白酪氨酸激酶

P - selectin P 选择素

pure 纯培养

purified protein derivative，PPD 纯蛋白衍生物

pyogenic coccus 化脓性球菌

pyosepticemia 脓毒血症

pyrogen 热原质

R

radioimmunoassay，RIA 放射免疫测定法

reactive nitrogen intermediates，RNIs 反应性氮中间物

reactive oxygen intermediates，ROIs 反应性氧中间物

recombinant vaccine 重组疫苗

recombination 重组

relapse 复发

release 释放

resistance plasmid R 质粒

rheumatoid factor，RF 类风湿因子

ring precipitation 环状沉淀实验

ribosome 核糖体

rickettsia 立克次体

S

salmonella – sigella medium SS 培养基

sandwich assay 夹心法

secondary immunodeficiency disease 继发性免疫缺陷病

secondary response 再次应答

secretory IgA，SIgA 分泌型 IgA

secretory piece，SP 分泌片

selectin family 选择素家族

self tolerance 自身免疫耐受

sequence specific primer，SSP PCR 序列特异引物

serologic reaction 血清学反应

single immunodiffusion 单向免疫扩散实验

SmIg 膜表面免疫球蛋白

ataphylococcus protein A，SPA 葡萄球菌 A 蛋白

subunit vaccine 亚单位疫苗

superantigen，Sag 超抗原

suppression 抑制

suppressor T lymphocyte，Ts 抑制性 T 细胞

surface antigen 表面抗原

surface marker 表面标志

systemic lupus erythematosus，SLE 系统性红斑狼疮

T

T cell antigen receptor T 细胞抗原受体

T cell receptor，TCR T 细胞受体

T lymphocyte T 淋巴细胞

temperate phage 温和噬菌体

teichoic acid 磷壁酸

tetanospasmin 破伤风痉挛毒素

thymic stromal cells，TSC 胸腺基质细胞

thymus dependent antigen，TD – Ag 胸腺依赖抗原

thymus independent antigen，TI - Ag 胸腺非依赖抗原

toxin 毒素

transduction 转导

transformation 转化

toxoid 类毒素

transforming growth factor - β 转化生长因子 - β

tuberculin 结核菌素

tumor necrosis factor 肿瘤坏死因子

tumor - associated antigen，TAA 肿瘤相关抗原

tumor infiltrating lymphocyte，TIL 肿瘤浸润性淋巴细胞

type 型

U

uncoating 脱壳

V

vaccine 疫苗

variable region，V 区 可变区

variation 变异

variety 变种

vascular cell adhesion molecule，VCAM 血管细胞黏附分子

vascular endothelial cell，VEC 内皮细胞

vascular endothelial cell growth factor，VEGF 血管内皮细胞生长因子

vector 传播媒介

vegetative form 繁殖体

vibrio 弧菌

viremia 病毒血症

virulence 毒力

virulent phage 毒性噬菌体

virus 病毒

W

WHO 世界卫生组织

western blotting 免疫印迹法

Widal test 肥大实验

Wright's stain 瑞氏染液

X

xenoantigen 异种抗原

X – linked agammaglobulinemia，X – LA 性联无丙种球蛋白血症

X – linked hyperimmunoglobulin M syndrome 性联高 IgM 综合征

X – linked SCID，XSCID 性联重症联合免疫缺陷病

Y

yeast 酵母菌

参 考 文 献

1．陈慰峰，等．医学免疫学．北京：人民卫生出版社，2000

2．龚非力，等．医学免疫学．北京：科学出版社，2000

3．龙振州，等．医学免疫学．北京：人民卫生出版社，1997

4．蔡美英，等．医学免疫学．北京：科学出版社，2002

5．杨黎青，等．免疫学基础与病原微生物学．北京：中国中医药出版社，2003

6．余传霖，等．现代医学免疫学．上海：上海科学技术出版社，1998

7．章育正，等．医学微生物学与免疫学．上海：上海科学技术出版社，1996

8．季晓辉，等．医学免疫学与微生物学．南京：东南大学出版社，1999

9．P．M．Lydyard，et al．Instant Notes in Immunology．Section T．BIOS Scientific Publishers Limited．2001

10．Warren Levinson and Ernest Jawetz．Medical Microbiology and Immunology．6th ed．Part Ⅶ．McGraw－Hill Companies．2001

11．Abbas AK et al．Cellular and molecular immunology．4rd ed．Philadelphia：W．B．Saunders Company，1998

12．Janeway C，Travers P，Walport M，et al．Immunobiology．5th ed．London：Current Biology Puiladelphia，2001

13．Roitt IM，Brostoff J，Male D．Immunology．6 th ed．London：Mosby．2001

14．Tristram G et al．Medical immunology．10 th ed．R R Donnelley & Sons Company，2001

15．李明远主编．微生物学与免疫学．北京：第4版，人民卫生出版社，2000

16．陆德源主编．医学微生物学．北京：第5版，人民卫生出版社，2001

17．贾文祥主编．医学微生物学．北京：人民卫生出版社，2001

18．章育正，吕乃群主编．医学微生物学与免疫学．上海：上海科学技术出版社，1996

19．钱利生主编．医学微生物学．上海：上海医科大学出版社，2000

20．章育正主编．微生物学．上海：上海科学技术出版社，1986

21．闻玉梅主编．现代医学微生物学．上海：上海医科大学出版社，1999

22．Prescott LM，Harley JP，Klein DA．Microbiology，4 th ed．Boston：McGraw Hill，1999

23．Alcamo IE．Fundamentals of microbiology，5 th ed．California：Addison，1997

24．Murray PR，Rosenthal KS，Kobayashi Gs，et al．Medical microbiology，3 th ed．St Louis：Mosby，1998

25．Collier L，Balows A，Sussman M．Topley & Wilson's microbiology and microbial infections，9 th ed．Vol 1～6．London：Arnold，1998

26. Howard BJ. Clinical microbiology, 2 th ed. St Louis: Mosby, 1994

27. Boyd RF, Hoerl BG. Basic medical microbiology, 4 th ed. Boston: Little, Brown Co, 1991

28. Kenneth W. T, Pak L. H, Gaik C. O, et al. A cluster of cases of severe acute respiratory syndrome in Hong Kong. The New England Journal of medicine, Downloaded from www. nejm. org on April 22, 2003

29. Lee N, Hui D, Wu A, et al. A major outbreak of severe acute respiratory syndrome in HongKong. The New England Journal of Medicine. 2003; April7: SUNG1 – 9

30. Donnely C A, Ghani A C, Leung G M, et al. Epidemiological determinants of spread of causal agent of evere acute respiratory syndrome in Hong Kong. THE LANCET. Published online. 2003, May 7